新体系
看護学
全書

基礎看護学❶
看護学概論

メヂカルフレンド社

　前版の『看護学概論』は，2018 年 4 月から採用していただけるテキストとして，思いを込めて執筆させていただきました。その後，4 年が経過し，カリキュラム改正に伴い 2022 年 4 月からも採用していただくべく，改訂版を出版させていただく運びとなりました。

　2020 年から 2 年近くにわたり，私たちは，COVID-19 パンデミックのなかで多くのことを諦めざるを得ない経験をしました。その一方で，それ以前の生活のありようや環境の問題など，多くのことを考える機会ともなりました。基礎教育の現場では，対面からオンライン授業への変更を余儀なくされ，臨地における実習も困難な状況となりました。しかし，それ以上に，医療現場でかつて経験したことのない事態が起こっていました。そうした状況であっても，看護師は未知のウイルスと戦いながら患者の命を守り，患者のそばで寄り添うことが制限されるなか，ケアをすることをあきらめることはありませんでした。ブラジルの看護師が直接患者の手を握ることができないことから考案した手術用グローブにぬるま湯を入れて隔離患者の手を包んだというニュースが世界を駆け巡りました。このグローブは湯たんぽと同様の効果があり，患者にぬくもりを与える「神の手」のようだと称賛されました。

　どのような状況下にあっても，患者の安寧と癒しを第一に考える看護師の思いが込められた心温まる「ほっこり」するニュースでした。「何もできない」ではなく，「何かできる」と考えることの大切さを改めて考えさせられました。「看護の力」は，人々を勇気づけ，看護職はもっとリスペクトされるべき職業であるという社会の認識も高まりました。

　社会が大きく変わろうとしている年に，『看護学概論』を改訂する機会を得られたことに感謝したいと思います。本書は，初学者が学ぶ専門科目として，「看護学とは何か」をガイドする役割もあると考えています。驚くことに，学生の多くが今でも入学したらすぐに実務的な看護技術を学ぶと思い，学問として看護学概論を学ぶことに，一時的に戸惑いや落胆を感じる学生がいる反面，看護の奥深さを感じ，看護を学問として学べる時代に入学できたことを幸せに思うという学生もいます。これだけ，情報過多の時代であっても，確かな情報は浸透していないことを実感しています。

本書は，医療現場を知らない初学者が学びやすいように，身近な事例やエピソードを数多く掲載し，理解しやすいよう工夫しています。「看護とは何か」「看護師は何をする人か」という本質的な問いを持ち続けられる看護師を目指せるよう学びを深めていただけると幸いです。

　21 世紀の看護を担う，未来の看護師が活躍することを信じて。

2021 年 11 月

宮脇　美保子

執筆者一覧

編集

宮脇美保子　　慶應義塾大学看護医療学部教授

執筆（執筆順）

宮脇美保子　　慶應義塾大学看護医療学部教授
宮林　郁子　　清泉女学院大学看護学部教授

目次

第3章　看護実践における重要な概念
宮脇美保子　081

第4章　看護の役割と機能
109

第 **1** 章

人間科学としての看護学

この章では

- 看護学の学問的位置づけを人間科学の側面から説明できる。
- 看護の目的について，例を用いて述べられる。
- 看護の対象を具体的に説明できる。
- 看護理論家ごとに，看護の定義をまとめられる。

I 学問としての看護

A 暮らしのなかの看護

　人が人に働きかける看護という機能は，人類の歴史とともに何らかの形で存在してきたといえよう。健やかに暮らしたい，苦痛を軽減したいという願いは，いつの時代にあっても人々の高い関心事であった。そもそも人類の歴史がこれほど長く続いているゆえんは，どこにあるのだろうか。

　人は理性的存在である一方で，日々の暮らしのなかで直面する病，障害，災害，死といった自分自身を脅かす事柄に対しては，傷つきやすく，他者に対して依存的になる感性的存在でもある。そうした存在であるがゆえに，多くの場合，人は困っている人，傷ついている人，途方にくれている人がいれば，その人に手を差し伸べてきた。それは，人間には他者を癒やし，慰め，気遣う能力が本性として備わっているからといえるだろう。

▶ **家族機能としての看護**　日々の暮らしのなかにある人のもっている看護という営みは，主として家庭内において，身近な他者に対する気遣いと，よく動く手によって行われてきた極めて人間的な行為である。人はだれもが子ども，きょうだい，仲間，そして自分自身をケアした経験をもっており，その営みは現在まで連綿と続いているのである。

　そうした長い看護の歴史からみれば職業としての看護が誕生したのは最近のことである（本章-Ⅲ-B「看護学の発展」参照）。

B 職業としての看護

▶ **宗教とのかかわり**　時代が移り，中世にはキリスト教や仏教といった宗教とのかかわりのなかで，看護の対象者は家族や身近な人たちだけでなく，ケアを求める見知らぬ人々にまで広がった。家族や宗教家を中心として「ケアしたい」という動機に支えられ，看護は行われていた。

▶ **職業への発展**　その後，職業としての看護師が誕生するに至るが，それにはフロレンス・ナイチンゲール（Nightingale, Florence, 1820 ～ 1910）の登場を待たなければならなかった（本章-Ⅲ-D-2「ナイチンゲール」参照）。

　ナイチンゲールは，1859年にイギリスで『看護覚え書（Notes on Nursing）』を著し，近代看護の祖として「看護とは何か」を初めて定義し，それを職業とする人を「看護師（nurse）」とよんだ。また，看護師を養成するには専門的な教育が必要であると主張し，看護は社会化された。

　1899年には，看護師の国際的な職能団体である国際看護師協会（International Council of

Nurses：ICN）が誕生する。

▶ **戦争と看護**　ナイチンゲールの名を広く世に知らしめたのは，クリミア戦争における活躍であった。また，その後に人類が経験した第一次世界大戦（1914〜1918年）と第二次世界大戦（1939〜1945年）という大きな戦争は，皮肉にも社会が職業としての看護師を認知し，その存在の重要性を認識することに貢献したのである。

▶ **学問としての看護**　一方で，1950年代に科学としての看護が出現するまでは，看護実践は徒弟制度的な教育をとおして受け継がれてきた原理や伝統および何年にもわたる経験から生まれた常識的な知恵に基づいていた[1]。1950年代以降，今日に至るまで，アメリカを中心に看護の先人たちは，看護実践の基盤となる看護の学問的構築に向けて，多大なエネルギーを注いできている。

C 自然科学と人文科学

　本章のテーマにもある「人間科学（human science）」とは何だろうか。一般に「科学」と聞いてイメージするのは，物理学，生物学，化学，天文学といった「自然科学（natural science）」であろうが，私たちが生きる世界を知るうえでは，自然科学と同様に，哲学，心理学，教育学，経済学，歴史学などといった人類の文化全般を対象とする学問である「人文科学（humanities）」も不可欠である。なぜなら，自然科学と人文科学は，それぞれ明らかにしようとしているものが異なっており，人間社会はどちらも必要としているからである。

　自然科学と人文科学，それぞれの特徴について述べる。

▶ **自然科学**　客観性，再現可能性，論理性などに基づいた観察や実験によって観測可能な自然現象を知ることが目的であり，検証可能な仮説に基づく学問である。自然科学の研究では，研究者と対象の間に相互作用はなく，価値観の影響も受けない。こうした自然科学と結びついた科学技術は，人間生活を大きく変化させた。医学も自然科学を活用し，医療技術（medical technology）を発展させてきた。

▶ **人文科学**　社会のなかで生きる人間の経験の意味や価値といった，自然科学では取り扱わない哲学的な問いについて考える学問である。人文科学が扱う現象は，社会で生活する人間と人間の関係や，その内面に関するものである。また，研究は自然科学のように再現可能性を追究するものではなく，研究者と研究参加者が相互作用するなかで行われる。

D 「人間とは何か」を問う人間科学

1. 人間科学

　人間科学は，人文科学に属し，そのなかでも「人間とは何か」という根源的な問いを研

究の対象とする比較的新しい学問である。

　人間科学には，人間と生活，人間と健康，人間と幸福，人間と環境などを研究テーマとする教育学，心理学，社会学などがある。人間科学は，人間のありようを了解し解釈するが，相互作用する関係性のなかでは，人間は問う主体であると同時に，問われる存在でもある。

2. 人間科学と看護学

▶ ワトソン　自然科学の一分野として看護学をとらえる者もいるが，アメリカの看護理論家ジーン・ワトソン（Watson, Jean, 1940～）は「人間科学としての看護」を提唱している。ワトソンが看護学を人間科学として位置づけようとしている意図はどこにあるのだろうか。それは看護の対象者である人間を，どのようにとらえるかということにあるといえるだろう。人間科学は全体としての人間を研究する学問であるが，ワトソンも看護学における人間を部分の寄せ集めとは異なる全体的存在としてとらえている[2]（本章-Ⅲ-D-7「ワトソンほか」参照）。

　人間を全体的存在として理解するということは，患者に向けられる看護師の眼差しが，からだだけではなく，まるごとの患者に対して向けられるということである。それは患者の「一人の生活する人間として理解してほしい」という渇望に応えるものである。

▶ ロジャーズ　ナイチンゲールと同じ5月12日に生まれ，看護学界に残したその偉大な功績から20世紀のナイチンゲールともいわれるアメリカの看護理論家であるマーサ・E・ロジャーズ（Rogers, Martha E., 1914～1994）も，看護を人間科学ととらえ，人間と環境に主たる関心を寄せている。科学は，人間の経験の世界を理解可能なものとし，事実よりもむしろ意味にかかわるものであり，人間とその世界を理解するためには，人道主義的価値観が必要であるとしている[3]。さらに，人間の研究を可能にする包括的な認識論を確立するためには，人間の感情という習慣的な世界をいわゆる「客観的科学」の中に取り組む必要があると述べている[4]（本章-Ⅲ-B-3「わが国の時代の変化と看護知識の発展」参照）。

　こうした全体論的な考え方は，20世紀の後半くらいから注目されるようになった。それまでの伝統的な世界観では，災害，感染症，テロなど，次々起こる予測できない出来事について説明することが困難になっていることに，人々は気づくようになったのである。

　古代中国には「陽が極まれば陰がその場を譲り，陰が極まれば陽にその場を譲る」ということわざがある。このように東洋思想では，陰と陽のバランスのいい中庸であることが理想とされており，それまでの西洋思想からくる行きすぎた自然科学第一主義に対する新しい価値体系の変化が起こり始めた。

▶ カレル　フランスの医学者アレキシス・カレル（Carrel, Alexis, 1873～1944）は，1935年に『人間 この未知なるもの（Man, the unknown）』を著した[5]。当時，医学はもちろん多くの学問分野の科学者が，車や時計，コンピューターと同じように，生命をからだ各部の

1

人間科学としての看護学

看護の過去から現在まで

看護実践における重要な概念

看護の役割と機能

看護実践の方法

看護における倫理と法

看護実践を支えるもの

専門職としての看護

医療安全

グローバル社会と看護

集合ととらえるデカルトの**機械論的生命観***をもっていた。そうしたなかで，カレルは医学の発展において，人間の全体性に関する研究の必要性を説いた。「すべての専門家は，職業的偏見をもっているというのはよく知られていることだが，その偏見のために実際はほんの一部しか摑んでいないのに，自分は人間全体を理解していると思い込んでしまう。断片的な部分なのに，全体を表すものと考える」[6]といい，「人間の内面の世界をもっと徹底的に調べることができる科学，そして，各部分を全体の機能として考えなければいけないことに気づいている科学を作り上げねばならない」[7]と述べている。

さらに，人間の科学は「他のすべての科学を利用する。その進歩が遅く，かつ難しいのは，これがその理由の一つである」としている。カレルの主張は，80年近くたった現在にも通じ，さらに多くの人に支持されるものとなっている。

▍3. 人を全体として理解する看護

人間を部分に分けて研究し，その答えを寄せ集めても全体としての人間を理解したことにはならない。看護師は長い間，医師と同様に人を機械論的にとらえ，からだのどこに故障があるかに関心を寄せてきた。こうした従来の方法に対して，ワトソンは「人と人との間」で，人が人を看護する実践においては，対象者である患者を全体としてとらえること，一人ひとりが独自性のあるかけがえのない存在であることを理解しようと努めることが重要であると主張した。

ワトソンが目指しているのは，看護師が人を全体として理解しようとする態度によって，看護を必要とする人々の尊厳と人間性を守ることである。このように，人間科学の視座からとらえた看護学において，看護師は患者の世界を外から眺めたり，操作したりあるいは管理したりしようとするのではなく，相手の内側から理解しようとすることを重視する。

では，これから人間科学として位置づけられている看護学について学んでいこう。

▐▌ II 患者中心の看護とは

ナイチンゲールによって発見された職業としての看護は，だれのために，何のためにあるのだろうか。この2つの問いは，看護師が常に自分自身へ問い続ける必要がある問いでもある。

---

* **機械論的生命観**：近代哲学の祖といわれるフランスのルネ・デカルト（Descartes, René, 1596〜1650）は，生命を「機械」とみなす考え方をもっていた。デカルトは，人間のからだを精巧な部分の集合体としてとらえ，心臓は「ポンプ」機能，関節は「滑車」機能といったように，生命現象を機械に例えた。こうした生命観は現在にも引き継がれている。機械であるからだのどこに「故障」が起きているのか，それはなぜか，どうしたら「修理」ができるのかというものである。臓器移植は，こうした故障した部品の入れ替えという考え方が土台となっている。

医療機関の多くは，患者中心の医療，患者中心の看護（person centered care）を唱えているが，実際の医療現場はどのような状況なのだろうか。

Ⓐ 「だれのため」に看護しているのか

日々の暮らしのなかで，家族や身近な人によって看護が行われていた頃は，ケアする人とケアされる人の関係性は明らかであり，ケアする人は，ケアを必要としている特定の「だれか」の求めに誠実に応えることができたのかもしれない。しかし，高度化・複雑化が進む現代の医療現場では時間に追われ，日々，だれのために看護をしているのだろうかと問い続けながら仕事をしている看護師は少なくない。医療現場で最前線に立つ看護師は，「患者中心」の看護を実践することは容易ではないという思いを抱えつつ仕事をしているといえよう。

たとえば次のような具体的場面について考えてみよう。もし，あなたが患者あるいは患者の家族だとしたらどんな思いがするだろうか。目の前で白衣を着た人を看護師とよぶことができるだろうか。

▋ 1. 看護の対象は人間かコンピュータか

場面 1

患者は，ベッドサイドに看護師が来ても，その眼差しは目の前にいる生身の「私」ではなく電子カルテのなかにいる情報としての「私」に向けられていると感じている。

看護は人と人の間で行われるものであるが，最近では看護師の関心が目の前の患者より，電子カルテのなかにある「情報（data）」としての患者に向けられており，患者は怒りや寂しさを感じている。

患者の一人は，実習で受持ちになった看護学生に，次のような話をしてくれた。

患者から看護学生へのメッセージ

「あなたは，これから看護師になろうとして勉強している人だから話すけどね。患者というものは自分のことを理解してほしい，ちゃんと看てほしいと思っている。だけど，電子カルテになってからというもの，看護師は部屋に入ってきても，私と目を合わせることもなく，電子カルテばかり見ている。これでは何のために入院しているんだかわからないよ。あなたはちゃんと患者の目を見て，話し，患者の声を聞いて，患者のからだに触れて『あなたに関心があります』という気持ちを伝えられる看護師になってほしいんだ」

アメリカの医師であり作家でもあるエイブラハム・バルギーズ（Verghese, Abraham, 1955〜）は，アメリカのプレゼンテーション番組「TED（Technology Entertainment Design）Talk」で「医師の手の持つ力」と題して，次のようなことを述べている。

現代の医療現場では，患者（patient）は生きている人間ではなく，もはやパソコン上（電子カルテ）の情報にすぎなくなり，コンピュータのなかの患者は，アイ・ペイシェント（i-patient）とよばれている。アメリカではアイ・ペイシェント（i-patient）は手厚いケア

1

人間科学としての看護学

看護の過去から現在まで

看護実践における重要な概念

看護の役割と機能

看護実践の方法

看護における倫理と法

看護実践を支えるもの

専門職としての看護

医療安全

グローバル社会と看護

を受けているのに，ベッドに横たわっている患者は「みんなどこ？」「いつになったら僕のところに説明に来るの？」「担当者はだれ？」と思っている[8]。

　患者中心の医療といっても，実際の話題の中心にいるのは患者の情報であり，それもパソコン上の数値や画像などである。患者が診察室に入ってきて話をしているにもかかわらず，医師はそれに耳を傾けることなく，すぐに処方箋を書き始める。そのため，患者と医師は視線を合わせることがなく，患者は医師から語りかけられることも，話を聴いてもらうことも，触れてもらうこともなく，置き去りにされているというのである。当然，電子カルテに患者の病についての語りが記載されることはない。

　以前であれば医師や看護師が自身の目や耳，手を使って，患者と接し情報を収集していたが，医療技術が進歩した結果，電子カルテに現れる客観化された数値や画像に患者の情報収集が大きく依存するようになった。こうした風景は，医師や看護師にとっては慣れてしまえば違和感のないものになるかもしれないが，ベッドに横たわっている患者は，決して慣れることはない。医師や看護師が患者に触れるということは，情報を得る以上の意味をもつのである。

　ナイチンゲールは看護師であることの要件として，自分自身の五感によってとらえた印象について，行き届いた心を向けるよう訓練された能力をあげ「看護師の抱く様々な印象は，その患者がどんな状態にあるかを〈語り〉かけているはずである」と述べている[9]。

　看護が「人とコンピュータ」の間ではなく，「人と人との間」で行われるものであるならば，看護師の眼差しは情報（i-patient）に向けるのではなく，手が触れるのもパソコンのキーボードではなく，生きている患者であることを忘れてはならない。

▌ 2. 看護師はだれに対して責任を負うのか

場面2

　高齢患者で経口的に食べることが難しく，嚥下（えんげ）機能の回復が見込めず，意思疎通も難しい場合，家族の意向だけで患者に胃瘻（いろう）栄養が選択されることがある。

　嚥下機能が回復する見込みのある患者に対して，救命を目的として，一時的に胃瘻*（図1-1）を造設することには，ほとんどの人から同意が得られるであろう。

　しかし，患者の嚥下機能の回復が期待できない場合，口から食べられないという理由だけで，本人の意思を確認（意識，認知機能の低下などで確認できない場合は推定する）することなく，家族の意向のみで胃瘻を造設することには，もっと慎重でなければならない。

　看護学生が，口から食べられなくても胃瘻を造ることで患者が栄養を摂ることができるのならば，それは患者のためになる「善い選択」であると思っていたところ，看護師から次のような話を聴いた。

＊胃瘻：何らかの原因で経口的に食事を摂ることが困難な場合，腹壁と胃に穴を開けて栄養チューブを胃の中に通す方法で，経皮内視鏡的胃瘻造設術（percutaneous endoscopic gastrostomy；PEG［ペグ］）という。

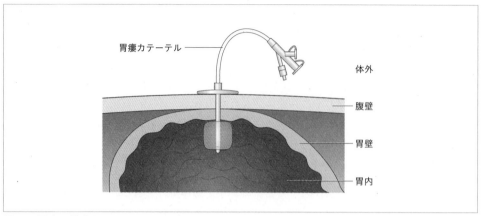

図1-1 胃瘻の模式図

> **看護師から看護学生へのメッセージ**
>
> 　基本的に家族も医療者も，患者の「ために」できることをしたいと考えているとは思う。しかし，患者以外の人による選択が患者本人の意思と同じではないことも少なくない。患者のために胃瘻を造ることを家族が希望し，医療者がそれに同意したとしても，実際に胃瘻を造られるのは，ほかならぬ患者本人である。治療を選択した人と，その治療を受ける人の人格は異なるという認識のもと，患者の「立場から」の十分な検討が必要である。
>
> 　医療技術が進歩したことにより，様々な検査や治療が可能になった。しかし，できるからといって，その選択が必ずしも患者や家族の幸福を保証するものではないということを忘れてはならない。

　胃瘻造設にあたっては，患者本人の意向を確認あるいは推定するために努力し，その意思を尊重することが重要であり，この段階を飛ばしてはならない。胃瘻を造ることで「長く生きる」ことは可能になるかもしれないが，延命を目的とした治療を行うことが，医療の最終目標ではないという価値観をもつ人も少なくないため，慎重な判断が求められる。

　経口摂取に関しては，食べないから死ぬということについての理解はできるが，その人の寿命が近づいているから食べなくなる，からだそのものが「欲しない」ということもあるということを，正しく理解する必要がある。死が近づいている人に対して，胃瘻栄養によって死を先延ばしにすることは可能であるが，果たしてそれは，その人にとって幸せなことなのだろうか。家族や医療者が患者のために最善を尽くしたいという思いで行った医療行為が，実は患者を苦しめているだけかもしれないこともある。実施にあたっては，だれのための，何のための胃瘻造設なのかを慎重に検討する必要がある。

　こうした「人間としてどう生きるか」といった尊厳にかかわる問題に結論を出すことは容易ではない。しかし，だからといって考えなくてもよいということではない。一人ひとりの患者が「人生の最期を，どのように過ごしたいと考えているのか」を聴くこと，知ること，理解すること，支援することこそが看護師の役割である。

　胃瘻を造設するか否かにかかわるプロセスを医師と家族のみにゆだねるのではなく，看護師もそのプロセスに参加すべきであろう。

1

人間科学としての看護学

看護の過去から現在まで

看護実践における重要な概念

看護の役割と機能

看護実践の方法

看護における倫理と法

看護実践を支えるもの

専門職としての看護

医療安全

グローバル社会と看護

3. だれのための身体拘束か

場面3

誤嚥性肺炎を繰り返す高齢患者に対して，抗菌薬や補液を点滴投与することになったが，「説明しても理解力がなさそうだ，自分で管を抜いてしまうかもしれないから拘束したほうがいいね」と言い，患者の安全を守るという理由で身体的拘束*を始めた。

　人間にとって，基本的権利である自由を自分の意思に反して奪われることほど，つらく情けないことはないだろう。病気を治すために入院したはずの病院で身体を拘束され，自由を奪われることは，患者の尊厳にかかわる重大な問題である。自分の家族が医療者によって拘束されている姿を見せられる家族もつらい。

　確かに，病院には患者の転倒・転落を防止して安全を守る義務がある。しかし，拘束以外に患者の安全を守る方法がない場合を除いて，身体の拘束をすることは看護師としての役割を放棄していることと同じである。

　拘束が患者にもたらす害は大きい。拘束されることで患者は自分で移動する自由が奪われるため，社会的存在としてのニーズを満たすことができないだけでなく，拘束が長引けば筋力は低下し，関節は固くなり動かなくなるといった寝たきり状態をつくりだす。

　看護学生が，拘束されている患者を受け持ち，どのように声をかけたらいいのだろうと考えていたところ，患者が次のようなことを話してくれた。

患者から看護学生へのメッセージ

「学生さん，私は情けないよ。何も悪いことはしていないのに，こんなふうに縛られてしまった。少し動いただけで管を抜くっていうけど，抜いてなんかいないよ。管を抜きそうだからって，すぐに縛るってことは，私のことが嫌いで，だれも私のことなんか考えてくれてないってことだよね。学生さんは，学校でどんなことを勉強しているの？ 患者を縛ることしか教えないなら，看護師に資格なんて必要ないんじゃないの？ 看護師って患者を苦しめるためじゃなくて，助けるために勉強している人なんだよね」

　身体的拘束に関しては「精神科病院の入院患者に対する身体拘束に関する規定」（精神保健及び精神障害者福祉に関する法律第36条，昭和63年厚生省告示第129号）がある。

　また，「介護老人保健施設の人員，施設及び設備並びに運営に関する基準」（平成11年厚生省令第40号）および厚生労働省の分科会による「身体拘束ゼロへの手引き」（2001［平成13］年）における基準は，①切迫性，②非代替性，③身体拘束の一時性の要件がすべて満たされており，緊急でやむを得ない場合を除き，入居者の身体を拘束してはならないというものである。

　しかし，一般病院の入院患者については，身体拘束に関する基準となる法制度あるいは行政機関の指針はない。

　人員不足で多忙を極める医療現場において，看護師は患者の自由を尊重すべきか安全を

＊身体的拘束：衣類または綿入り帯などを使用して，一時的に当該患者の身体を拘束し，その運動を抑制する行動の制限をいう（昭和63年4月8日厚生省告示第129号）。

守ることを優先すべきかといった倫理的なジレンマを日々抱えているのが現状であろう。ただし，最初は拘束することについて，これは正しい選択なのかと悩んでいた看護師も，毎日のように多くの患者に同じようなことを繰り返すうちに，いつの間にか「仕方がない」「患者のためにしていること」としてかたづけてしまい，日常化してしまうという危険性をはらんでいる。

看護師は他者の自由を奪っているということの重みを考え，拘束をする前に，もっと患者と向き合い，できることを考える必要がある。人と人との間で行われるのが看護であるならば，その間に拘束帯を持ち込むのではなく，コミュニケーションを重ねて信頼関係を形成していくことに，時間とエネルギーを注ぐことが求められているのではないだろうか。気持ちが不安定になっている患者に，皆で声かけをして笑顔でかかわっていたら，不穏な行動もなくなり拘束しなくてすんだというエピソードはたくさんある。専門職には，人間が人間らしく存在できるように守り抜くことが求められている。

Ⓑ 「何のため」に看護しているのか

アメリカの看護理論家アーネスティン・ウィーデンバック（Wiedenbach, Ernestine, 1900 ～ 1996）は，看護の理論的根拠として「看護師が看護師であるゆえんは，そもそも看護師の援助を必要としている患者の存在があるからである」[10]と述べている（本章-Ⅲ-B-3「わが国の時代の変化と看護知識の発展」参照）。

看護師という役割に対応しているのは病院でもなく医師でもない，患者なのである。ゆえに看護師として承認されることの喜びが最も大きいのは，患者や家族からの「ありがとう」「気持ちが救われました」といったフィードバックなのだろう。

あなたは，なぜ看護学を学び，看護の道を選んだのか。看護師としての「かくありたい私」「なりたい自分」とはどのようなものなのか。

看護の道を選択した人の多くは，看護師として「人の役に立てる」「つらい思いをしている人を笑顔にできる」「困っている人を助けられる」「相手の成長を助けられる」自分でありたい，といった思いをもって看護学の扉をノックしたのではないだろうか。また，そうであってほしい。

しかし，専門職への道は平坦ではない。時に「かくありたい」と願う自分の看護師像が見えなくなることもあるだろう。また，学習や経験を重ねていく過程で，自身の考えや思いが変化することもあるかもしれない。そこで大切なことは常に自分はどこに向かおうとしているのかを意識しておくことである。そうでなければ，膨大な量の知識を学ばなければならない状況から逃げたくなるだろう。また，看護師になってからも，現場が常に忙しい状況であれば，とにかく仕事を早く終わらせたい，余分な仕事はしたくないといったように，自分の都合を優先させてしまうようになるかもしれない。そして，気がつけばいつの間にか「何のために仕事をしているのか」と思うような日々を過ごし，目標を見失って

しまっている自分に気づくことになる。

では，看護師は自分を見失いかけたとき，どのようなことを契機として「ありたい自分」を取り戻しているのだろうか。先輩看護師の語りから学んでみよう。

1. 患者が教えてくれた看護

経験4年目の看護師

看護師のAさんは，毎日，勤務時間内にやり遂げなければならないことが多いと感じていた。そして忙しい，時間がない，早く終わらせなければという思いが強くなってしまい，自分がやらなければならないことばかりに意識が向いていた。

ある日，患者から「あなたは患者には関心はないの？」と言われて，はっとした。

「患者さんを笑顔にしたい，心を尽くす看護師になりたい」と思っていたのに，どうしてこんなことになってしまったのか。Aさんは，自分の顔から笑顔が消え，患者への関心も薄らいでいたことに気づいた。そこには時間を節約するために，自分の都合を優先し，患者とかかわることを避けていた自分がいた。

Aさんは「このままではいけない，できることからやってみよう」と思い，意識して笑顔をつくり，自分から患者に話しかけることを心がけた。すると，不思議なことに気持ちが楽になり，患者との何気ない会話から患者のニーズを理解できるようになった。そして患者の笑顔が見られるようになった。Aさんは，患者の笑顔のために心を尽くす看護師でありたいと改めて思った。

「看護師は何をする人なのか」という問いは，経験年数とは関係なく看護師としての永遠の問いかけなのかもしれない。新人ではなく，経験4年目の看護師でさえも，忙しい医療現場では，医療処置を安全に「こなす」ことや，効率性を優先してしまうことも少なくない。しかし，そんな状況にあっても仕事による達成感や充実感をもてないでいることに薄々気づいている。だからこそ，Aさんは「あなたは患者には関心はないの？」という患者からのまっすぐな問いかけによって，本来あるべき自分を取り戻すことができたのだろう。看護師が患者を観察するように，時にそれ以上に，患者も看護師を観察していることを忘れてはならない。

2. 後輩看護師が教えてくれた看護

経験7年目の看護師

内科病棟に勤務して7年目になる看護師のBさんは，病棟ではリーダーの役割を担っていた。ある日，高齢の男性患者が入院してきた。入院後すぐに，その患者は病棟看護師からクレームの多い「問題患者」というレッテルを貼られた。配膳の時間が少し遅れると「遅い，おれが食べる時間は決まっている」と言い，清拭しようとすると「お湯がぬるい，拭き方が弱い，あんた看護師何年やっているの」といった言葉がその患者から毎回のように聞かれた。病棟では，その患者とかかわりたくない，担当になりたくないという声をあげる看護師が増えていった。

入院時は経験4年目の看護師がその患者を担当していたが，「こういう患者さんへの対応を学習するのも大事だから，あなたが受け持つといいよ」と言い，担当を経験2年目の看護師であるCさんに変更してしまった。Cさんは頻繁にその患者のベッドサイドに行ったが，そのたびに「下手」「遅い」などと言われ続けた。その後，1か月ほどで治療が終了し，その患者はほかの病院へ転院することになった。

転院を見送るために看護師が集まった。そこ

1

人間科学としての看護学

看護の過去から現在まで

看護実践における重要な概念

看護の役割と機能

看護実践の方法

看護における倫理と法

看護実践を支えるもの

専門職としての看護

医療安全

グローバル社会と看護

でBさんは驚きの光景を目にした。

Cさんは車椅子に乗って転院しようとしている患者にていねいにお辞儀をした後、「たくさん叱られましたけど、私は多くのことを学ばせていただきました。技術力がない私でしたが、少しでもうまくなると"今日は楽だよ、いいねえ"と言ってくださり、大変励みになりました。まだまだ未熟ですが、これからも患者さんに寄り添える看護師を目指してがんばります」と言った。

すると患者は「あなたは、技術は下手だったけど、何とかうまくなりたいという思いが伝わってきた。実際、私のわがままによく付き合ってくれて、うまくなったと思うよ。今の気持ちを忘れなければ、必ず患者が求める立派な看護師に成長すると思うから、がんばって」と言って手を差し出し、Cさんと握手をした。

Cさんは、ほかの看護師が「うるさい、面倒」と思っていた患者に真摯に向き合い、相手との信頼関係を築きつつ、患者が安心できる技術を提供するために努力していたのだ。

Bさんは「今まで何のために看護してきたんだろう。自分の都合のいいように患者をとらえて、面倒になると勉強になるということを言いわけにして、若い看護師に担当させてきた」と病棟のあり方を深く反省させられた。

Bさんは「あなたから看護とは何かを教えてもらった。気づかせてくれて本当にありがとう」とCさんに礼を言った。

臨床経験が長いからといって必ずしも看護の本質を理解しているわけではないし、そのような誤解をしている看護師も少なくない。このエピソードに登場する7年目の看護師は、2年目の看護師から「看護とは何か、看護師は何をする人なのか」ということを学んでいる。このエピソードに近いことは、看護学生の病棟実習においても起きている。

通常、実習では看護学生の学習レディネス（準備状態）に応じた実習目標を設定し、目標達成が可能と考えられる患者を受け持つ。しかし、実際には、学習レディネスからみると受け持つには難しいと思えるような患者を受け持つこともある。たとえば拒否的な患者や頻繁にナースコールを鳴らす患者などである。一見、看護学生で対応できるのだろうかと思えるような患者に対しても、看護学生は見事なかかわりで、先に紹介した2年目の看護師のように患者が変化する場面に立ち会うことがある。

では、知識も技術もない看護学生は、どのようにして患者に影響を及ぼしているのだろうか。そこにあるのは、患者への関心であり、患者の行動の意味を理解しようとするための誠実なかかわりである。

看護学生は「なぜ、この患者さんはこんなに大声を出すのだろう」「なぜ、頻繁にナースコールを鳴らすのだろう」といったように、患者の行動（要求、wants）の奥にあるニーズを把握するために、患者の話をよく聴き、自分にできることはないかを考え、提案するといったことを繰り返す。すると、次第に患者に変化がみられるようになり、心を開き、行動の意味について話してくれるようになる。

忙しくて気持ちにゆとりがなかったり、相手に関心がない場合、看護師は自分の都合を優先させ、それに沿わないと問題のある患者としてのレッテルを貼り、遠ざかってしまいがちである。しかし、看護師からは問題行動と思えることでも、患者の立場からは必ず理由がある。「患者は何を求めているか」と考え続ける看護師でありたい。2年目の看護師のように、逃げない看護師だけが患者の望む看護を提供できるようになるのである。

次に、そもそも看護とは何か、そして、それはだれのために何のために行うのかという

ことについて考えていこう。

Ⅲ 看護とは何かを考える

Ⓐ 看護の科学

　看護（nursing）という用語は，歴史的にみると長い間，実際に行為することを意味する動詞として用いられてきた。科学として位置づけられた場合，看護という抽象的知識体系を意味する名詞となる。

　ロジャーズは学問的専門職業としての看護は，**科学**（science）であり**アート**（art）であるとしている。すなわち抽象的知識体系としての学問である看護の科学を，人間に対するサービスとしての看護実践において創造的に活用するのがアートである。看護が実践の科学（学問）といわれるゆえんである。

　かつて，看護は，徒弟制度のなかで先輩が行っている看護行為を見て，まねることで成り立っていた。しかし，そうした実践だけでは「なぜ」という疑問や「どのようにすればよいか」といった創造性は生まれず，看護はだれのために何のために行うのかといった，本質を理解することはできない。また，看護の「知」を発展させることができなければ，看護を必要としている一人ひとりの健康や幸福に貢献するための実践もできない。

　本書は看護学の抽象的知識体系を伝えることを意図している。看護学を学ぶにあたっては，これまでなじみがなかった言葉や難解と思える用語も出てくるが，それは学問を学ぶうえで避けて通れるものではないため，しっかり学び，学問的専門職業に就くという目標を見失わないようにしたい。変化し続ける未来に向けて，これから学び始める者が大切にしなければならないこと，それは柔軟な考えをもち，新しい状況に対応していける力を養うことである。

　ところで，看護基礎教育課程で学び始めたあなたが今考えている「看護とは」どのようなものだろうか。「看護とは」を考えるうえでの情報源の多くは「看護師である親や親戚の人から聞いた話」「病院における1日看護体験で見たり聞いたりしたこと」「本やテレビ，インターネット，進路相談などから得た情報」かもしれないが，本格的に看護学を学ぶにあたり，改めて考えてみよう。

1
人間科学としての看護学
看護の過去から現在まで
看護実践における重要な概念
看護の役割と機能
看護実践の方法
看護における倫理と法
看護実践を支えるもの
専門職としての看護
医療安全
グローバル社会と看護

B 看護学の発展

1. 看護学の主要概念

看護学を学ぶためには，その中心となる概念を理解する必要がある。現在，看護学の中心概念として受け入れられているのが，「人間（human beings）」「環境（environment）」「健康（health）」「看護（nursing）」である[11]。

人間は，看護の対象者とはだれなのかということを理解するうえで重要となる概念であり，個人，家族，集団，地域がある。

環境は，人間と絶えず相互作用しており，切り離して考えることはできないものである。

健康は，人々が生活し，自己実現，幸福を追求するうえでの重要な資源であり，看護するには健康増進，疾病の予防，回復，苦痛の緩和などに関する知識が必要となるが，健康とは何かということは医療者というよりも人間一人ひとりが考えるものである。

看護は，看護を必要する人とともに看護師が行う看護活動である。

2. アメリカにおける看護理論の発展

看護という仕事が，その時代や社会，文化と深いかかわりをもちながら変化してきたように，看護理論もそれぞれの時代の要請に応じて発展してきた。

看護理論は，主にアメリカの看護指導者によって開発されてきた。1950年代以降，アメリカでは，大学・大学院といった看護の高等教育が始まり，1960年には看護系大学は172校にまで増加していたが，学士号をもつ看護師の占める割合は全体の14％と少なかった。修士課程は1962年には47校，博士課程は1970年で20校のみであった。こうした状況のなかにあって，看護指導者たちは経験による看護ではなく，専門職としての看護知識を発展させることの必要性を深く認識し，看護理論の開発が始まった。

アメリカでは，1970年頃から理論と実践の関係の明確化が始まった。開発された看護理論は出版され，実践で使用されることで改善点が明らかになり，1980年代に入ると理論は修正され，その改訂版が多く出版されるようになった。

看護理論は「看護とは何か」「看護師は何をする人なのか」を明らかにすることで，実践科学としての看護，専門職としての看護の確立に大きく貢献した。

3. わが国の時代の変化と看護知識の発展

わが国においてアメリカで開発された看護理論が輸入されたのは1960年代であり，この頃より，看護の科学，看護の本質についての本格的な議論が始まった。年代ごとに，翻訳本として紹介された海外の看護理論と，わが国で出版された看護学の主な著書をみてみよう（表1-1）。

表 1-1 主な看護理論

邦訳出版年 (原著の出版年)	翻訳された理論	日本の理論
1961年 (1960年)	ヘンダーソン (Henderson, Virginia A.)：看護の基本となるもの (Basic principles of nursing care)	
1963年 (1960年)	アブデラ (Abdellah, Faye G.)：患者中心の看護 (Patient-centered approaches to nursing)	
1964年 (1961年)	オーランド (Orlando, Ida J.)：看護の探求；ダイナミックな人間関係をもとにした方法 (The dynamic nurse-patient relationship；function, process, and principles)	
1969年 (1964年)	ウィーデンバック (Wiedenbach, Ernestine)：臨床看護の本質；患者援助の技術 (Clinical nursing：a helping art)	
1973年		川島みどり：ともに考える看護論
1974年 (1966年)	トラベルビー (Travelbee, Joyce)：人間対人間の看護 (Interpersonal aspects of nursing)	
1974年		薄井坦子：科学的看護論
1976年 (1971年)	キング (King, Imogene M.)：看護の理論化；人間行動の普遍的概念 (Toward a theory for nursing：general concepts of human behavior)	
1979年 (1970年)	ロジャーズ (Rogers, Martha E.)：ロジャーズ看護論 (An introduction to the theoretical basis of nursing)	
1979年 (1971年)	オレム (Orem, Dorothea E.)：オレム看護論；看護実践における基本概念 (Nursing：concepts of practice)	
1981年 (1976年)	ロイ (Roy, Callista)：ロイ看護論；適応モデル序説 (Introduction to nursing：an adaptation model)	
1985年 (1981年)	パースィ (Parse, Rosemarie R.)：健康を－生きる－人間；パースィ看護理論 (Man-living-health：a theory of nursing)	
1984年		野島良子：看護論
1990年		高橋照子：人間科学としての看護学序説；看護への現象学的アプローチ
1991年		池川清子：看護：生きられる世界の実践知
1992年 (1984年)	ベナー (Benner, Patricia)：ベナー看護論；達人ナースの卓越性とパワー (From novice to expert：excellence and power in clinical nursing practice)	
1992年 (1988年)	ワトソン (Watson, Jean)：ワトソン看護論；人間科学とヒューマンケア (Nursing：human science and human care；the theory of nursing)	
1995年 (1986年)	ニューマン (Newman, Margaret)：ニューマン看護論；拡張する意識としての健康 (Health as expanding consciousness)	
1995年 (1991年)	レイニンガー (Leininger, Madeleine M.)：レイニンガー看護論；文化ケアの多様性と普遍性 (The transcultural nursing theory of culture care diversity and universality)	
1998年		久間圭子：日本の看護論；比較文化的考察
2005年 (2001年)	ボイキン (Boykin, Anne)：ケアリングとしての看護；新しい実践のためのモデル (Nursing as caring：a model for transforming practice)	
2007年		藤腹明子：仏教看護論
2008年 (2003年)	コルカバ (Kolcaba, Katharine)：コルカバ コンフォート理論；理論の開発過程と実践への適用 (Comfort theory and practice：a vision for holistic health care and research)	

1 ｜ 1960 年代

ヴァージニア・A・ヘンダーソン（Henderson, Virginia A., 1897 ～ 1996）は，1961 年に国際看護師協会（ICN）が開催した第 12 回メルボルン大会において，「看護師は何をする人なのか」という世界中の看護師の問いに答えるべく，看護独自の機能と役割を明らかにするために「基本的看護（basic care）」の概念を発表し，ICN で採択された。その後，ヘンダーソンの定義は何十言語にも翻訳され，広く世界中の看護師が看護とは何かを考える契機となり，大きな影響を及ぼした。

同年には，わが国でも『看護の基本となるもの（Basic principles of nursing care）』として翻訳・出版された。これは平易な言葉で書かれており，またヘンダーソンが数度の来日を果たしたこともあり，わが国においても広く知られるようになった。

同時期に翻訳された看護理論には，1963（昭和 38）年の**フェイ・G・アブデラ**（Abdellah, Faye G., 1919 ～ 2017）の『患者中心の看護（Patient-centered approaches to nursing）』，1964（昭和 39）年の**アイダ・J・オーランド**（Orlando, Ida J., 1926 ～）の『看護の探求（The dynamic nurse-patient relationship）』，さらに 1969（昭和 44）年の**ウィーデンバック**の『臨床看護の本質（Clinical nursing）』などがある。

この時代の看護理論は，看護はプロセスとしてとらえられており，人間理解や援助のプロセスに焦点が当てられていた。

2 ｜ 1970 年代

1970 年代に入ると，1974（昭和 49）年に**ジョイス・トラベルビー**（Travelbee, Joyce, 1926 ～ 1973）の『人間対人間の看護（Interpersonal aspects of nursing）』が，1976（昭和 51）年には**アイモジン・M・キング**（King, Imogene M., 1923 ～ 2007）の『看護の理論化（Toward a theory for nursing）』が翻訳された。

1979（昭和 54）年には，**ロジャーズ**の『ロジャーズ看護論（An introduction to the theoretical basis of nursing）』と，**ドロセア・E・オレム**（Orem, Dorothea E., 1914 ～ 2007）の『オレム看護論（Nursing ; concepts of practice）』が翻訳された。なかでも「人間」の概念を中心に述べているロジャーズが提唱した新しい視点である「統一体としての人間（unitary human beings）」という考え方は，その後の看護における人間のとらえ方に大きな影響を及ぼし，看護学の確立に果たした功績は大きい。

この時代には，わが国の看護指導者も看護論を出版している。1973（昭和 48）年には，**川島みどり**（1931 ～）が『ともに考える看護論』を，1974（昭和 49）年には**薄井坦子**（1932 ～）が『科学的看護論』を著した。「科学的看護論」はナイチンゲールの看護論を基盤に構築されている。

1981（昭和56）年に出版された翻訳書には，**カリスタ・ロイ**（Roy, Callista, 1939～）の『ロイ適応看護モデル序説（Introduction to nursing；an adaptation model）』がある。**ローズマリー・R・パースィ**（Parse, Rosemarie R., 1940～）の『健康を－生きる－人間；パースィ看護理論（Man-living-health；a theory of nursing）』も1985（昭和60）年に邦訳されている。ロイ看護論は，わが国の教育や実践に取り入れられており，看護過程と合わせて学ぶにも理解しやすい理論である。

1980年代，わが国の看護系大学は8校で，修士課程と博士課程はそれぞれ1校のみであり，看護研究者を輩出するアメリカの環境とは程遠いものであった。したがって，看護師が大学院で学びたいと思っても，国内であれば，医学，心理学，社会学などの看護系以外の大学院に進むか，海外の看護系大学院に留学するしかなかった。

1981（昭和56）年には，わが国の看護指導者らによって海外の理論を紹介した『現代看護の探求者たち；その人と思想』（小林富美栄，他著）が，1984（昭和59）年には**野島良子**の『看護論』が出版された。

4 | 1990年代

1992（平成4）年には，看護におけるケアリングの重要性を主張した**パトリシア・ベナー**（Benner, Patricia, 1942～）の『ベナー看護論；達人ナースの卓越性とパワー（From novice to expert；excellence and power in clinical nursing practice）』と，**ワトソン**の『ワトソン看護論；人間科学とヒューマンケア（Nursing；human science and human care；the theory of nursing）』が翻訳されている。

1995（平成7）年には，**マーガレット・ニューマン**（Newman, Margaret, 1933～2018）の『ニューマン看護論；拡張する意識としての健康（Health as expanding consciousness）』が翻訳された。ニューマンは「健康」の概念を中心に理論を構築しており，健康か病気かといった二項対立とはまったく異なるユニークな健康の定義をしている。

1995（平成7）年には，異文化看護とケアリングに関する理論である**マドレイン・M・レイニンガー**（Leininger, Madeleine M., 1925～2012）の『レイニンガー看護論；文化ケアの多様性と普遍性（The transcultural nursing theory of culture care diversity and universality）』が翻訳された。

わが国では，1992（平成4）年に「高度な専門知識技能を有する看護師等を確保し，もって国民の保健医療の向上に資する」ことを目的とした「**看護師等人材確保法**」が制定された。本法律を契機に，それまで遅々として進まなかったわが国の看護系大学は1999（平成11）年には76校まで急増した。大学院も修士課程31校，博士課程9校となり，徐々に看護系大学院で学べる環境も整いつつあった。また，1990年代は，海外から看護理論家が来日する機会も多く，わが国においても看護理論を身近なものとして感じられるように

1

人間科学としての看護学

看護の過去から現在まで

看護実践における重要な概念

看護の役割と機能

看護実践の方法

看護における倫理と法

看護実践を支えるもの

専門職としての看護

医療安全

グローバル社会と看護

なってきた。

1990（平成2）年に**高橋照子**（1948〜）が『人間科学としての看護学序説；看護への現象学的アプローチ』を著した。高橋は看護学を人間科学の中に位置づけ，現象学の立場から「看護とは何か」「看護師とは何をする人なのか」という問い直しを行っている。また，1991（平成3）年には**池川清子**（1938〜）が『看護；生きられる世界の実践知』を出版し，看護はよりよく生きるという価値にかかわる行為であると述べた。1998（平成10）年には，**久間圭子**（1937〜）が『日本の看護論；比較文化的考察』を著し，日本の看護論に比較文化的考察を加え，海外と日本の文化，価値の違いに焦点を当てた。

5 ｜ 2000 年代

2005（平成17）年に**アン・ボイキン**（Boykin, Anne, 1944〜）の『ケアリングとしての看護；新しい実践のためのモデル（Nursing as caring；a model for transforming practice）』が翻訳された。本理論は，ケアリングとしての他者への関心，気遣い，優しさなどに関する説明と具体的な実践例が紹介されている。

2008（平成20）年には**キャサリン・コルカバ**（Kolcaba, Katharine, 1944〜）の『コルカバ コンフォート理論；理論の開発過程と実践への適用（Comfort theory and practice；a vision for holistic health care and research）』が翻訳された。本理論は，人間にとって，安楽，安心，癒やし，慰めなど，多様な意味をもつコンフォートについて追究したものである。ケアリング，コンフォートといった概念は，現代医療の現場で軽視されつつあるものであり，これらの理論が生まれた意義は大きい。

一方，わが国では，2007（平成19）年に**藤腹明子**が生活に根差した仏教の教えを看護に生かし，日本の文化を反映させた『仏教看護論』を著した。これは，人間が逃れることのできない「生老病死」と向き合いながら，ケアする者とケアされる者が共に人間的成熟を目指すものであり，欧米の理論とは一線を画している。「生老死」は，だれもが平等に一度だけ経験するが，「病」だけはその回数に制限はなく，その経験は人によって千差万別である。藤腹の『仏教看護論』に続く，日本の文化，国民性に根差した看護理論の開発が期待される。

6 ｜ 2010 〜 2020 年代

2021（令和3）年現在，看護系大学は296校（日本看護系大学協議会会員校）を数えるほどに急増し，全国の大学の約1/3に看護の基礎教育課程が設置されるまでに至った。大学院も修士課程196校，博士課程108校まで増加している。こうした傾向は歓迎すべきことであるが，時代の変化による新たな課題への取り組みも求められている。

1

人間科学としての看護学

現在まで　看護の過去から

る重要な概念　看護実践におけ

機能　看護の役割と

看護実践の方法

倫理と法　看護における

支えるもの　看護実践を

看護　専門職としての

医療安全

と看護　グローバル社会

ⓒ 看護の対象（だれを看護するのか）

▌ 1. 看護を必要とするすべての人

　看護の対象者は，個人であれ集団であれ，誕生から死に至るまでのあらゆる年齢，立場の人であり，疾病や障害をもつ人に限定されない。看護師は看護を必要とする人々の健康のあらゆる段階に対し責任を負っているが，その視点は医師とは異なるものである。そうでなければ，看護の専門性や独自性を明らかにすることはできない。

　それは医師に対する補助者としての役割や責任ではない。医師は，疾患そのものに関心を寄せ，治療することに真正面から立ち向かうことを第一の使命としている。一方，看護師は生活のなかで病を経験している人を全体として理解し，看護しようとするものである。医師が患者に対して第一に考えるのは，医師として自分にできることは何かということであるが，看護師は，まず患者が自分でできることは何かを知ることであり，できないところをケアすることで患者の自立を支援する。

　英語の "Life" には，生命，生活，人生といった意味があるが，医学は主として生命の視点から人間をとらえ，看護は生活者としてのその人に焦点を当てる。

　人が病気や障害を苦痛に感じるのは，疾患そのものに伴う苦痛とともに，食べる，移動する，遊ぶ，学ぶ，働くといった日々の生活が制限されることから生じるものである。

　ロジャーズも看護は医学の一部ではないとし「決して看護と医学を混同してはならない。それは両方をダメにする」と述べたナイチンゲールの言葉[12]を引用し，医学にすり寄ることなく，看護の独自性の獲得と専門職として自律することの重要性を説いている[13]。

　このように医学と看護学はアプローチが異なっており，看護師に必要な医学的知識は医師と競うためのものではなく，看護に生かすために用いるものである。医学的知識があるからといって，その使用を誤れば看護の本質からはずれてしまうことになる。国際看護師協会（ICN）の「ICN 看護師の倫理綱領」（2012年）に「看護師の専門職としての第一義的な責任は，看護を必要とする人々に対して存在する」とあるように，看護師がすべきことは看護の実践である。

　看護は，人の誕生から死に至るまでの Life（生命，生活，人生）にかかわる。ゆえに，その対象となるのは病人，患者だけでなく，健康な人も含め看護を必要とするすべての人々である。看護師は，その人が考える健康とは何かを尊重し，病気を超えた人としての生活まで視野を広げる必要性がある。また，看護師は，専門職として看護に関する責任をもたなければならないが，それは，病院に入院している患者に対してだけでなく，看護を必要としているすべての人に対してであることを忘れてはならない[14]。

　看護師は，個人であれ集団であれ，看護を必要とする人々をケアするとともに，人間の尊厳や価値を尊重し，「その人が，その人らしく」存在できるよう，Life（生命，生活，人生）

がより良いものとなるように支援する。

　現在，看護師の多くは病院に入院している患者に看護サービスを提供しているが，今後は，在宅，地域における看護の必要性が高くなる。これらのヘルスサービス（health service）は病院サービスよりも，広い概念であり，看護師は健康の保持と増進といったヘルスサービスの実現に貢献していく必要がある。

▌2. 病を経験する人

1 ｜ 苦悩し，耐える患者

❶病人と患者の違い

　病気をしたり傷ついた人は**病人**（sick person）や**患者**（patient）とよばれるが，その違いは何だろうか。何らかの健康上の問題を抱えているという点では，病人と患者は共通している。

　医学的な診断や治療の有無にかかわらず，その人が体調不良といった経験をしていれば病人といえるだろう。一方，患者は，病院を訪れ（健康診断を除く），健康問題に対して何らかの治療・看護といった医療サービスを受け，その対価を支払っている人に対して医療者が用いる呼称である。ゆえに病気をもっている人は病人ではあるが，医療サービスを受けていなければ患者とはよばれない。

❷患者という存在

　それでは，患者とはどのような存在なのか，もう少し深く考えてみよう。患者の「患」という字は，串刺しの心と書く，「串」には「穴を開けて通す」という意味があることから，つらく・苦しむという意味もあり，「患」は心が苦しむという意味である。したがって，患者とは心が苦しむ・憂える・思い悩む・患う者ということである。

　また，患者は英語では"patient"であるが，医療者には患者が治療や入院生活に対してトラブルを起こさず協力的であることへの期待があるとされ，患者がその期待に応えるためには耐える（patience）必要があるということから，この言葉があるという。

❸患者の「様」呼称

　患者という役割は，自らが選択して，あるいは好んで引き受けたいと思う人はいないだろう。結果として，やむを得ず引き受けている役割である。にもかかわらず，最近の病院では，患者に「様」をつけて「患者様」とよぶところがある。

　病院で患者に「様」をつけるよび方が全国的に広まった背景には，2001（平成13）年に出された「国立病院・療養所における医療サービスの質の向上に関する指針」（厚生労働省）における「患者との接遇態度や言葉遣いの改善」項目の中で，「患者の呼称の際，原則として姓名に『さま』を付することが望ましい」という通達があったことがあげられる。これから「患者」に「様」をつけなければならないとの誤解が生じ，それが広まったという説がある。

全国に広まった「様」呼称に関しては患者と医療者双方に賛否両論があるが，現在は「患者さん」というよび方に戻している病院も少なくない。その理由として，患者からは「よそよそしい感じがする」あるいは「様呼称に見合うような扱いを受けていない」「対等な関係であれば『さん』でよい」といった意見が多かったことがある。

また，医療者側にしても，十分な検討を重ねることなく「様呼称」を導入した病院では，変にへりくだっている気がするという声も多く，改めて患者へのアンケートを実施するなどして検討した結果，対等な関係で最善の医療を提供することを目指して「さん」に戻しているところが増えてきている。

医療の現場で重要なことは，患者と医療者が不平等な関係では，共通の目標に向かって協働することは難しいということである。

医療を必要とする人々が求めているのは，一人の人間として認められたうえで，尊厳と人間性を尊重した倫理的かかわりである。

2 │ 病の経験から自己実現へ

人間にとっての4つの苦といわれる「生老病死」のなかの「病」を受け入れることは容易ではないが，病を経験することで，それまで気づくことのなかった自己を意識するようになる。なぜなら，病の経験は，単に疾患をもっているということ以上の意味をもつからである。

病の経験には，その人が生きている時代，社会，生活といったあらゆることが影響している。慢性疾患や難病，不治の病など，苦痛や苦悩の大小にかかわらず，自分自身の病を意識しながら人は生活し続けなければならない。時に，病に自分自身を全部奪われてしまったかのように思え，人生を投げ出したくなることもあるかもしれない。しかし，自身の病と向き合うある程度の時間と周囲からのタイムリーな支援によって，人は病との付き合い方を見いだせるようになる。その段階に至れば，それまでの自分とは違った新しい自分に出会ったような感覚や成長した自分を感じることができる。

ヴィクトール・E・フランクル＊（Frankl, Viktor E., 1905～1997）は「人間は，未来や未来の目的が信じられなくなると，内的に崩壊し，身体的にも心理的にも転落する」と述べ[15]，Life（生命，生活，人生）における問いの変換が必要であるとしている。

「私は，この人生で今何をすることを求められているのか」「私のことを本当に必要としている人はだれか」「そのだれかや何かのために，私にできることは何か」といった問いである。

このことを見事に示してくれたのが，30歳代の若さで乳がんによって亡くなったニュー

＊**ヴィクトール・E・フランクル**：オーストリア出身のユダヤ人精神科医・心理学者。実存主義思想者。第二次世界大戦時，ナチス・ドイツの強制収容所に囚われたが，奇跡的に生還した。収容所での体験をもとに，実存分析（ロゴセラピー）といわれる独自の心理療法を開発した。フランクルは，過酷な運命がその人に与えられたとしても，人間はその運命に対してどのような態度をとるかという意志の自由が与えられるとして，人間自身が高貴な存在であることを自らの体験をとおして証明した。

スキャスターの小林麻央（1982〜2017）である。小林は，がんになってから1年8か月が経過した頃，緩和ケアの医師から「がんの陰に隠れないで」と言われたことをきっかけにブログを開設して闘病の過程を公表することにした。

　初日のブログには，自身の人生からの問いへの答えが記されている。「なりたい自分になる」と題したブログの内容からは，それまでとは違った時間を生きようとする決意が表れている[16]。2か月後の11月23日のブログには，イギリスのBBC（英国放送協会）から世界中から影響力をもち人の心を動かす女性100人に選ばれた自身の人生を「色どり豊かな人生（My life has been rich and colourful）」としてメッセージを発信している[17]。

小林麻央のオフィシャルブログ　KOKORO. （2016年9月1日より抜粋）

時間の経過とともに，癌患者というアイデンティティーが私の心や生活を大きく支配してしまっていたことに気がつきました。

これまで以上に病気の陰に隠れようとして心や生活をさらに小さく狭いものにしてしまいました。これは自分自身のせいです。

私は力強く人生を歩んだ女性でありたいから子供たちにとって強い母でありたいからブログという手段で陰に隠れているそんな自分とお別れしようと決めました。

でも，一度きりの人生なので，なりたい自分になろうと決意できたことはうれしいです。癌になってから1年以上が経ち，いつものようには身体が動かなくなった時
元気いっぱいの娘や息子を前に途方に暮れる思いでした。
子供に，「いつも一緒にいられなくてごめんね。何にもしてあげられなくてごめんね」と胸を痛めてるママがいたら，あなただけでなく，私も同じですと伝えたいです。

BBCへの寄稿「色どり豊かな人生」 （2016年11月23日より抜粋）

家族は，私が彼らのために料理を作れなくても，幼稚園の送り迎えができなくても，私を妻として，母として，以前と同じく，認め，信じ，愛してくれていました。
私は，そんな家族のために，誇らしい妻，強い母でありたいと思いました。私は，闘病をBlogで公表し，自ら，日向（ひなた）に出る決心をしました。

私が怖れていた世界は，優しさと愛に
溢れていました。今，100万人以上の読者の方と繋がっています。

私の人生は，夢を叶え，時に苦しみもがき，愛する人に出会い，2人の宝物を授かり，家族に愛され，愛した，色どり豊かな人生だからです。
だから，与えられた時間を，病気の色だけに支配されることは，やめました。なりたい自分になる。人生をより色どり豊かなものにするために。だって，人生は一度きりだから。

　全体的存在である人間は，単に疾患をもっているのではなく，病を経験しているといえるがゆえに，心も苦しむのである。フランクルの思想に影響を受けて看護理論を開発したトラベルビーは「看護の目的を人間の体験の中の，その人にとっての意味を見いだすように援助することである」としている[18]。

　また，免疫学者の多田富雄（1934〜2010）は，脳出血に倒れ，右片麻痺（へんまひ）のからだとなった。多田は，社会学者の鶴見和子との往復書簡の中で，病の経験について自己を振り返

り，リハビリテーションに励みながら，「新しい人は生まれるのか」と次のように述べている[19]。

> 目に見える障害（右半身マヒ，言語障害等）の改善は，望めないのですが，何かが確実に回復していると感じるのです。
> どうもそれは長年失っていた，生命感，生きている実感です。
> もともとの私ではなく，新たにうまれたものの生命です。

病と向き合うということは，自分自身と向き合うことにほかならない。小林と多田から学ぶことは，病という苦しみの経験をとおして，死を意識するぎりぎりのなかで，生きることの意味の深さを実感し，新しい自分と出会い，自己実現へと向かえることである。

3 | 生活者としての人間

近年，生活者という概念に対する関心が高まっている。この言葉がわが国の政治やビジネスの世界で頻繁に使われるようになったのは，1980年代の終わり頃である。看護学のなかで「生活者」という言葉が注目されるようになったのは1990年代後半からである。その背景には，疾病構造の変化により慢性疾患が増加し，患者は病と付き合いながら生活することが課題となったことがある。

看護師には看護を必要とする人々を患者という「画一的」なとらえかたでなく，一人ひとりが，それぞれ「個別性」をもった生き方，暮らし方をしているという視点からとらえる必要性があったのだろう。看護師は，病院で病衣やパジャマを着た人と出会い，患者として認識するが，その人は入院するまで，家族や学校，職場，地域といった社会のなかで喜怒哀楽を経験しながら生活していた人である。個別性は，他者とは異なるその人だけのオリジナルな人生を生きているということであり，それを尊重したかかわりが看護師に求められているのである。そのため病衣やパジャマで横たわっている患者は，その人の全体ではなく，役割や個性に合った私服を着ているその人を想像できることが，個別性を理解するうえでは不可欠である。

また，生活者としての人の理解には，その人が生活している文化を切り離しては考えられない。文化には，生活様式，価値観，伝統，信仰などが含まれており，その人らしさを理解するうえで重要である。国際看護師協会（ICN）の「ICN看護師の倫理綱領」（2012年）の前文で，看護にはその本質として備わっていると人権を尊重することが，謳われているが，人権の最初にあがっているのが「文化的権利」である。看護の対象者は，患者・病人だけでなく看護を必要とするすべての人々である。

そうした人々の真のニーズを理解して応えていくためには，文化の多様性に関する深い理解が求められる。たとえば子どもを健やかに育てたいといった目標は共通していても，親やそのほかの家族，地域などの，子どもが社会化していく過程におけるかかわり方は，文化によって様々であり，唯一の正解というものはない。したがって，看護師が医学あるいは看護学といった専門的知識に基づく医療文化のなかだけで対象者をケアし，教育しよ

うとすることは問題である。

　子どもがどのような家族，集団，地域社会のなかで成長しようとしているのか，その文化のなかで大切にされている価値観や規範とはどのようなものかを知らなければ，看護師の価値の押しつけになってしまう危険性がある。こうした文化的権利に沿った看護の重要性に基づいて，看護理論を開発したのが，レイニンガーである（本節-B-3「わが国の時代の変化と看護知識の発展」参照）。

▍3. 個人，家族，グループ，地域社会

1 ┃ ライフサイクルからライフコースへ

　看護は，あらゆる年代の個人，家族，グループ，地域社会を対象としている。現在，そして今後のわが国においては，高齢社会の進展と人口の減少と，その偏在化が課題となっている。また，家族，地域社会のあり方も変化してきている。

　こうした変化は，人の一生をどのようにとらえるかについて，**ライフサイクル**という考え方から，個人の人生の歩みに注目した**ライフコース**へと移行してきたことにも表れている。

　ライフサイクルという概念は，戦前の1930年代頃から使用されている。それは生物学的存在としての人間に注目したものであり，生物学・心理学分野で発達してきた。

　嶋崎によれば，「児童期」「青年期」「成人期」「老年期」といった固定的なライフステージを進むライフサイクルは，「だれもが同じように人生の道筋をたどれること，あるひとつのライフコース・パターンが高い頻度で再生産されること」[20]が前提にあり，人間はほぼ一様に発達していくと考えられていた。すなわち人は一生の間に進学，就職，結婚，妊娠，出産，子育て，退職といったライフイベントを，ある一定の範囲内で，同じようなパターンで経験するという考え方である。

　こうした考えが主流の時代にあっては，たとえば女性が適齢期を過ぎても独身であったり，シングルマザー（婚姻関係をもたない母親）を選択したりすることは，ライフサイクルから見るとアウト・オブ・ライン（通常の経過からの逸脱）であった。

　しかし，時代が移り，社会環境が変化した20世紀後半の1970年代には，そのライフサイクルからはずれた多様かつ個別的な人生の軌跡をたどり，結婚・出産・就職といったライフイベントを経験しない人も増えている。社会における「個人」が強調されるようになり，自身の人生計画や価値観に沿って人生を歩むようになった。そこでライフサイクルに代わって用いられるようになったのがライフコースという概念であり，社会学の領域では1970年代頃から多用されるようになった。

　その後，男女ともに晩婚化や未婚の割合がさらに上昇し，少子化の一因ともなっている。その背景には，個人の人生計画や価値観が影響していることのほかに，その意思があっても家族として生活を支える経済的基盤を築くことの不安があるために結婚・出産というイベントを経験できない人もいる。

こうした変化により，家族は，その構成員が減少し，単独世帯，核家族世帯が増加し，結婚しても，あえて子どもはつくらず夫婦で働く DINKs（double income no kids）を選択する人もいる。科学技術の進歩は，こうした人々の生活様式を支援することにつながったが，一方では人と人のつながりが希薄となり，孤独，少子化，無縁社会という問題も生じている。生涯を独身で過ごした60歳代後半のある男性は，自分の人生を振り返って次のように不安を語った。

> これまで結婚してなくても特に不自由はなかったけど，1年前，両親が亡くなって1人になった。その後，大病して入院したが，病院に提出する書類に保証人を書きたくてもだれを書けばよいかわからず，何かちょっとしたことを頼みたくても頼める人がいないという現実に直面して愕然とした。これが，孤独というものか，自分の人生はこれでよかったのかと……。

こうした個人，家族，社会のありようの変化は，健康にも影響し，医療・看護サービスに対するニーズも変化しており，それらを踏まえた対応が求められる。

2 │ 看護を必要としている家族

❶病むことは患者と家族の経験である

だれかが健康を害したとき助け合える存在，それは基本的には家族であろう。病院でも患者に「ご家族はいらっしゃいますか」「一緒に住んでいる方はいらっしゃいますか。それは，どなたですか」「重要なことを相談したり，最も頼りにしている方はどなたですか」といった質問をして情報を収集する。

こうした情報が必要なのは，緊急時の連絡先や医療費の支払いなどの保証人といった理由もあるが，何より患者と家族の関係性などについて知り，それを患者や家族のケアに生かすことにある。いずれにせよ，地域社会のなかで生きている家族は，1つの単位としてとらえる必要があり，家族メンバーのだれかに健康問題が生じた場合，家族というシステム全体に影響を及ぼすことになるだろう。

看護学生が授業の課題で，地域で生活している家族を訪問し，だれが家族の健康を守っているのか，どのように守っているのかをインタビューしたことがある。その結果から，家族の健康を守るキーパーソンとなっている割合は，未成年の子の母親が最も多かった。健康のキーパーソンは，家族メンバーの発達段階や役割に応じて，栄養・運動・睡眠などに関して気遣っていた。たとえば高血圧や血糖値が高い人が家族のなかにいると，家族全員が予防的行動として塩分や糖質制限に協力したり，一緒に運動したりしていた。慢性疾患が主流である現代医療においては，患者が病院で療養する期間は限定され，多くは家庭のなかでセルフケアすることが求められる。そうした療養生活を可能とするためには，家族の協力は不可欠となり，家族に対する教育・指導の必要性から家族も看護の対象となる。

また，①患者が予後不良であるといったような**バッドニュース**（bad news，悪い知らせ）を家族に理解し受け入れられるように伝える支援，②患者の死が迫っているが，それを受け入れることが困難な家族などに対する支援，は必須となる。なぜなら，病は患者だけでな

く必然的に巻き込まれる家族の経験でもある。たとえば入院している父親と子どもとの記憶に残る思い出をつくることの意味について，紙屋克子は次のようなエピソードを紹介している[21]。

> 主人が倒れた時，下の子はまだ4歳でしたからね。……たとえ，どんな姿になっても，子供のために1日でも長く主人に生きていてほしい。父親の思い出がはっきりと残る年齢に子供が成長するまで……。
> 幼稚園や小学校に行くと，お父さんの絵や作文を書きなさいって言われるでしょう。その時，もし子供に父親の思い出さえ残っていなかったらどんなに悲しいか……でも，もういいんです。

> 3度目の退院の時，下の息子が「僕の父さんは病気で大学病院に入院していた。この間母さんと一緒に退院してきたので，『お帰り』と言ったら笑って頭を撫でてくれた。お母さんが布団を敷いて，父さんはすぐに横になった。『おいで』というので父さんの横に寝ると父さんは大きかった」……と作文に書いたのです。だからもう大丈夫です。主人は本当に頑張ってくれました。

子どもにとって，父親と過ごした時間は短いものであったかもしれないが，病人ではなく父親として関わることのできた濃い時間であっただろう。こうした時間をつくること，環境を調整することは，患者と家族にとって重要な意味をもつのである。

❷ 家族のいろいろな形

家族にはいろいろな形がある。本項-3-1「ライフサイクルからライフコースへ」で述べたように，現代社会における家族の形には非婚カップル，同居していない夫婦など多様化しており，従来の家族の定義で語ることが難しくなっている。しかし，そこにいる人が家族であるという認識をもち，絆や情緒的な結びつきがあれば「家族」という概念に入るのではないだろうか。

家族のなかでだれかが病気になると，それまでその人が担ってきた役割を，ほかの家族メンバーで引き受けなければならないが，それが家族にとって大きな負担となることも少なくない。特に家計を支えていた人が病気になると，家族には病人の治療費とともに生活費の負担が大きくのしかかる。経済的負担が家族に及ぼす影響は大きい。

また，家事の多くを引き受けてくれていた人が病気になると，その役割を家族メンバーが分担して引き受けなければならず，ライフスタイルの変更を余儀なくされる。さらに，がんなどの末期状態にある患者の家族は，治すことも苦痛を緩和することもできず，何もできない自分に対して，強い無力感をもつことも多い。

このように，家族のなかでだれかが病気になると家族も身体的・精神的・経済的・社会的影響を受け，大きな不安やストレスの要因となり，家族メンバー間に緊張状態を生み出し，争いや対立が起こることもある。一方で，こうした緊張を乗り越えることができた家族には，さらに強い絆が生まれることもある。

いずれにせよ，看護師は自身とその家族の形と，患者とその家族の形は同じではないかもしれないという柔軟な考え方をもって理解するように努め，家族のニーズに沿ったケアを行う必要がある。そうでなければ，自分の価値観で患者とその家族の関係性を評価してしまい，看護を必要としている家族へのケアのありかたを見誤ってしまう危険性がある。

看護師が第一義的に責任を負うのは患者であるが，家族を患者の背景としてとらえるのではなく，患者と病を共に経験している看護の対象者として理解する必要がある。家族が抱えている荷物を少しでも降ろしてもらえるようなかかわりを看護師が行えたなら，家族は気持ちが楽になるであろうし，共に患者をケアしているという連帯感をもつこともできるだろう。

「お疲れは出ていませんか」「何かお尋ねになりたいことはありませんか」「ご主人は，今朝のリハビリテーションをとても，がんばっていましたよ」といった言葉かけ一つで，家族の気持ちは軽くなったり温かくなったりするであろう。医療者がかける言葉は患者や家族にとって毒にも薬にもなるものである。

看護師は，家族をケアすることが患者をケアすることにつながるということを心に留めておく必要がある。

3 | 看護の対象者である集団，地域

看護を必要としている人々には，大別すれば個人単位と集団がある。地域で暮らしているあらゆる年代の人々，学校といった集団，企業といった組織などを含めた地域全体の健康を支援することも看護の重要な役割である。高齢社会のわが国において，生活習慣病予防のための保健指導などをとおして，高齢者が住み慣れた地域で家族と共に元気で暮らしていけるように支えることが課題となっている。

地域社会を構成する最小単位は家族であるが，地域はそうした人々が遊び，学び，働くための場であり，集団・地域で求められる医療や看護に対するニーズは一様ではなく，人々の暮らしのありかたに即したアプローチが求められる。

地域看護においては，集団や地域住民全体を対象とした健康の保持・増進，疾病予防，早期治療，リハビリテーション，ターミナルケアの包括的なアプローチが求められる。そのためには，医師，保健師，看護師，助産師といった医療専門職者のみでなく，介護・福祉の専門職者，行政機関などと積極的かつ効果的に連携することが重要となる。

集団，地域に対しては，地域住民全体を対象とした公衆衛生看護，働く人々を対象とした産業看護，在宅療養者と家族を対象とした在宅看護，学校を対象とした学校保健などの活動が行われている。なかでも今後の課題は，急速な高齢化が進み，病院看護から地域看護へと移行しているわが国においては，急速に高まる訪問看護のニーズへの対応がある。

現在，訪問看護に携わっている看護師のほとんどが病院などでの臨床経験を経ているが，今後は基礎教育における臨地実習も病院中心から地域に重点をおいたものへと移行し，卒業後の新人研修必修化などの検討も含め，看護ニーズに合わせた教育の見直しが求められる。

D 看護とは何か（看護の目的）

そもそも看護とは何であろうか。時代が移り，科学技術の大波に飲み込まれ，看護の本質を見失ってはいないだろうか。看護師だから看護をしているとは限らない。看護をしている人だけが看護師とよぶにふさわしいだろう。

看護とは何か，この古くて新しい問いへの答えは，看護師がこれまで考え続けてきたことであり，これからも考え続けなければならないことでもある。

ここでは，保健師助産師看護師法における看護の規定，また看護の開拓者となったナイチンゲールの登場以降，看護の先人たちは看護をどのようにとらえ，実践してきたかについてみてみよう。

1. 保健師助産師看護師法

わが国における看護師の業務は，1948（昭和23）年に制定された保健師助産師看護師法第5条において「厚生労働大臣の免許を受けて，傷病者若しくはじよく婦に対する療養上の世話又は診療の補助を行うことを業とする者をいう」と規定されている（第6章「看護における倫理と法」参照）。本法律は，看護師の免許がなければ看護師と名乗り「療養上の世話」または「診療の補助」という業務を行うことはできないとする法，すなわち「**行為規制法**」である。法律でいう業務とは，反復・継続して行う行為である。

しかし，看護師の免許をもち業務を行っているからといって看護をしているとは限らない。なぜなら，この法律では看護師の免許によって許されている業務を規定しているだけであり，どこにも「良い看護とは何か」についての記載はない。看護師の離職理由として，しばしばあげられるのが「業務が忙しくて看護，ケアができない」というものである。これは，看護師が法的に「行為としての業務」を行うことと，「良い看護とは何か」といった哲学（看護観）に基づく「あるべき看護」との間にギャップを経験しているということだろう。

ここで，看護学生が実習で出会った2人の看護師をとおして看護と業務について考えてみよう。

　　基礎看護学実習で初めて患者を受け持った看護学生のAさんは，B看護師とC看護師とのかかわりをとおして「看護とは何か」について深く考えることができた。
　　Aさんが受け持った患者は70歳代の女性で，右片麻痺があり日常生活行動に援助が必要だった。Aさんは，常に看護師の指導を受けて患者のケアを行っていた。
　　最初に指導を受けたのがB看護師で，食事

介助の場面だった。患者は右手が麻痺しているため，左手で食べる訓練を始めていた。B看護師は，患者に「食事の時間です」と声をかけると，無言のまま，からだに触れて座位をとらせた。その後は，患者の左手に介護用のスプーンを持たせ「練習ですから食べてください，後でまた来ます」と言い，Aさんには「誤嚥しないように気をつけて」と言って部屋を出ていった。
　　患者は情けないような悲しい表情をしてい

た。10分くらい経って現れたB看護師は,「あら,まだ食べてないですね」と言って,一方的に食事介助を始めた。Aさんは「これが看護なのだろうか」と考えこんでしまった。

翌日指導してくれたC看護師の患者に対するアプローチは,B看護師とはまったく異なっていた。C看護師は患者に笑顔で「お食事の時間ですよ,少しずつ左手で食べる練習をしましょうね」と言いながら,排泄の有無を確認し,手を清潔にするなど,食事ができる環境を整えた。

C看護師は「お好きなものはありますか。焦

らなくてもいいですよ」と患者に話しかけ,反応を見ながら介助しており,患者も安心した表情を浮かべていた。

Aさんは実習カンファレンス（話し合い）で,患者に対するB看護師とC看護師のかかわり方の違いについて発表した。

教員は,業務として食事介助という行為のみを実施しているのがB看護師であり,食事が患者の身体的・心理的回復にどのような意味をもつのか,何のために食事介助しているのかを意識しながら実践しているのがC看護師ではないかとコメントした。

このように,業務を遂行することと「良い看護」を提供することはイコールではない。このことを理解できなければ,効率的に業務をこなすことに価値を置く看護師になってしまう危険性がある。2人の看護師はともに「食事介助」という記録を残し,法的には自立していない患者の介助を行ったことで問題にはならないだろうが,患者の心理状態をおもんぱかり適切な介助を行い,看護であったといえるのはC看護師だけである。

2. ナイチンゲール：人間がもつ「生命力」を高めるように環境を調整する

1820年に生まれたナイチンゲールは,歴史上初めて「何が看護で何が看護でないか」ということを明確にした看護師である（第2章「看護の過去から現在まで」参照）。

ナイチンゲールは,看護とは何かについて次のように述べている[22]。

> 看護とは,新鮮な空気,陽光,暖かさ,清潔さ,静かさを適切に整え,これらを活かして用いること,また,食事内容を適切に選択し適切に与えること——こういったことのすべてを,患者の生命力の消耗を最小にするように整えること,を意味すべきである。

看護師に求められているのは,生命力を高めるように,自然が患者に働きかけるように最善の状態に患者をおくことである。

1 患者に害を与えてはならない

ナイチンゲールは,看護師は自然と協働して,回復過程をうまく進め,病気を防ぐために環境を変化させることが必要であり,看護がすべきことは,自然が患者に働きかけるための最善の条件下に患者をおくことであると述べている。

ここでいう自然は,自然治癒力や生命の法則とよばれるものであり,現代のように医療技術が進んでいない時代背景のなかで導き出されたものであるが,新鮮な空気,保温,陽光,食事,清潔さ,静かさといった環境と人間との相互作用に関する知識は150年後の今日においても本質的なものである。

また,病院に,第一に求められることは,患者に害を与えてはならないということであ

るとも述べているが，現代の医療現場で起こっている院内感染症，医療機器のアラーム音などによる騒音，時間を理由に患者を急かすこと，意味もなく待たせること，気を遣わせることなどは，患者に害を与えたことになるだろう。

2 | 患者第一主義

　看護師にとって重要なことは，「何をすべきか」というよりも，「何のために」それを行うかということである。ナイチンゲールは，『看護覚え書』の「換気と保温」の章で「自分の仕事ではないから」といって，患者のために行うことを拒否するような看護師がいれば，看護はその人の天職などではないと述べ，看護師長が患者のために床を磨くというエピソードを紹介している。これは，決して看護師長でも床磨きをしたほうがよいという意味ではない。では，なぜ看護師長は床を磨いていたのか。それは床を磨き環境を整えるということが，患者を第一に考えたことだからである。こうした患者第一主義は，現代医療の現場では薄れ始めている。

▶ **マッサージと看護**　臨地実習の場面で，脚がだるくてつらいというがん患者の脚を学生がマッサージしながら病と闘う心情を聴いていたところ，看護師から「マッサージは看護師の仕事ではありません」と注意を受けた。

　学生から報告を受けた教員は「何をするかではなく，何のためにするかが重要なことだと思います。今，患者さんにマッサージしながら安らぐ時間をつくって思いを聴くことは意味のあることです」と看護師に伝えた。

▶ **洗濯と看護**　学生が受け持った患者は，治療上，弾性ストッキングを着用する必要があったが，そのストッキングは汚れていた。そのため予備を探したが見あたらなかった。患者の家族は遠くに住んでおり，頻繁に面会にきて洗濯することができないという情報があった。

　教員は清拭に合わせて清潔な弾性ストッキングに交換したほうがよいと考え，学生と一緒に洗い，ドライヤーを使って乾かし，再び着用してもらった。洗濯しているところを見た看護師は「患者の汚れたものを洗濯するのは看護師の仕事ではありません」と言ったため，教員は「患者が汚れたストッキングをはいたまま放置しておくことが看護の仕事ですか」と聞き直した。患者の個別的な状況を考慮し，清潔保持のため弾性ストッキングを着用できる環境を調整することが，看護師に求められるのである。

　こうしたエピソードは枚挙にいとまがないが，賢明な看護師であれば，行為の一つ一つを取り上げ，それを看護師がやるべきか否か判断することはしないだろう。

3 | 看護師に不可欠な観察力

　ナイチンゲールは，病気の本質による作用ではなく，看護師が介入を怠ることで回復過程を遅らせることのないように，適切に判断しケアすることが重要であるという。そのために看護師に求められるのは観察力であるとし，『看護覚え書』の「病人の観察」の章で

次のように述べている[23]。

看護師というわれわれの天職にあっては，そうした正確な観察の習慣こそが不可欠なのである。というのは，身についた正確な観察習慣さえあれば，それだけで有能な看護師であるとは

言えないが，正確な観察習慣を身につけない限り，われわれがどんなに献身的であっても看護師としては役に立たない，といって間違いないと思われるからである。

4 | 他人の感情のただなかへ自己を投入する

ナイチンゲールは，看護師は病気ではなく病人を看護するし，医学と看護学に必要な知識は異なると述べているが，『看護覚え書』補章の「看護師とは何か」のなかで「**自分自身はけっして感じたことのない他人の感情のただなかへ自己を投入する能力を，これほど必要とする仕事はほかに存在しない**」[24]と述べ，相手を理解することの重要性を指摘している。

さらに，「もしあなたがこの能力をもっていないのであれば，あなたは看護から身を退いたほうがよい」と述べている。人への関心をもてない人は看護という仕事には適さないということなのだろう。

▎3. ヘンダーソン：人間の基本的欲求を満たし自立を助ける

1 | できるだけ早く自立できるよう支援する

1897年に生まれたヘンダーソンは，第二次世界大戦後，社会が大きく変化していくなかにあって，世界中の看護師が「看護とは何か」「看護師とは何をする人なのか」を模索していた頃に，看護独自の機能を，次のように明確に示した[25]。

看護師の独自の機能は，病気であれ健康であれ各人が，健康あるいは健康の回復（あるいは平和な死）の一助になるような行動を行うのを援助することである。その人が必要なだけの体力

と意志力と知識とを持っていれば，これらの行動は他者の援助を得なくても可能であろう。この援助は，その人ができるだけ早く自立できるようにしむけるやり方で行う。

ヘンダーソンの定義は，看護独自の機能を定義することで，看護師が患者に対して果たす責任を明確にしており，当時，看護の機能についての理解が混沌としていた世界の看護師に受け入れられた。ヘンダーソンは，ナイチンゲールに次ぐ著名な看護指導者といえるだろう。次に述べる定義は，臨床にいる看護師はもちろん初学者である看護学生にも理解しやすい言葉で述べられている。

看護師はベッドサイドに行き，患者をよく観察し，**その人が自立するのに必要なだけの「体力（strength）」「意志力（will）」「知識（knowledge）」をどの程度もっているかを判断し，不足しているところだけを補う**というものだ[26]。すなわち健康なときであれば，人は，自分の欲求（ニード）を自分で満たすことができるが，病気のときはそれができない，または行うことに困難を要する場合，看護師はその人が自分で満たすことのできない部分だけを助けるということである。

看護の過去から現在まで

看護実践における重要な概念

看護の役割と機能

看護実践の方法

看護における倫理と法

看護実践を支えるもの

専門職としての看護

医療安全

グローバル社会と看護

前述した看護学生が経験した実習のエピソードでいうならば，患者が食事をするという行動を助けることであり，欠けているところ，すなわち左手で食べることに困難を要している部分のみを援助し自立を支援することである。

2 │ 患者が自身で充足できないニードだけを満たす

患者ができるだけ早く自立できるように黒衣のような役割に徹するのが看護師であるといえるだろう。そのため看護師が優秀であればあるほど，患者は自立し，看護師を必要としなくなるということである。看護師には，その人が自立するのに必要な体力，意志力，知識のなかで，どこが，どの程度，不足しているか，すなわち援助の必要性を判断する能力が求められる。

ヘンダーソンは，援助の必要性を判断する指標として，人間がもつ基本的ニードをあげているが（表1-2），それは人間を全人的に理解するための深い知識が不可欠であることを示すものである。また，基本的ニードに基づく生活行動を援助することが，医師とは異なる看護独自の機能としている。

ヘンダーソンは，看護に関する考えをまとめるにあたり影響を受けた人物の一人として「人間の基本的ニードの階層」を提示したアメリカの心理学者アブラハム・H・マズロー（Maslow, Abraham H., 1908～1970）をあげている（第3章-I「人間について考える」参照）。

ヘンダーソンは，人間を全体的存在として理解するうえで，人間のニードに注目しており，人間のニードには共通性があるが，それらのニードの満たしかたは個別的であり，2つとして同じものはないと述べている。それは，言葉を変えていうならば，看護師は自分とは異なる他者のニードとその満たし方を，すべて理解することはできないということを意味している。

表1-2 ヘンダーソンの基本的ニード（欲求）

1. 正常に呼吸する。 2. 適切に飲食する。 3. あらゆる排泄経路から排泄する。 4. 身体の位置を動かし，またよい姿勢を保持する。 5. 睡眠と休息をとる。 6. 適当な衣類を選び，着脱する。 7. 衣類の調整と環境の調整により，体温を正常範囲に維持する。 8. 身体を清潔に保ち，身だしなみを整え，皮膚を保護する。 9. 環境のさまざまな危険因子を避け，また他人を傷害しないようにする。 10. 自分の感情，欲求，恐怖あるいは"気分"を表現して他者とコミュニケーションをもつ。 11. 自分の信仰に従って礼拝する。 12. 達成感をもたらすような仕事をする。 13. 遊び，あるいはさまざまな種類のレクリエーションに参加する。 14. "正常"発達および健康を導くような学習をし，発見をし，あるいは好奇心を満足させる。

出典／ヴァージニア・ヘンダーソン著，湯槇ます，小玉香津子訳：看護論；定義およびその実践，研究，教育との関連：25年後の追記を添えて，日本看護協会出版会，2017，p.42.

3 │ ニード（needs）と要求（wants）の違い

　ヘンダーソンは，人間のもつ基本的ニードで，その人が自分で満たすことができないところは何か，援助の必要性を判断し，支援することが看護であるとしている。その判断をするためには，14の基本的ニードを中心とした観察が不可欠となるが，ニードと混同しやすい概念に要求（wants）があり，この違いを理解しておくことが重要である。

▶ **ニード**　人が生きて生活するうえで理想とする生理的・心理的・社会的状態と現実との間でギャップを感じるものであり，できるだけギャップを埋めて，理想の状態に近づけようとする人間がもつ本質な欲求といえる。

▶ **要求**　ニードを満たすための手段としての概念である。臨床の現場では，患者の要求とニードを見極められないために，様々な問題が起こっている。たとえば頻繁なナースコールで「水が飲みたい」「寒い」「落ちたものを拾ってほしい」などの要求を看護師に伝える患者がいる。この場合，患者の要求は，水，掛け物，落としたものを拾ってもらうことである。しかし，こうした表面的な要求をいくら満たしても，患者はまた別の要求をつきつけてくる。つまり，患者の真のニードは満たされていないということである。

　また，看護師がこれらの要求を患者のニードだと判断した場合，それに応えることになり，何度もナースコールを鳴らす患者は「問題のある患者」として扱われるようになる。では，この場合の患者の真のニードとは何だろうか。

　その一つとして考えられるのが，患者の孤独である。患者は，療養するなかで孤独や不安を感じ，看護師がベッドサイドに来てくれること（かかわりのニード）を期待して，何度もナースコールを鳴らすことがある。優れた看護師であれば，患者の要求からニードを把握し，ベッドサイドに行き，「眠れませんか。少しお話をしませんか。それとも眠るまでここにいましょうか」と声をかけることで，患者は安心した表情になり，やがて眠りにつくということが考えられる。忙しい現場で，「1人の患者にかける時間はない」という看護師もいるが，一度ゆっくり患者の話を聞く時間をつくり，「あなたの気持ちを理解したい」というメッセージを伝えると，それ以降，看護師の気を引くためにナースコールを押すことはなくなることも多い。

　看護学生にとって，要求とニードを見きわめることは容易ではないが，患者に関心をもって，よく観察していると，違いに気づくことも少なくない。

4 │ 相手の皮膚の中に入り込む

　ニードを把握するうえで重要なのは看護師の観察であるが，必要なことを見落としたり，忘れたり，先入観をもったりすると，不適切な観察になってしまうことを意識する必要がある。そうした限界があることを知ったうえで，ヘンダーソンは，**相手の皮膚の中に入り込んでその人の立場から考える**ことの重要性を説いている。看護師は，自身の価値観や経験による意味づけだけでなく，看護を必要としているその人にとって意味ある人生とな

るように，その人が行動するのを助けることである。これは，ナイチンゲールがいう看護師として必要な「自分自身はけっして感じたことのない他人の感情のただなかへ自己を投入する能力」と同様のことを意味しているといえるであろう。

■ 4. オレム：セルフケア不足を補う

オレムは，1930年頃より活躍を始め，1971年に『オレム看護論（Nursing：concepts of practice)』を出版した。その後1980〜2001年にかけて第6版まで改訂を重ねている。原著の第6版は，わが国の翻訳本としては第4版（2005年）として出版された。

1 │ 自分のために，自分で行うセルフケア

オレムは，前述したヘンダーソンの影響を受けている。その人が通常であれば自分で行うことができることで，できていないところだけを補うというヘンダーソンと同様の考えかたであるが，それを「**セルフケア**」という概念を用いて理論を構築した。オレムの提唱する普遍的セルフケア要件は，ヘンダーソンの14の基本的ニードと類似している（表1-3)[27]。

オレムは，セルフケアという観点から「看護とは何か」を説明している。人間は自立した存在であり，自分の健康を自分で主体的に回復・維持・増進し，疾患を予防していくという「セルフケア」の概念により，積極的な存在として患者を位置づけ，そのうえで看護がいつ，どの程度必要なのかを明確にした。

▶ **セルフケア** 個人が自分自身の生命，健康，心の平静を維持するために，自分自身で開始し，遂行する活動がセルフケアである。ここで重要なことは，オレムによれば，セルフケアとは「**自分のために**」と「**自分で行う**」という意味をもっており，人は自らのセルフケアについて**責任**と**権利**があるということである。看護は，人がセルフケアを自分でできな

表1-3 オレムの普遍的セルフケア要件とヘンダーソンの基本的ニード

オレムの普遍的セルフケア要件	ヘンダーソンの14の基本的ニード
1. 十分な空気摂取	1. 正常な呼吸
2. 十分な水分摂取 3. 十分な食物摂取	2. 飲食
4. 排泄過程と排泄に関するケア	3. 排泄
5. 活動と休息のバランス	4. 移動と体位の保持 5. 睡眠と休息 6. 衣服の着脱
6. 生命・機能・安寧に対する危険の予防	7. 体温の保持 8. 清潔の保持 9. 危険回避
7. 孤独と社会的相互作用のバランス 8. 人間の機能と発達の促進	10. コミュニケーション 11. 宗教 12. 仕事 13. 遊び 14. 学習

出典／城ヶ端初子：誰でもわかる看護理論，医学芸術社，2005，p.58．一部改変．

表1-4 セルフケア理論における3つのセルフケア要件

普遍的セルフケア要件	あらゆる個人に共通する要件である空気，水，食物摂取，排泄の維持，活動，休息，孤独，社会的相互作用のバランスをとり，危険を予防し常態の正常を増進すること
発達上セルフケア要件	人間の各発達段階に関連して特定状況でみられること
健康逸脱によるセルフケア要件	病気，けが，障害，疾患，その治療に起因すること：医学的補助を求めたり，処方された治療法を実行し，病気・治療の影響を抱えて生きる方法を学ぶこと

くなった，あるいはそうなることが予測される場合，それができるように援助し，再び自分自身でできるようにすることである。

▶ **オレムの理論**　人間の生命や健康を維持するセルフケアがあることを説明した「セルフケア理論」，人々が看護を必要とする理由をセルフケア不足という観点から表現した「セルフケア不足の理論（セルフケア不足理論）」，看護する際に，セルフケア不足という視点から看護師と患者の関係を説明した「看護システムに関する理論（看護システム理論）」の3つで構成されている。

「セルフケア理論」には，あらゆる個人に共通する「普遍的セルフケア要件」，発達段階に関連して特定状況でみられる「発達上セルフケア要件」，病気，けがといった「健康逸脱によるセルフケア要件」の3つのセルフケア要件がある（表1-4）。

オレムは，人は，病人であれ健康な人であれ看護の対象となるが，すべての人が看護を必要としているわけではないとした。すなわちセルフケア要件を満たすために必要な状況と能力の「均衡（バランス）」が保たれているのであれば，看護は必要ないということである。

2　セルフケアレベルに応じた看護師のかかわり

「看護システムに関する理論」は，患者のセルフケア要件を満たす「全代償」「部分代償」「支持・教育」という3つのシステムからなる（表1-5）。これによって，セルフケアに関する看護の責任，看護師と患者の役割，看護師と患者の関係などが，次のように整理されている。

▶ **全代償システム**　患者はセルフケアにかかわる能力がないため自身で行動することができず，看護師によって満たす必要があり，患者は看護師に依存することになる。

▶ **部分代償システム**　患者ができるセルフケア行動と看護師によって補完されるセルフケア行動がある。

表1-5 セルフケア要件を満たす3つのシステム

全代償システム	患者のセルフケアを実行する個人の能力が極めて限定的で，患者が良好な状態を保つために他者に依存することを必要としている。
部分代償システム	患者はセルフケア要件の一部は自分で満たすことができるが，他の要件については看護師の援助を必要としている。
支持・教育システム	患者はセルフケア要件を満たすことはできるが，意思決定，行動の制御，知識獲得について看護師の援助を必要としている。患者がセルフケアを実行する能力を高める必要がある。

III　看護とは何かを考える　　035

▶ 支持・教育システム　患者がセルフケアを達成でき，さらに健康を促進し，発達するように看護師は支持・教育する役割を担う。

オレムは，人はセルフケアを完成になすことができる人格的存在であり，能力をもつ個人であり，生涯をとおして成長・発達する存在であるとしている。特に成人は，学習をとおして，セルフケアに関する知識・実践的な技能を身につけられる存在ととらえられている。

また，環境はセルフケアにも重要な影響を及ぼすが，どのような文化のなかで育つかによって，人が身につけるセルフケアも異なるという。これは，人間の基本的ニードは共通しているが，その満たし方は個人によって異なるとヘンダーソンが述べていることと類似している[28]。

■ 5. トラベルビー：人間対人間の関係を確立し目標を共有する

47歳の若さで亡くなったトラベルビーは，精神科看護を専門とする看護教育者であり看護理論家である。看護師対患者ではない，人間対人間の看護を提唱した。

トラベルビーが看護学を学んだ1940年代後半から1950年代のアメリカは，第二次世界大戦後の影響により看護師が不足していた。その解消のために，看護教育を充実させようという気運が高まっていた。その時代に看護の基礎教育・修士課程で学んだトラベルビーは，自身が看護師として生きる時代が，看護の歴史的転換期になるだろうと考えていた。

1 　対人関係プロセスとしての看護

トラベルビーの対人関係論は，修士課程時代に指導を受けた理論家のオーランドや精神看護学の創設者といわれるヒルデガード・E・ペプロウ（Peplau, Hildegard E., 1909 ～ 1999）の影響を受けるとともに，同時期に活躍した精神科医・心理学者のフランクル（本節 –C–2–2「病の経験から自己実現へ」参照）から大きな思想的影響を受けている。

トラベルビーは自身の臨床経験をとおして，医療現場は他者に対する思いやりが欠けており，人道主義的な方向への改革が必要であり，看護師は患者の世話（caring for）だけでなく，相手に心を配る（caring about）といった看護の機能を取り戻さなければならないと考えていた。そのためには，人間を一般的な法則ではなく，個別的に理解する必要があった[29]。

2 　体験のなかに意味を見い出す

トラベルビーは，看護は「看護師対患者関係」ではなく，「人間対人間」の関係を確立して，初めて目的が達成できると主張した。看護を対人関係のプロセスとしてとらえ「**病気や苦難の体験を予防したり，立ち向かうよう，そして必要な時はいつも体験の中に意味を見出せるよう個人，家族を援助することである**」と述べている[30]。

看護師は病気を人間の体験として理解しなければならない。「人間対人間」の看護は，

看護師と患者の間における一つの，あるいは一連の体験であり，患者と看護師が相互に意味をもつものであり，この関係形成の責任は看護師が引き受ける。そのため看護師がもつ病気・苦難・死についての信念が，看護の質を決定することになる。

3 人間対人間の関係確立に至る4つの位相

トラベルビーがいうところの人間対人間の関係が確立するためには4つの位相がある（図1-2）。

❶ 最初の出会いの位相

看護師と患者が出会うと互いに相手を観察し，推論を発展させ，価値判断する段階である（観るということは同時に観られることである）。看護師は患者を一人の人間として理解しようとする。個別性（独自性）を探究する。

❷ 同一性（identity）の出現の位相

患者と看護師のつながりを確立し，互いを一人の独自の人間として見る（自分のものさし）段階。自分が患者をどのようにとらえているのか確認し知覚する。自分と患者の違いを認識する。

❸ 共感（empathy）の位相

他者の内面に入り込んで，内的体験を正確に感じる段階（相互理解）。自分と患者の考えの差を理解し受容する。

❹ 同感（sympathy）の位相

共感を超える段階で，苦悩を和らげたいという衝動や願いをもつ（深い個人的な関心）。患者からの信頼を看護ケアとして実践する方法を模索する。

看護師はこのプロセスの終着点として，**ラポール（rapport）**とよばれる親密な関係を患

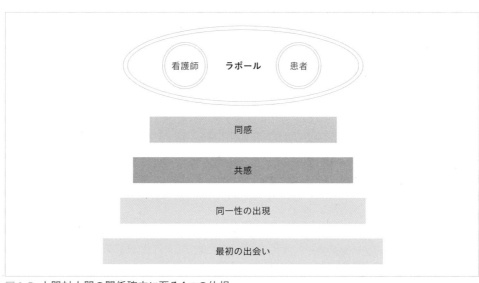

図1-2 人間対人間の関係確立に至る4つの位相

1
人間科学としての看護学
現在まで
看護の過去から
る重要な概念
看護実践におけ
機能
看護の役割と
看護実践の方法
倫理と法
看護における
支えるもの
看護実践を
看護
専門職としての
医療安全
と看護
グローバル社会

者と築くことが可能となる。苦悩の緩和のために活動する患者と看護師が相互に大切で意味深い体験を共有する。ラポールを確立するには，患者を援助するために必要な知識と技能を有したうえに，患者の独自性を知覚し，反応し，その真価を認めることができる能力が必要である[31]。

4 | 人間対人間の関係とは

トラベルビーは，著書『人間対人間』の第2版で，アメリカ・ニューオリンズの看護師であり，がん患者でもあった，ルース・ジョンストン（Johnston, Ruth）の詩[32]を紹介している。

きいてください, 看護師さん　Ruth Johnston

ひもじくても，わたしは自分で食事ができません。
あなたは，手のとどかない床頭台の上に，わたしのお盆をおいたまま去りました。
そのうえ，看護のカンファレンスで，わたしの栄養不足を，議論したのです。

のどがからからで困っていました。
でも，あなたは忘れていました。
付き添いさんに頼んで，水差しをみたしておくことを。
あとで，あなたは記録をつけました。わたしが流動物を拒んでいます，と。

わたしは，さびしくて，こわいのです。
でも，あなたは，わたしをずっとひとりぼっちにして，去りました。
わたしが，とても協力的で，まったくなにも尋ねないものだから。

わたしは，お金に困っていました。
あなたの心のなかで，わたしは厄介ものになりました。

わたしは，一件の看護的問題だったのです。
あなたが，議論したのは，わたしの病気の理論的根拠です。
そして，わたしをみようとさえなさらずに。

わたしは，死にそうだと思われていました。
わたしの耳がきこえないと思って，あなたはしゃべりました。
今晩のデートの前に美容院の予約をしたので勤務のあいだに，死んで欲しくないと。

あなたは，教育があり，りっぱに話し，純白のぴんとした白衣をまとって，ほんとうにきちんとしています。
わたしが話すと，聞いてくださるようですが，耳を傾けてはいないのです。

助けてください。
わたしにおきていることを，心配してください。
わたしは，疲れきって，さびしくて，ほんとうにこわいのです。話しかけてください。
手をさしのべて，わたしの手をとってください。
わたしにおきていることを，あなたにも，大事な問題にしてください。

どうかきいてください。看護師さん。

この詩は，わが国でも広く知られているが，40年以上の時が流れた今日において，いや今日ほど「看護とは何か」を問いかけてくる。

人は人に理解されることを渇望している。看護師が患者を理解し味方であることを保証することが求められている。看護師が患者に対して関心を示し，思いやりのあるかかわりをすることで，その人の生きる力を支援することができるだろう。

■ 6. ロイ：環境への適応を促進する

1 環境に適応する人間の4つの適応様式

ロイは自らの臨床経験をとおして，人間の回復力と環境の変化に対する適応力に着目し，1964年から適応モデルの研究に着手し，「人間は，生理的様式，自己概念様式，役割機能様式，相互依存様式の4つの適応様式をとおして，環境に適応しており，看護とは『環境への適応力を促進させること』である」と考えた（表1-6）。

2 環境への適応を促進する

人間はこの4つの適応様式をとおして，内的・外的環境からの刺激（インプット）に対して，行動（アウトプット）を起こし適応していく。

人間の適応に対する反応（行動）には，適応的反応と非効果的反応があるが，看護は，**人間の適応的反応を促進させ非効果的反応を抑えることである**と考える。

『ロイ適応看護モデル』は第3版まで出されており，急速に変化する現代医療では，慢性の経過をたどる患者が増加し，その療養環境は病院から在宅，地域へと移行してきているが，そのことを踏まえ，家族・集団とのかかわりが重視されている。

ロイ適応看護モデルは，日本の看護教育現場において活用されている理論の一つであるが，実践で導入している病院もあり，わが国ではなじみのある理論である。

■ 7. ワトソンほか：ケアリングとしての看護

1 看護の本質を模索する

1970年代当初，医療技術がめざましく発展し，看護の専門分化が進みますます細分化

表1-6 4つの適応様式

生理的様式	からだの基本的なニードに基づくもので，酸素化と循環，栄養，排泄，運動と休息，感覚，体液と電解質，体温と内分泌などの行動様式である。
自己概念様式	身体的自己と人格的自己からなっており，個人が自身のからだをどのように見ているかといった信念，感情の表現などに関する行動様式である。
役割機能様式	40歳代，男性，父親，息子，会社員，夫といったように，個人の社会的地位（立場）やそれに関連した役割行動である。
相互依存様式	重要他者やサポート・システムに対する関係のもちかたであり，愛や尊敬，価値など他者とのかかわりをとおして表現される。人は成長発達の段階や役割に応じた依存と独立のバランスをとる。

1 人間科学としての看護学

看護の過去から現在まで

看護実践における重要な概念

看護の役割と機能

看護実践の方法

看護における倫理と法

看護実践を支えるもの

専門職としての看護

医療安全

グローバル社会と看護

表1-7 8つのケア要素

知識	だれかをケアするためには，その人がどんな人であるか，その人の力や限界はどの程度か，その人が求めていることは何かなどについて知ること。
リズムを変えること	単に習慣的に行うのではなく，自分の行動のもたらす結果に照らし，次の行動を修正すること。
忍耐	相手の状況やペースに応じて相手の成長を助けること。
正直	自分自身に正直に向き合うこと。
信頼	相手の成長と自分自身を信頼すること。信頼が欠如するとケアの成果を求めたり，ケアしすぎてしまう。
謙遜	他者について学び続けること，他者に対してケアすることが，まだあることを理解すること。
希望	自分の行うケアをとおして相手が成長していくという希望のこと。
勇気	相手がどう成長するのかわからないとき，相手の成長の可能性を信頼すること。

出典／日本看護協会：看護にかかわる主要な用語の解説：概念定義・歴史的変遷・社会的文脈，日本看護協会，2007．一部改変．

されていくなかで，病気を診ることに重点が置かれる医療現場では，病人である患者が置き去りにされていることが指摘されるようになった。

　この頃，哲学者であるミルトン・メイヤロフ（Mayeroff, Milton, 1925 ～ 1979）は『ケアの本質（On caring）』を著し，アメリカの看護教育，実践のなかで高い関心を集めた。

2 ｜ 一人の人格をケアする

　メイヤロフは「一人の人格をケアすることは，最も深い意味で，その人が成長すること，自己実現することを助けることである」と述べ[33]，「他者へのケアをとおして自分自身も成長できる」といった**ケアリング**の基本概念を確立し，8つのケア要素を提唱している（表1-7）。

　メイヤロフのケアリング概念は医療のなかにも導入され，看護師が患者を尊厳ある存在として認識し，患者のニーズに応えることで患者が成長し，看護師自身もケアを提供することをとおして成長すると考えた。

3 ｜ 人間の尊厳と人間性を守る

　こうした時代背景のなかで，ワトソンは，時代を超えた看護の本質とは何かを模索するようになった。ワトソンは，看護における人と人とのかかわりのなかで**人間の尊厳と人間性を守る**ことの重要性を述べ，癒やしに焦点を当てたケアリング理論を発展させた。

　ワトソンは，ケアリングは看護実践の中核となる概念であり，ケアリングそのものが看護であるとした。ケアリングが実践される場は，人と人とのかかわりのなかにあり，ケアリングはニーズを充足することを目指している。

　ワトソンは，人間を機械論的，還元論的世界観でとらえることを明らかに否定し，人と人との関係性を重視し，愛によってケアリングが可能となるととらえている。

　息子の「トッちゃん」と夫を相次いで亡くした女性による手記に，それがうかがえる場面がある[34]。

1

人間科学として
の看護学

現在まで
看護の過去から

る重要な概念
看護実践におけ

機能
看護の役割と

看護実践の方法

倫理と法
看護における

支えるもの
看護実践を

看護
専門職としての

医療安全

と看護
グローバル社会

『真紅のバラを37本』より　高橋穏世

　　肉親の悲しみをとてもよく分かって下さっている小児科のある看護婦さんが，パパの死を聞いてかけつけて下さいました。……（中略）……
　「あなたが心配よ。だいじょうぶ？」
　　この看護婦さんは，トッちゃんが亡くなった時も，一輪のバラの花を柩の上に置いて，手を合わせて下さいました。……（中略）……多忙な時間を割いて駆けつけて下さったという好意と，たった一言の言葉に，看護婦という職業的な立場の方としてではなく，人間そのものの誠意というものに触れ，私は救われた思いがしました。

　看護におけるケアリングの必要性については，ワトソンのほかにも，ボイキン，レイニンガー，ベナーらによって指摘されている。

4 外（エティック）からの見方と内（イーミック）からの見方

　『異文化看護論（Transcultural nursing）』を著したレイニンガーは，メイヤロフなど先駆者が提唱したケアリング論に，文化人類学の手法を取り入れ，文化的価値・信条・慣習に矛盾しないケアを提供することが第一であると説く独自のケアリング論（文化ケア論）を提唱し，看護の本質はケアリングであるとした。

　患者は，看護師が出会うまでは多様な文化のなかで生活し，育ってきている。患者の行動は生活している文化の影響を強く受けており，ゆえに患者のニーズの満たし方と看護師に期待することには違いがあることに気づいた。

　文化人類学のものの見方には，エティック（Etic）とイーミック（Emic）がある。ある事象において，外的あるいは専門的なものの見方はエティック，内的あるいは文化の内側からのものの見方をイーミックという。

　人は多様な文化のなかで生活しているが，ある文化を外から見て客観的・科学的に判断するだけでは，その人の世界，体験の意味を理解することはできず，その人が生きてきた文化の内側からの主観的な解釈・判断をする両方の見方が必要である。

5 患者に対する関心と気遣い

　ベナーは，ケアリングは患者に関心をもち，気遣うことから始まり，他者に看護を提供することで自己成長につながるという一連の過程であると説いている。すなわち気遣う看護を実践することがケアリングであるととらえ，感情や情動に加えて，患者の安心・安全・安楽の向上を目的とした看護行為をケアリングであると考えているのである。

6 ケアリングと時間軸

　以上のように，ケアリングを看護の本質として位置づける看護の先人たちは少なくない。ケアリングは，看護において必要不可欠であり，看護師と患者との関係性のなかに存在するものである。看護におけるケアリングは，第一義的に患者の成長を助けることにあるが，そのことをとおして看護師の成長も達成される。しかし，具体的な身体的ケアとは

異なり，そのプロセスや場面はわかりにくい。なぜなら，すぐれたケアほど看護師は黒衣^{くろご}のように振るまうからである。

また，ケアリングは，今，現在において患者とかかわるが，患者を理解するうえでは「過去」「現在」「未来」という時間軸（過程）における今，現在をとらえる必要がある[35]。

■ 8. 人をケアするということ

1 | ケアすることの意味

人をケアするうえで最も重要なこと，それは目の前にいる人を，人間として認め，かかわるということである。患者が不安になったり，心配になる原因は疾病や治療のことだけではない。時には，それ以上に家族のこと，経済的なこと，仕事のことなどのほうが心配や苦悩をもたらすことがある。

そうした生活者としての人間に対する関心と理解がケアする人には求められているのであり，事務的・機械的な対応では患者は癒やされることはないであろう。しかし，コストを最小にして最大の利益をあげるために，医療の合理化，効率を重視する傾向がある現場では，時間は節約され，ケアの事務化・機械化が進められている。そうした現場では道徳的で人間的営みであるケアの実践は隅へと追いやられてしまうようになる。

人間は，時計や車のような機械ではない。疾患部分だけを治せばよいのではない。これから看護を学ぶ人たちは，①ケアをより人間的に行うこと，②患者中心に行うこと，③人間性を回復すること，の重要性について考えてほしい。

それは特別なことではない。①相手に対して人としての関心をもち，話を傾聴する，②相手を説得するのではなく，納得してもらえるようにていねいに説明する，③同じ目線に立つ，すなわち対等な関係を形成する，ことである。

相手をコントロールしようとするのではなく，その人が安心でき，回復しようと思えるように支援することが重要となる。

16世紀フランスの外科医で，近代外科学の父といわれたアンブロワーズ・パレ（Paré, Ambroise, 1510～1590）が残したという次のような言葉がある[36]。

> 時に治し（to cure sometimes）　しばしば和らげ（to relieve often）　常に慰む（to comfort always）

これは，科学が進歩した現代においても変わることのない本質的意味をもつ。すべての疾患を治療・治癒させることはできず，すべての苦痛や症状を取り除くこともできない。しかし，自分の思いがあれば，いつ，いかなる場所であっても，患者を慰めることができる。医療は科学技術を用いた治療（cure）に限界があったとしても，人と人との間で生まれるケアの核となる癒しは，常に提供することができるということの重要性を改めて教えてくれる。

治療に限界があり，医師が患者から遠ざかったとしても，患者は自身が抱える苦痛や苦

悩から逃げることはできないし，人間としてのニーズはもち続けている。そこには，サイエンスというより，人間が人間にかかわるアートとしてのからだを介したケアが求められる。

患者は疾患をもっているのではなく，病を経験しているのだということを忘れてはならない。ゆえにケアする看護師には，一人ひとりをまるごとの人間として理解し，個別的ニーズに配慮し，決して見放すことなく，患者と共にあること，その場にいることが求められる。

次に，看護師が患者・家族の味方であることを保証すること，一人の人間として誠実にかかわることの大切さを教えてくれる作品を，第2回「忘れられない看護エピソード」より紹介する[37]。

靴音　　中井雅博

　祖父は長い間，がんを患い，暑い夏の一週間，昏睡が続いたのち他界した。昏睡に陥ってからというもの，主治医は形式的に回診するといった感じだった。とにもかくにも僕はその一週間，ずっと病院で寝泊まりした。そして彼女はその病院の看護師だった。ある晩，暗い廊下の長椅子でうとうとしていると，リノリウムの床をコツコツと鳴らす靴音が近づいてきた。

　祖父を受け持っている彼女は「風邪引くわよ」と声を掛けると，僕の横に腰を降ろした。非常灯だけがぼんやりとにじむ闇の中だった。「助からないと分かったら医者は手を抜く？」。僕はそんな質問をしたと思う。彼女は言葉を選びつつ「手は抜かないと思うけど，患者さんから気持ちが離れてしまうことはあるかもしれない。でも看護師に絶対それはない」。彼女は続けて「ドクターは患者さんを治療する者，でも私たちは看護する者なの。私たちの根底にあるものは医学じゃない。だから心配しないで」

　彼女はそう言って立ち上がると，もとさた闇の中にゆっくりと吸い込まれていった。そこには靴音だけがいつまでも響いていた。

　祖父が他界したとき，彼女は目を真っ赤にして僕らと一緒に涙を流した。そして彼女の最後の言葉は「お力になれなくて申し訳ございません」だった。僕はそのとき，彼女の言葉にうそはなかったと確信した。

　広い世界には損得ぬきで他人に尽くす者がいる。彼女の根底に流れるものが何なのか，僕には知る由もない。彼女を突き動かすものが何なのか，僕には分からない。祖父は亡くなった。けれど，あの時僕は大切なことを教わったような気がする。本当の看護とは何なのか。医師は単なる治療者なのか。答えはまだ分からない。

　僕は今，大学の医学部に学ぶ。彼女は人間としての僕の目標だ。いつか僕も医師として「心配しないで」と患者さんに言ってあげたい。靴音を聞くと今でも彼女のことを思い出す。

ケアすることは，医療という舞台における背景としてとらえられてきたこともあるが，決してそうではない。人間がつらいとき，苦しいとき，孤独なときに，必要とされる本質的かつ重要な「人間対人間」の関係性そのものがケアなのである。ケアするものの意識や思いはからだをとおして患者に伝わる。次の言葉がそれを指し示してくれている[38]。

『行為の意味』より　宮澤章二

――あなたの〈こころ〉はどんな形ですか
と　ひとに聞かれても答えようがない
自分にも他人にも〈こころ〉は見えない
けれど　ほんとうに見えないのであろうか

1

人間科学としての看護学

現在まで　看護の過去から

る重要な概念　看護実践におけ

機能　看護の役割と

看護実践の方法

倫理と法　看護における

支えるもの　看護実践を

看護　専門職としての

医療安全

と看護　グローバル社会

確かに〈こころ〉はだれにも見えない
けれど〈こころづかい〉は見えるのだ
それは　人に対する積極的な行為だから

同じように胸の中の〈思い〉は見えない
けれど〈思いやり〉はだれにでも見える
それも人に対する積極的な行為だから

あたたかい心が　あたたかい行為になり
やさしい思いが　やさしい行為になるとき
〈心〉も〈思い〉も　初めて美しく生きる
───それは　人が人として生きることだ

　人の内側にある〈こころ〉や〈思い〉はだれにも見えないけれど，からだをとおして人に対する積極的な行為として外在化される〈こころづかい〉や〈思いやり〉は見えるのである。

　精神科医であり医療人類学者でもあるアーサー・クライマン（Kleinman, Arthur, 1941～）は，ケアについて「ほとんどの場合常にケアする側と思う側の双方が，お互いに深く交流してその関係を生きるなかで行われる実践だからであり，両者は生きるということや自己について，そして人間の尊厳にかかわって生じてくる，心を占めるもっとも困難な事態に共鳴し，呼応するのである」と述べている[39]。

2 │ 患者はケアされることを待っている

　看護師は，患者を全体的存在として理解する必要性は学んでいるが，多忙な現場のなかで，いつの間にかその関心は，時間を節約し，処置を効率的に行い，電子カルテにもれなく記載することに奪われ，それだけで1日が終わってしまうようになる。数多くいる医療職者のなかで患者とともに24時間病棟にいるのは唯一看護師だけである。そのため患者から見れば，看護師は物理的にほかの医療者より自分の近くにいるという認識はあるだろうが，このような状況では「共にある」という感覚をもってはいないだろう。看護師は，果たして患者をケアしているといえるだろうか。

　患者が看護師に望んでいるのは，「ケアする者」として自分に関心を示してくれる，話を聴いてくれる，温かいまなざしを向けてくれることであろう。さらには，自分の手を握り，肩に触れ，痛いところをさすってくれることを待っているのである。五感をとおした看護師のかかわりは，患者にとって情報を提供すること以上の意味をもつ。患者は看護師に「そばにいてほしい」「話を聴いてほしい」という思いを飲み込んで，まさに耐えて（patience）いる。看護師は，目の前の患者が今，何を求めているのかを知り，それに応えていく責任がある。

　看護師に求められていることは，相手が何を考え，何を望んでいるのかということを知り，共通の目的，目標を見いだすことであり，そのためには意識的な日々の努力の積み重

ねが必要である。人は他者を癒やす力をもっている。

9. 職能団体による看護の定義

1 日本看護協会 (Japanese Nursing Association；JNA)

看護職の職能団体*である日本看護協会は，1947（昭和22）年に設立され，2011（平成23）年には「公益社団法人」として認定された。

日本看護協会は，保健師・助産師・看護師・准看護師の資格をもつ個人が任意で加入し運営する，日本最大の看護職能団体である。47都道府県看護協会と連携して活動する全国組織であり，2022（令和4）年現在で約77万人の看護職が加入している。

日本看護協会では，政策提言や意見表明，指針類の作成を行っており，2007（平成19）年に看護にかかわる主要な用語の解説を公表していている。このなかで用語の本質をとらえる解釈と説明した概念的定義を示している（表1-8）。

表1-8 日本看護協会による用語の概念的定義

用語	概念定義
看護とは	広義には，人々の生活の中で営まれるケア，すなわち家庭や近隣における乳幼児，傷病者，高齢者や虚弱者等への世話等を含むものをいう。狭義には，保健師助産師看護師法に定められるところに則り，免許交付を受けた看護職による，保健医療福祉の様々な場で行われる実践をいう。
看護の目的	看護は，あらゆる年代の個人，家族，集団，地域社会を対象とし，対象が本来もつ自然治癒力を発揮しやすい環境を整え，健康の保持増進，疾病の予防，健康の回復，苦痛の緩和を行い，生涯をとおして，その人らしく生を全うすることができるよう身体的・精神的・社会的に支援することを目的としている。
看護の機能	身体的・精神的・社会的支援は，日常生活への支援，診療の補助，相談，指導および調整等の機能をとおして達成される。
日常生活への支援	保健師助産師看護師法第5条の「療養上の世話」に相当し，対象者の苦痛を緩和し，ニーズを満たすために直接的に保護し支援することである。
診療の補助	保健師助産師看護師法第5条の「診療の補助」に相当し，医師の指示に基づいて医療処置を実施することであり，医学的知識をもって対象者が安全かつ効果的に診断治療を受けることができるようにすることである。
相談	対象者が自らの健康問題の性質を吟味，検討し，対処方法や改善策を見いだし実施できるよう主としてコミュニケーションをとおして支援することである。
指導	対象者が問題に取り組み，必要な手だてを習得あるいは活用することで，自立していけるように，看護職者が教え導く活動のことである。
調整	対象者がよりよい健康生活や療養生活を送ることができるように，看護職が他の職種と共同して環境を整えることである。
看護の特質	看護の諸機能を対象者のニーズに応じて適切に用いられるためには，対象者を全体的存在として理解することが不可欠となる。看護の特質は，看護職が対象となる個人，家族等の身近で支援できる強みを生かすかかわり方にある。看護職は，保健医療福祉の他の職種と比べ，24時間をとおして患者に最も身近にかかわることのできることで，対象者の苦痛や苦悩等のニーズに気づき，人間的な配慮と尊厳を守る個別性のある看護を行うことができる。これは，他の職種にはない看護職の強みであるといえよう。

出典／日本看護協会：看護にかかわる主要な用語の解説；概念定義・歴史的変遷・社会的文脈，日本看護協会，2007.

* 職能団体：専門性の高い職業に携わる人たちが，その職業の専門性や地位の維持・向上を図り，専門性を発揮する環境を整えるためにつくられた組織。

2 | 国際看護師協会 (International Council of Nurses ; ICN)

　1987年，国際看護師協会会員協会代表者会議において採択された国際看護師協会の看護の定義は次のとおりである[40]。

> **ICN 看護の定義** (簡約版)
>
> 　看護とは，あらゆる場であらゆる年代の個人および家族，集団，コミュニティを対象に，対象がどのような健康状態であっても，独自にまたは他と協働して行われるケアの総体である。看護には，健康増進および疾病予防，病気や障害を有する人々あるいは死に臨む人々のケアが含まれる。また，アドボカシーや環境安全の促進，研究，教育，健康政策策定への参画，患者・保健医療システムのマネージメントへの参与も，看護が果たすべき重要な役割である。

　看護は，ヘルスケア制度の欠くことのできない一部分として，あらゆるヘルスケアの場および地域社会において，健康の増進，疾病の予防および身体的精神的に健康でない，あるいは障害のある，あらゆる年齢の人々のためのケアを包含する。

　この広い範囲のヘルスケアのなかにおいて，看護師にとって特に関心のある現象は「現にある，あるいはこれから起こるであろう健康上の問題に対する個人，家族および集団の反応」(ANA：アメリカ看護師協会，1980年) である。これらの人間の反応は，個々の発病に対して健康を回復しようとする作用から，ある地域住民の長期にわたる健康促進のための方針開発までの広範囲にわたる。

3 | アメリカ看護師協会 (American Nurses Association ; ANA)

　わが国において広く知られているのが，アメリカ看護師協会による次の看護の定義である。
　「看護とは，現にある，あるいはこれから起こるであろう健康問題に対する人間の反応を判断し，かつそれに対処することである (Nursing is the diagnosis and treatment of human responses to actual or potential health problems.)」[41]。

　この定義では，看護師が関心を寄せる現象を明らかにしている。健康問題に共通性はあっても，それに対する人間の反応は一人ひとり異なること，その反応を適切に診断し，個別性に応じたケアを行うことの必要性を説いている。

＊

　以上，ナイチンゲールから今日まで先人の看護師たちは，「看護とは何か」「看護師は何をする人か」を模索し続けてきた。時代とともに，看護の対象者や活動の場が広がるにつれて，看護師の役割も拡大しており，そうした変化が看護の定義にも反映されている。

文献

1) アン・M・トメイ，マーサ・R・アリグッド編著，都留伸子監訳：看護理論家とその業績，第3版，医学書院，2004，p.5.
2) ジーン・ワトソン著，稲岡文昭，稲岡光子訳：ワトソン看護論；人間科学とヒューマンケア，医学書院，1992，p.17-47.
3) ヴァイオレット・M・マリンスキー，エリザベス・A・M・バレット編，手島恵監訳：マーサ・ロジャーズの思想；ユニタリ・ヒューマンビーイングズの探究，医学書院，1998，p.66-67.
4) 前掲書3)，p.71.
5) アレキシス・カレル著，渡部昇一訳：人間 この未知なるもの，三笠書房，1980.

1
人間科学としての看護学

看護の過去から現在まで

看護実践における重要な概念

看護の役割と機能

看護実践の方法

看護における倫理と法

看護実践を支えるもの

専門職としての看護

医療安全

グローバル社会と看護

6) 前掲書 5)，p.70.

7) 前掲書 5)，p.73.

8) エイブラハム・バルギーズ，益川繁訳：医師の手が持つ力，TED，2011. https://www.ted.com/talks/abraham_verghese_a_doctor_s_touch?language=ja（最終アクセス日：2021/8/28）

9) フローレンス・ナイチンゲール著，薄井坦子，他訳：ナイチンゲール著作集，第 2 巻，現代社，1974，p.75.

10) アーネスティン・ウィーデンバック著，外口玉子，池田明子訳：臨床看護の本質；患者援助の技術，改訳第 2 版，現代社，1984，p.15.

11) Fawcett,J., DeSanto-Madeya,S.：Contemporary nursing knowledge；analysis and evaluation of nursing models and theories，3rd ed.，F.A.Davis，2013.

12) フローレンス・ナイチンゲール著，湯槇ます，他訳：看護覚え書，改訳第 6 版，現代社，2010，p.1-2.

13) 前掲書 3)，p.266.

14) 前掲書 3)，p.16.

15) V・E・フランクル著，山田邦男，松田美佳訳：それでも人生にイエスと言う，春秋社，1993.

16) 小林麻央：小林麻央オフィシャルブログ KOKORO. https://ameblo.jp/maokobayashi0721/（最終アクセス日：2021/8/28）

17) 小林麻央：寄稿「色どり豊かな人生」，BBC News Japan，2016. http://www.bbc.com/japanese/features-and-analysis-38073955（最終アクセス日：2021/8/28）

18) ジョイス・トラベルビー著，長谷川浩，藤枝知子訳：人間対人間の看護，医学書院，1974.

19) 多田富雄，鶴見和子：邂逅，藤原書店，2003.

20) 嶋崎尚子：ライフコースの社会学，学文社，2008，p.20.

21) 紙屋克子：私の看護ノート，医学書院，1993，p.43.

22) フローレンス・ナイチンゲール著，湯槇ます，他訳：看護覚え書；看護であること看護でないこと，改訳第 7 版，現代社，2011，p.14-15.

23) 前掲書 22)，p.189.

24) 前掲書 22)，p.227.

25) ヴァージニア・ヘンダーソン著，湯槇ます，小玉香津子訳：看護の基本となるもの，再新装版，日本看護協会出版会，2016，p.14.

26) 前掲書 25)，p.27.

27) 城ヶ端初子監：誰でも分かる看護理論，医学芸術社，2005，p.58.

28) 南裕子，稲岡文昭監：セルフケア概念と看護実践；Dr.P.R.Underwood の視点から，へるす出版，1987.

29) 筒井真優美編：看護理論家の業績と理論評価，医学書院，2015.

30) 前掲書 18)，p.13.

31) ルビー・L・ウェズレイ著，小田正枝監：看護理論とモデル，第 2 版，へるす出版，1998.

32) Johnston,R.：Listen, Nurse, American Journal of Nursing, 71 (2)：303，1971.

33) ミルトン・メイヤロフ著，田村真，向野宣之訳：ケアの本質；生きることの意味，ゆみる出版，1987，p.13.

34) 高橋穏世：真紅のバラを 37 本，新声社，1983，p.255-256.

35) 高橋照子：人間科学としての看護学序説；看護への現象学的アプローチ，医学書院，1991，p.215-217.

36) 梶田昭：医学の歴史，講談社，2003.

37) 中井雅博：靴音，第 2 回「忘れられない看護エピソード」，日本看護協会，2012，http://www.nurse.or.jp/home/event/simin/episode/2nd/pdf/i02.pdf（最終アクセス日：2021/8/28）

38) 宮澤章二：行為の意味；青春前期のきみたちに，ごま書房新社，2010.

39) アーサー・クラインマン著，皆藤章，江口重幸訳：ケアをすることの意味；病む人とともに在ることの心理学と医療人類学，誠信書房，2015，p.151.

40) 国際看護師協会著，日本看護協会国際部訳：ICN 看護の定義（簡約版），2002. https://www.nurse.or.jp/nursing/international/icn/document/definition/index.html（最終アクセス日：2021/8/28）

41) アメリカ看護婦協会編，小玉香津子訳：看護はいま；ANA の社会政策声明，日本看護協会出版会，1998，p.44.

参考文献

・アイダ・J・オーランド著，稲田八重子訳：看護の探求；ダイナミックな人間関係をもとにした方法，メヂカルフレンド社，1964.

・池川清子：看護；生きられる世界の実践知，ゆみる出版，1991.

・薄井坦子：科学的看護論，日本看護協会出版会，1974.

・カリスタ・ロイ著，松木光子監訳：ロイ看護論；適応モデル序説，メヂカルフレンド社，1981.

・川島みどり：ともに考える看護論，医学書院，1973.

・キャサリン・コルカバ著，太田喜久子監訳：コンフォート理論；理論の開発過程と実践への適用，2008.

・ジーン・ワトソン：ワトソン看護論；人間科学とヒューマンケア，医学書院，1992.

・筒井真優美：看護理論家の業績と理論評価，医学書院，2015.

・ドロセア・E・オレム著，小野寺杜紀訳：オレム看護論；看護実践における基本概念，第 4 版，医学書院，2005.

・野島良子：看護論，へるす出版，1984.

・久間圭子：日本の看護論；比較文化的考察，日本看護協会出版会，1998.

・ヒルデガード・E・ペプロー，他著，稲田八重子，他訳：人間関係の看護論，医学書院，1973.

・フェイ・G・アブデラ，他著，千野静香訳：患者中心の看護，医学書院，1963.

・藤腹明子：仏教看護論，三輪書店，2007.

・マデリン・M・レイニンガー，稲岡文昭監訳：レイニンガー看護論；文化ケアの多様性と普遍性，医学書院，1995.

・ローズマリー・R・パースィ著，高橋照子他訳：健康を─生きる─人間；パースィ看護理論，現代社，1985.

・Boykin, A., Schoenhofer, S.O. 著，多田敏子，他監訳：ケアリングとしての看護；新しい実践のためのモデル，ふくろう出版，2005.

第 **2** 章

看護の過去から現在まで

この章では

- 職業としての看護が誕生するまで，ケアはどこでだれによって行われていたのかを説明できる。
- 看護の発展においてナイチンゲールが果たした役割を述べられる。
- 人類の歴史と看護の職業的・学問的発展がどのように結びついているかを説明できる。
- 歴史を振り返り，現在の看護の立ち位置を確認し，未来の看護を思考できる。

Ⅰ 海外の看護：ナイチンゲールが登場するまで

　医療や看護を理解し，未来を語るためには，まずその歴史を知らなければならない。な
ぜなら医療は医師や看護師だけで完結するものではないからだ。また，職業としての医療
環境が整う前から病人をケアする人は存在していた。

　看護学生が基礎教育で学ぶ情報量は膨大である。そのなかでは過去の歴史より，現在の
情報に重きを置く傾向があるように思われる。歴史上の人物や出来事は覚えるが，時代や
社会の変化のなかで看護がどう位置づけられてきたかを知ることは少ないのではないだろ
うか。

　しかし，現在は過去からの連なりのうえにある。時代や場所，文化が変わっても変わら
ない，あるいは変わってはならない看護の本質を見きわめるには，歴史を知ることが重要
である。

　本章では，主に日本の看護に影響を与えた欧米の医療・看護の歴史を振り返りつつ，社
会の変化とともに発展してきた医療・看護の歴史を学ぶ意義を考えていきたい。

Ⓐ 医学の父ヒポクラテス

　職業としての看護はフロレンス・ナイチンゲール（Nightingale, Florence, 1820 〜 1910）
の登場を待たなければならない。では，それまで病人へのケアは，だれによって，どのよ
うに行われていたのだろうか。

　古代，病気は悪魔や神によるものとされ，治療も祈禱，魔術やまじないといった呪術的
医療や薬草によるものが中心であった。紀元前420年頃，科学的な医療の先鞭をつけ，医
学の父とされるギリシャの医師ヒポクラテス（英語表記：Hippocrates）が登場した。ヒポ
クラテスは，科学的な考え方から病気は自然環境に由来すると主張し，人間に備わる「自然
治癒力」を引き出すことに焦点を当てた。休息，安静，さらには患者の環境を整えて，清
潔さを保ち，適切な食事をとることを重視した。これはナイチンゲールの主張と重なると
ころが多い。

▶ **ヒポクラテスの誓い**　ヒポクラテスは医師の道徳的理念である誓いを提唱したといわれ
る。この「ヒポクラテスの誓い（The Hippocratic Oath）」は患者の生命と健康の優先，患
者のプライバシー保護，医師としての良心など医療倫理の根幹をなすものとして，現在な
お医学教育に影響を及ぼしている。世界医師会（World Medical Association；WMA）が提
唱した「**ジュネーブ宣言**（Declaration of Geneva）」（1948年）は，その時代の変化を踏まえ
た現代版である（**巻末資料2「ジュネーブ宣言」**参照）。

人間科学としての看護学

2

看護の過去から現在まで

看護実践における重要な概念

看護の役割と機能

看護実践の方法

看護における倫理と法

看護実践を支えるもの

専門職としての看護

医療安全

グローバル社会と看護

ジュネーブ宣言（一部要約）

医師として，生涯かけて，人類への奉仕のためにささげる，師に対して尊敬と感謝の気持ちを持ち続ける，良心と尊厳をもって医療に従事する，患者の健康を最優先のこととする，患者の秘密を厳守する，同僚の医師を兄弟とみなす，そして力の及ぶ限り，医師という職業の名誉と高潔な伝統を守り続けることを誓う。

B 宗教下における看護活動

1. 中世までの宗教的看護

英語の"Nursing"は看護だけではなく育児も意味し，古代から女性にとって人を世話し，人を育てるという自然な行為のことであり，生活と密接に結びついていた。それは母親の養育として，家族間や近親者の間での世話として行われていたが，キリスト教や仏教の慈善事業として，徐々に他者の世話へと広がり，看護活動として発展した。

中世のヨーロッパでは，キリスト教の信者である上流社会の女性が信仰の証しとして，自分の家を巡礼者たちの保養所として提供したり，病人のために財産を提供した。また，教会や修道院は病人や貧困者などを収容して，シスター（修道女）が世話を行うようになった。そこには医師が常駐することはなかったが，必要に応じて参加していた。このように，まず病人を世話する施設と看護する者がおり，そこに治療する医師が登場するという歴史があった[1]。

明治以降のわが国では，まず国が医学教育機関をつくり，実習の場として付属病院がつくられた。次に医師を助けるために必要な看護師が登場する。こうしたヨーロッパとの違いは，その後の医師と看護師の社会的地位，教育環境，専門職化に影響を及ぼしていると考えられる。

中世のヨーロッパは，キリスト教が社会全体を支配しており，確立した封建制のなかで科学の発達が望めない時代であったが，看護は活躍の場を広げていた。従軍看護団，僧籍者看護団，俗籍者看護団による看護を提供する場としての病院が発展した。

11世紀半ば頃に，僧と兵士と奉仕団体で構成された修道騎士団は，十字軍に参加し，病人や負傷者を世話する看護活動を広い地域で行った。

12世紀には「らい菌」によって起こる細菌感染症であるハンセン病が，14世紀にはペストが大流行し，人口が激減するという事態を招いている。

2. 宗教改革と看護活動への影響

16世紀，ヨーロッパ各地でキリスト教の教会体制上の革新運動である宗教改革が起こり，教会はそれまでのカトリックからプロテスタントが分離した。支配勢力であったカトリック教会は大きな打撃を受け，多くの教会や修道院は閉鎖に追い込まれた。その結果，

貧困者や病人を収容する施設を失うこととなり，信仰に支えられた看護事業も衰退した。

その後，社会のニーズに応えるため病院がつくられたが，運営は国家や都市によるものであり，ケアする人は神に仕えるためでなく，人々の必要を満たすためのものへと変化したのである。

Column 学生レポート「看護の過去・現在・未来」

　筆者の授業では「看護の扉を開ける」という名のプロジェクトを実施している。これは海外と国内における医療，ケア，看護のあり方について特定の時代の社会的背景を踏まえたうえで，提示されたキーワードを手がかりにグループで学習し考察したものをプレゼンテーションし，全員で共有するというものである。全グループのプレゼンテーションを聞き，意見交換することで看護の歴史の概要が理解できる。

　以下に学生のレポートを紹介することで，現代の看護への影響が強いと思われる，欧米を中心とした医療・看護の歴史を振り返るプロジェクトをとおした学生の学び方を紹介したい。社会の変化とともに発展してきた看護の歴史に学ぶとはどういうことなのかを考えてほしい。

　看護の歴史プロジェクトにおけるプレゼンテーションをとおして私が強く感じたことは，看護がどんなにその役割の幅を広げ，形を変えようと，決して変わらない核ともいうべきものが存在するということである。「看護は病気ではなくその人をみる」という言葉で表してもよいのだが，このフレーズは各所で使いまわされているようでオリジナリティに欠けるし，看護を学んでいるわれわれにはその言わんとすることがわかるが，一般の人には具体的でなく意味がよくわからないだろう。そこで私としては看護の核心を「おもいに寄り添う」と表現したい。ここでは，なぜ「おもいに寄り添う」ことが患者にとって必要なのか，なぜ看護の核となるのかについて看護の歴史に触れつつ考えを述べたい。

　さて看護というものが一つの職業として成立するようになったのは19世紀になってからのことである。しかしそれが看護の歴史の出発点ではない。看護という営み，ケアの原点はごく一般の家庭などで行われてきた，いわゆる看病である。それはきっと人類誕生のときから存在することだ。熱が出ているから冷やしてあげよう，食べやすいように粥をこしらえよう。そういう健康を損なった人に労り（いたわ）の手を差し伸べる行為である。人間ならだれでも熱を出した経験はあるだろうし，それが子どもなら養育者は大いに心配してあれこれ手を尽くして看病したことだろう。先述のように家庭で行われてきた行為だから，看護者は対象者についてふだんどのような生活をしているのか，食べ物の好き嫌いまで事細かく把握しており，それを直接ケアにつなげることができただろうと思う。

　このように看護という営みは有史以来人間の生活のすぐそばにあったわけだが，その様態は医療の発展に伴い大きく変化してきた。現代では看護といえばもっぱら看護師によってなされる行為を指す言葉になっている。看護師の役割は保健師助産師看

1550 〜 1850 年の 300 年間は，看護の暗黒時代（dark period of nursing）とよばれており，病人の看護にあたっていたのは民間の女性であり，それに対する世間のイメージは「病院とは汚くて恐ろしい場所で，看護師は無能でだらしない大酒飲みがする下品な仕事」といったものであった。12 〜 13 世紀頃からヨーロッパの大学で盛んになり始めた医学教育

護師法によって定められ，「診療の補助」そして「療養上の世話」とされている。しかしこの法律による定義も現在の看護行為の実態を表すには的確でなく，看護師の役割は拡大を続けている。たとえば専門看護師，認定看護師などは細分化された分野のなかで高度な専門性をもち，プロフェッショナルとして活躍している。彼らの活躍はよくテレビでも特集され，まさに新しい看護の役割を開拓している。19 世紀の看護師には想像もつかなかったような働き方であろう。看護は日一日と発展し進化し続けている。看護が学問として確立されていくにつれ，われわれが学ばなくてはいけないことも増え続けている。役割も増え続ける。できることが増えるというのは看護の発展の証左ともいえる。しかし看護の役割が増え続けるのは患者にとって必ずしも有益になるとは限らない。現代の医療は医師だけでなく看護師にも高度な知識を要求する。臨床ではいくつものモニターを観察しなくてはいけないし，それを記録に落とさなくてはいけない。それらすべては患者の治療のためではあるが，冒頭に述べた「看護は病気ではなくその人をみる」というモットーからは離れていってしまう。「おもいに寄り添う」看護ができない状況が広まることが危惧されている。

こういう状況に対し看護教育が非常に危機感をもっていることは全体として共有されているようで，われわれも様々な授業で「個別性」や「全人的」という言葉を聞かされている。看護師の役割が拡大していくことを悪いことだとは思わない。任される仕事の幅が広がることは看護師の誇りになるだろう。大切なのは，われわれは少しずつ医師に近づいているわけではないということだ。将来的に看護師の養成が 6 年制になるかもしれない，医師に勝るとも劣らない知識を身につけることが求められるかもしれない。そのように看護が発展しても「おもいに寄り添う」という役割はだれかが担わなくてはならない。そして現状看護師がその任に当たっているのだから，われわれはこの責務に矜持をもたなくてはならないだろう。

ふと，このプロジェクトの演習目的に目をやると「歴史を振り返ることにより現在の看護の立ち位置を確認し，未来につなげる」とある。さて看護は今後どのように発展していくのだろうか。大きな課題の一つに看護の社会的位置づけをより高めていくということがあると思う。看護の原点は家庭で行われてきたケアであることを述べたが，その担い手は女性たちであった。こういった女性によって担われてきた役割の職業化したもの，看護や介護，あるいは保育といった職業がそれに見合った待遇を得られていない現状はなんとしても変えていかなくてはならない。「おもいに寄り添う」ということがいかに重要か，そしてどれだけの経験と知識を必要とするものなのか，感情労働の厳しさ，そうしたことが広く社会に周知され看護が数ある職業のなかで名誉ある地位を占める，そんな未来を期待したい。

人間科学としての看護学

看護の過去から現在まで **2**

看護実践における重要な概念

看護の役割と機能

看護実践の方法

看護における倫理と法

看護実践を支えるもの

専門職としての看護

医療安全

グローバル社会と看護

表2-1 医学の発展に貢献した科学者の業績

年代	医学者	業績
1801年	フランスの解剖学者，生理学者：マリー・フランソワ・クサヴィエ・ビシャ（Bichat, Marie-Francois-Xavier, 1771-1802）	『一般解剖学』を出版，解剖学を発展させた。
1846年	アメリカの歯科医師，歯学者：ウィリアム・トーマス・グリーン・モートン（Morton, William Thomas Green, 1819-1868）	エーテル麻酔を発明。
1847年	スコットランドの産科医：ジェームズ・ヤング・シンプソン（Simpson, James Young, 1811-1870）	クロロホルムによる麻酔の医学への応用。
1858年	ドイツ人の医師：ルドルフ・ルートヴィヒ・カール・ウイルヒョウ（Virchow, Rudolf Ludwig Karl, 1821-1902）	『細胞病理学』を出版，その基礎をつくった。
1859年	イギリスの自然科学者：チャールズ・ロバート・ダーウィン（Darwin, Charles Robert, 1809-1882）	『種の起原』の発表により，進化論，生物進化の理論を確立。
1860年	フランスの生化学者，細菌学者：ルイ・パスツール（Pasteur, Louis, 1822-1895）	消毒法を開発。
1865年	フランスの医師，生理学者：クロード・ベルナール（Bernard, Claude, 1813-1878）	『実験医学序説』を出版，医学研究の方向性を示した。
1867年	イギリスの外科医：ジョゼフ・リスター（Lister, Joseph, 1827-1912）	石炭酸消毒法の開発。
1879年	ドイツの皮膚科医，細菌学者：アルベルト・ルートヴィヒ・ナイセル（Neisser, Ludwig Siegmund Albert, 1855-1916）	淋菌の発見。
1882年	ドイツの医師，細菌学者：ハインリヒ・ヘルマン・ロベルト・コッホ（Koch, Heinrich Hermann Robert, 1843-1910）	結核菌，コレラ菌の発見。
1895年	ドイツの物理学者：ヴィルヘルム・コンラート・レントゲン（Röntgen, Wilhelm Conrad, 1845-1923）	X線の発見。

とは対照的に，看護師に対する教育はほとんど行われていなかった。

2 医学の発展

　医学は17世紀に入ると宗教の抑圧から解放され，近代医学へと移行した。18世紀には基礎医学が発展し，産業革命の影響を受け高まる医療へのニーズが専門職としての確立につながった（表2-1）[2),3)]。

　一方，近代看護を確立する基礎が築かれるようになったのは19世紀半ばのナイチンゲールの登場後である。

II 近代看護への道

A 看護の社会化

　近代には，プロテスタント・ヨジプサ看護団による看護事業の新たな発展が始まった。よく知られているのはドイツのカイザースヴェルトでルター派教会の牧師であったテオドール・フリードナー（Fliedner, Theodor, 1800 ～ 1864）が1836年に設立したカイザースヴェルト学園（看護師養成所）である。この養成所では，教区の老人，病人，幼児を世話す

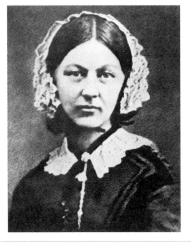

図2-1 フロレンス・ナイチンゲール

る女性の実用的かつ組織的な訓練が行われていたとされているが，ここで教育を受けたのが，近代看護の祖とされるナイチンゲール（図2-1）である。

　宗教色の濃かった博愛主義の看護活動は，ナイチンゲールによって科学的根拠に基づく看護へと変化していくことになる。

B 職業看護師への道

1. ナイチンゲールの登場

　世界でナイチンゲールの名を聞いたことがない人は少ないだろうが，真実のナイチンゲールを知っている人はそれほど多くないようだ。ナイチンゲールの研究者である金井[4]は信頼できる伝記として表2-2にあげた4点を紹介している。

　ナイチンゲールが初めて看護訓練学校を設立した場所であるロンドンの聖トマス病院の敷地内には，フロレンス・ナイチンゲール博物館が建てられ，幼少期の様子からクリミア

表2-2 ナイチンゲールの伝記

出版年（翻訳年）	著者	翻訳
1913 （1993〜1994）	Sir Edward Tyas Cook：The Life of Florence Nightingale, Macmillan &Co.	中村妙子，友枝久美子訳：ナイティンゲール：その生涯と思想，Ⅰ-Ⅲ，時空出版.
1950（**1981**）	Cecil Woodham-Smith：Florence Nightingale, 1820-1910, Constable.	武山満智子，小南吉彦訳：フロレンス・ナイチンゲールの生涯，上・下巻，現代社.
1950（**1965**）	Lucy Seymer：Florence Nightingale, Faber and Faber.	湯槇ます訳：フロレンス・ナイティンゲール，メヂカルフレンド社.
1975（**1981**）	Elspeth Huxley：Florence Nightingale, Weidenfeld and Nicolson.	新治弟三，嶋勝次訳：ナイチンゲールの生涯，メヂカルフレンド社.

人間科学としての看護学

2 看護の過去から現在まで

看護実践における重要な概念

看護の役割と機能

看護実践の方法

看護における倫理と法

看護実践を支えるもの

専門職としての看護

医療安全

グローバル社会と看護

戦争での献身的な看護，看護の進歩に貢献してきた歴史を学ぶことができる。

1820年，地主貴族層の家庭に生まれたナイチンゲールは，貴婦人として成長すべく，幼少期から，語学，哲学，数学，天文学，経済学，歴史，美術，音楽，絵画，心理学など幅広い教育を受けられる環境で成長した才女であった。

1838年（17歳）頃より社交パーティーで誘われ慈善活動を始めるようになり，貧しい人々の悲惨な生活を目の当たりにすることになる。貧富の格差に疑問をもつようになったナイチンゲールは，人々に奉仕する仕事である看護師を天職と考えた。

前述したカイザースヴェルト学園の活動を知ったナイチンゲールは，そこでは信仰や慈善活動としてではなく，看護を女性の職業として認識されていることに共感した。1850年（30歳），カイザースヴェルト学園を訪問し，2週間にわたり世話をする見習いをした後，翌1851年には3か月間滞在し看護師としての教育を受けた。1853年には看護師になるためにロンドンの病院に就職した。そこはロンドンのハーレイ街にある「恵まれない境遇にある女性家庭教師のための病院」であり，1年契約で総監督となったナイチンゲールに対して，父は理解を示したが，母と姉は大反対であった。ナイチンゲールは母と姉に専門的教育を受けた看護師が必要であることを訴えた。しかし，当時，職業としての看護師は存在せず，病院に住みついて病人の世話をしていたのは，医学的知識も技術もない女性たちであり，「召使い」的存在とされていたため理解されるはずもなかった。

▌ 2. クリミア戦争とナイチンゲールの活躍

1 ┃ 戦地に赴く

1854年，クリミア戦争が勃発すると，シドニー・ハーバート戦時大臣（Herbert, Sidney, 1810 ～ 1861）は，ナイチンゲールに戦地トルコのスクタリ（現在のユスキュダル）への従軍を依頼した。このクリミア戦争時におけるナイチンゲールの活躍によって，専門的な看護師の必要性が認められるようになった。しかし，ナイチンゲールは，それは地獄のような戦いであったと述べている。

ナイチンゲールはシスター24人と職業看護師14人の38人を率いて，スクタリにあるイギリス軍兵舎病院に赴任した。彼女らを待っていたのは収容人数よりはるかに多い患者，食糧，水，燃料，医薬品などの不足，コレラやチフスなどの感染症がまん延する劣悪な衛生環境，それに加えて軍医や将校らの看護師に対する蔑視であった。

ナイチンゲールは病院で患者を看護するために，紳士でもなければ教養人でもなく，思いやりもなく責任回避と保身しか念頭にないような人間たちを相手にしなければならないことに屈辱と辛苦をなめた。すなわち女性であるナイチンゲールにとっての兵舎病院における実践は，男性社会である陸軍組織との戦いでもあった。

看護総責任者として活躍したことから，ナイチンゲールは「クリミアの天使」「ランプの貴婦人」とよばれるが，「天使とは，美しい花をまき散らす者でなく，苦悩する者のために戦う者である」と，ナイチンゲール自身は虚像で語られることを好ましく思っていなかった。

兵舎病院での死因のほとんどは病院内の不衛生による感染症であったことから，ナイチンゲールは病院内を衛生的に保つことに努め，イギリス軍の兵舎病院での死亡率を42.3%から3か月後には5%までに改善させた。

ナイチンゲールは，クリミア戦争で何が起こっていたのか，改革の必要性を訴えるために，統計手法を駆使した資料を多数作成し，国の各種委員会に提出した。その後，それは保健制度や陸軍全体の組織改革につながった。

ナイチンゲールは，自身の信念に基づき情熱をもって超人的な働き方をした。しかし，ナイチンゲールの看護実務経験は3年弱と短く，クリミア戦争から帰還後は36歳頃から体調を崩し，50年以上もの間ベッド上での生活を送った。

C ナイチンゲールの現代看護への影響

1. 多岐にわたるナイチンゲールの活躍

ナイチンゲールを世界的に有名にしたのは，クリミア戦争における活躍だけではない。その功績は多岐にわたり，現在も高く評価されている。

1 | 著述家

ナイチンゲールは研究者，執筆者として活動を続け，150点の著作と1万2000点に及ぶ膨大な量の手紙を残している。著作は9つのテーマに分けることができ，その範囲の広さに驚かされる（表2-3）。また，わが国では主要な著作が翻訳されている。

なかでも医療界に革命を起こし，看護の理念をまとめた『看護覚え書（Notes on Nursing，初版1859年，改訂1860年）』『病院覚え書（Notes on Hospitals，1859年）』は，現代にいたるまで大きな影響を与えている。

『看護覚え書』をはじめ，多くの著作をとおして近代看護の基礎を確立したナイチンゲールは「看護であること看護でないこと」（What it is and what it is not）を明確にした。病気ではなく病人をみることが医師と看護師との違いであり，看護は人のからだにある自然治癒力に働きかけるために環境を整えるなど心身両面に働きかけることを示した[5]。

人間科学としての看護学

2 看護の過去から現在まで

看護実践における重要な概念

看護の役割と機能

看護実践の方法

看護における倫理と法

看護実践を支えるもの

専門職としての看護

医療安全

グローバル社会と看護

表2-3 ナイチンゲールの著作

	テーマ	編数（翻訳があるもの）
1	看護に関する文献	47編（28編）
2	イギリス陸軍に関する文献	11編（4編）
3	インドおよび植民地の福祉に関する文献	39編（1編）
4	病院に関する文献	8編（2編）
5	統計学に関する文献	3編（0編）
6	社会学に関する文献	9編（5編）
7	回顧録と献辞	8編（1編）
8	宗教および哲学に関する文献	4編（1編）
9	そのほかの文献（種々雑多な記事）	21編（5編）

5の文献に関する翻訳は0となっているが，4の文献と重複するところがある。
出典／金井一薫：実践を創る新看護学原論；ナイチンゲールの看護思想を基盤として，現代社，2012，p.204-205.

2　看護管理者

　ナイチンゲールは，優れた管理者でもあった。ロンドンにある「恵まれない境遇にある女性家庭教師のための病院」で総監督をしていたのはわずか1年間であったが，大きな功績を残している。

　ナイチンゲールは，総監督に就任するにあたって病院組織全体に一定の権限と責任をもたなければならないと主張し，看護の視点から病院の設備を充実させることの必要性を説いた。病棟に湯が出る専用の配管，食事運搬用リフトの設置などを要望し，現在のナースコールの原型ともいえる呼び鈴も導入した。また，清潔なリネンをそろえ，食事をつくるための台所を改善するなど，設備・備品を整えるだけでなく，不適切と判断した人材は解雇した。

　ここでの経験は，クリミア戦争においても生かされ，兵舎病院を清潔にし，療養環境を一変することで感染による死亡率を低下させた。

3　看護教育者

▶ **ナイチンゲール看護学校**　ナイチンゲールは1860年（40歳），ナイチンゲール基金による「ナイチンゲール看護学校」（The Nightingale Training School, St. Thomas' Hospital）を聖トマス病院の敷地内に設立し看護師養成に取り組み，近代看護の基礎を築いた。

　ナイチンゲール基金の原資は，クリミア戦争中にナイチンゲール個人に対して，イギリス全土から寄せられた寄付金である。そのため学校は聖トマス病院の敷地内に建てられたが，病院や医学校の付属ではなく完全に独立して看護師を教育することができた[6),7)]。

▶ **ナイチンゲール方式**　ナイチンゲールは，学校の教壇に自ら立つことはなかったが，書簡でアドバイスを行っていた。この学校が近代看護教育の確立に貢献したといわれる背景には，ナイチンゲール方式（Nightingale system）といわれる看護教育理念がある。

　この方式は，次のような特徴があった。

❶理論と実践（講義と実習）を結びつけた教育方法
❷看護師の教育は看護師の手で行う
❸学校は教育の場であり病院や医師に隷属しない
❹学生が労働力とならないために財政的に独立する
❺あらゆる宗教や主義から独立しており思想的に自由である
❻近代的な一職業として看護を確立する
❼患者にとって何が優先するかを冷静に見きわめ，その遂行のためには容易な妥協を認めない患者第一主義を貫く主体性と誇りをもつ

　ナイチンゲールによって看護師養成システムが確立し，現在の「看護学」の基礎が築かれ，イギリスで定着したのはもちろんであるが，その評判はスウェーデン，オーストラリア，デンマーク，ドイツ，アメリカ，日本，イタリア，フランス，ベルギーなど全世界に広まった。

　アメリカでは南北戦争後の1873年にナイチンゲール方式による看護教育が導入された。

❶看護師国家試験と免許登録制度に関する論争

　ナイチンゲール方式の看護教育が導入された当時のアメリカで問題となっていたのが無資格看護師の存在であった。そこで看護学校の認可，教育カリキュラムなど看護師の役割を果たすことができる看護師の育成について規定し，卒業生への試験制度が導入された。この制度は，法律による規制で無資格看護師から患者を守り，看護師の質を向上させることになるという信念によるものであった。この問題はイギリスにもあった。看護師の登録制度に関するイギリス看護協会（British Nurses Association）とナイチンゲールとの論争は，1886 ～ 1893年の7年間に及んだ。

　この問題に対する双方の論点は，どちらも看護師の身分の確立と，何より一般の人々に害を与えず，看護の質を高めようとするところにある[8]。ナイチンゲールには「心の奥底に看護には公的な試験などでは決して測ることのできない，天賦の資質と情熱が欠かせないという思い」があった。ナイチンゲール没後9年の1919年，イギリスで看護師登録法が成立した。

　1970年代に入ると，イギリス政府は看護教育諮問委員会を組織し「固定化された専門免許制度」と「労働力としての臨床実習」に問題があるとし，看護教育改革を行った。1982年頃には看護職の国家試験が撤廃されたが，これにより看護教育委員会による教育内容の審査が厳しくなり，審査に合格した教育機関であれば卒業と同時に看護職免許状を授与できるようになった。

　イギリスでは，最終学年の実習は厳しく，臨床実践力が求められ，卒業論文もあり，卒業すること自体が困難であるとされるが，卒業すると看護助産審議会（Nursing and Midwifery Council：NMC）に登録して登録看護師（Registered Nurse）として働くことが許可される。また，2013年9月以降，教育課程は学士（degree）のみとなった[9]。

❷三重の関心

　ナイチンゲールは看護師登録制度に関する論争の後に『病人の看護と健康を守る看護

人間科学としての看護学

2 現在まで

看護の過去から

る重要な概念

看護実践における

機能

看護の役割と

看護実践の方法

倫理と法

看護における

支えるもの

看護実践を

看護

専門職としての

医療安全

と看護

グローバル社会

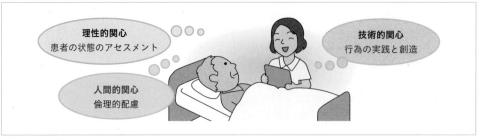

図2-2 看護師の仕事へ三重の関心

（Sick-Nursing and Health-Nursing, 1893年）』を著し，看護師は自分の仕事に三重の関心（Threefold Interest）をもつ必要があると説いている（図2-2）。

▶ 疾患に対する知的関心　1つ目は，疾患に対する**理性的関心**（知的関心，Intellectual interest）である。科学的知識に基づく関心により，何がその人の生命力を消耗させているか，綿密に観察し，事実を理性的に理解する必要がある。

▶ 患者に対する心のこもった関心　2つ目は，患者に対する**人間的関心**（心のこもった関心，Hearty：interest）である。これは自己を相手の感情のただ中に投入することであり，何が善であり，何が相手を傷つけることになるのかをよく考える道徳的代理人としての役割である。

▶ 患者の世話と治療に関する技術的な関心　3つ目は，患者の世話と治療に関する**技術的関心**（Technical, practical interest）である。

　こうした関心のバランスが良くなければ，疾患だけに注目したり，心がこもらずテクニックに偏る危険性がある。看護問題を同定することや医師と同様の処置を好む傾向のある看護師に対する警告ともいえる。

　病人は看護師のために存在するのではなく，看護を必要としている病人のために看護師が存在するという当たり前のことを常に認識しておかなければならない。国家試験に反対したナイチンゲールは，理性的関心は試験で評価できても，人間的関心や技術的関心については評価できないと考えていたのだろう。

4 ｜ 統計学者

　統計学に関する著作を3編残しているナイチンゲールは，20歳代の頃から「近代統計学の父」といわれるアドルフ・ケトレー（Quetelet, Adolphe, 1796～1874）を信奉していた。

　ナイチンゲールがスクタリの兵舎病院で「劣悪な衛生環境による感染症のまん延」が兵士の主な死因になっていることを立証するために用いたのが統計手法であった。国の衛生委員会に訴えるために，データを収集・分析し，グラフを使用してプレゼンテーションを行った。

　こうしたナイチンゲールの活躍は，1859年に女性初の王立統計協会（the Royal Statistical Society）の会員に，15年後の1874年にはアメリカ統計協会の名誉会員に選出されたこと

から，統計学者としても高く評価されているといえよう。

5 │ 病院建築家

　ナイチンゲールは，病院の建築家としても知られている。『病院覚え書』第3版が出版された1863年頃には，医療関係の建築の専門家からも注目されるようになっていた。

　ナイチンゲールは，病院は患者に害を与えてはならず，これが最も重要なことであるとしている。多床室のシンプルなパビリオン式病棟の特徴には，自然換気が容易，規律が守られやすく監督しやすい，建築・管理上のコストが少ないなどがある。

▌ 2. 現代に続くナイチンゲールの功績

　近代看護の扉は，ナイチンゲールによって開けられた。ナイチンゲールは，看護実践の経験は短かったが，優れた看護師であった。しかし，彼女の偉大さは看護だけでなく，病院建築家，統計学者，衛生改革者など多岐にわたっていた。

　看護を学ぶ者としてナイチンゲールの看護思想が，どのような時代，環境の影響を受けて形成されていったのか，そして後世の医療や看護に与えた影響の大きさについても考えてほしい。

　時代が移り医療技術が進んだ現代においても，約150年前のナイチンゲールの看護思想は色あせることなく連綿と引き継がれている。たとえばアメリカの看護理論家ジーン・ワトソン（Watson, Jean, 1940 〜）が著した『ワトソン 21世紀の看護論（Postmodern Nursing and Beyond, 1999年）』には「ナイチンゲールを再考する」という章があり，その内容はナイチンゲールへの回帰でもある[10]。

Ⅲ 海外における職業的看護の発展

Ⓐ 医師の管理下にある看護教育

　ナイチンゲールにより訓練を受けた職業としての看護師が登場したものの，その後，順調に発展したとはいえない。看護師は十分な教育を受けていないこと，社会的地位と政治力がないことが相まって，医師の指示や管理の下で看護をする時代が続いた。看護学生は無給の労働者として扱われるのが現実であった。

　アメリカでは医学部指揮下にある病院付属の看護学校が設立されたが，この時期の看護の中心は病気のケアだった。

　このように看護の歴史は医学を支え補助するという状況が続いた。これは女性の社会史と同じものだった。伝統的な看護教育は徒弟制度による病院の見習い教育であり，こうし

た図式は今も医療文化のなかに根強く残っている。

Ⓑ 赤十字社の創立

1. 人道的な活動を行う国際組織

　スイスの実業家であるJ・アンリ・デュナン（Dunant, J. Henri, 1828～1910）は「傷ついた兵士はもはや兵士ではない，人間である。人間どうしとして，その尊い生命は救われなければならない」という信念のもと，人の命を尊重し，苦しみのなかにいる者は敵味方の区別なく救うなど，戦時や災害時に人道的な活動を行う国際的機関の設立を主張した。

　1864年，ジュネーブ条約が12か国間で締結され，赤十字社が誕生した。1901年には創立者デュナンが第1回ノーベル平和賞を受賞した。1965年，オーストリアのウィーンで開催された第20回赤十字国際会議において「人道・公平・中立・独立・奉仕・単一・世界性」という7つの赤十字基本原則が決議された（表2-4）。現在，赤十字国際委員会は世界190か国以上に支社があり，世界中で活動する大組織となった。2度の世界大戦をはじめ世界中で起こる紛争や自然災害時には人道・救助・支援活動をしている。

2. 日本赤十字社

　現在，赤十字社には世界192の国と地域が加盟して活動しているが，日本赤十字社もそのうちの一つである。日本赤十字社は1877（明治10）年に設立された博愛社がその前身となり，1886（明治19）年には日本政府がジュネーブ条約に加入したことに伴って，翌1887（明治20）年に日本赤十字社に改称された。

　博愛社は1877（明治10）年2月に発生した西南戦争の折，元老院議官であった佐野常民（1822～1902）によって設立された救護団体である。日本赤十字社は，西南戦争における負傷者救護で初めての活動を行って以来，国内外における災害救護など苦しむ人を救うための幅広い活動をしている[11]。

表2-4　赤十字7つの基本原則

原則	意図
人道	生命と健康を守り，人間の尊重を確保する。
公平	国籍，人種，宗教，社会的地位または政治上の意見によるいかなる差別もせず，最も助けが必要な人を優先する。
中立	戦闘行為のとき，いずれの側にも加わることを控え，いかなる場合にも政治的，人種的，宗教的または思想的性格の紛争には参加しない。
独立	国や他の援助機関の人道活動に協力するが，赤十字としての自主性を保つ。
奉仕	利益を求めず，人を救うため，自発的に行動する奉仕的救護組織である。
単一	すべての人に門戸を開き，その国の全領土にわたって人道的事業を行わなければならない。
世界性	世界に広がる赤十字のネットワークを生かし，互いの力を合わせて行動する。

出典／日本赤十字社：赤十字基本7原則. http://www.jrc.or.jp/about/principle/（最終アクセス日：2021/8/29），をもとに作成.

C 国際看護師協会(ICN)の創設

国際看護師協会(International Council of Nurses；ICN)は，社会的には動乱の時代であった19世紀の変わり目となる1899年に創立された。きっかけは，1893年にシカゴの万国博覧会で開催された「世界女性代表者会議」であった。イギリスの看護師でICNの創設にかかわったエセル・G・フェンウィック(Fenwick, Ethel Gordon, 1857〜1947)は，看護師の地位向上と国際的な連帯を目指し，国際的看護組織として団結することを求めた。

翌1894年にはICNの定款が承認され，フェンウィックは会長に選出された。1904年，第1回ICN大会がドイツで開催された。ICNは，世界の看護職者の社会的・経済的地位の向上，看護の発展，地球および地域社会での健康医療政策への積極的参加を促している。

看護職者のための国際的組織として誕生したICNは，世界各国の看護師の職能団体からなる。日本看護協会は1933(昭和8)年にICNに加盟したが，第2次世界大戦時に一時脱会し，1949(昭和24)年に再加盟した。1977(昭和52)年には第16回ICN大会が東京で，2007(平成19)年にはICN学術集会が30年ぶりに横浜で開催され，世界108か国から看護職者が参加した。

なお，ICN大会には，学生大会があり，世界の学生と交流し，互いに研鑽を積むことができる。

D 戦争と看護

1. アメリカ南北戦争

アメリカでは1839年に看護学校開設が始められたが，1861年の南北戦争によって中断された。一方で，南北戦争によって病院の機能は発展し，病院サービスの向上も図られた。医療の発達に伴い，徐々に訓練された看護師の必要性が認識されるようになった。

2. 世界大戦

1900年代前半は2つの世界大戦を経験した，まさに戦争の時代であった。クリミア戦争によってナイチンゲールの功績が広く世に知られるようになり，第1次世界大戦(1914〜1918)と第2次世界大戦(1939〜1945)によって看護への社会的関心と需要が高まった。

不衛生な環境，物資不足，看護師不足の戦場では，疲労や飢餓によって免疫力が低下し，外傷よりも病死する人が多く，伝染病(赤痢，チフス，肺炎，インフルエンザなど)が流行し，医師や看護師も感染した。

人間科学としての看護学

2 看護の過去から現在まで

看護実践における重要な概念

看護の役割と機能

看護実践の方法

看護における倫理と法

看護実践を支えるもの

専門職としての看護

医療安全

グローバル社会と看護

アメリカでは，第1次世界大戦で1917年に約4000人の従軍看護師が派遣され，2万5000人を超える女性がボランティアとして貢献した。

　いつの時代にあっても，看護は図らずも戦争によって，その役割の重要性が社会に認識され，発展してきたという現実がある。ある看護学生は「戦争と看護」がテーマの学習をした後に次のような感想を書いている。

学生レポート

　戦争によって看護が大きく発展したのは驚きであると同時に残念にも思った。なぜなら，多くの人の犠牲のうえにある発展であり，私は改めて人の命の尊さとそれを守る立場にある看護師の使命について考えた。戦火ではなく，日々の暮らしのなかで温かい質の高い看護を提供できる世界であってほしい。

Ｅ 戦後の看護の大学教育化

1. 第1次世界大戦後のゴールドマークレポート

▶ **健康者も包括**　1923年，第1次世界大戦が終わったアメリカでは，保健医療は患者だけでなく「生活しているすべての人々に健康サービスを提供しなければならない」とする**ゴールドマークレポート**（後述）が公表された。すなわち臨床看護だけでなく，健康者への看護をも包括するという方向性が示されたのである。

▶ **看護教育への提言**　このレポートはエール大学のウィンスロー（Winslow, C. E. A.）とゴールドマーク（Goldmark, J. C.）らアメリカ看護教育研究委員会が当時の看護教育に関する調査結果をまとめたものであり，「合衆国の看護教育」として刊行された。ここで指摘された看護教育の問題には，公衆衛生の知識不足，技術教育施設の不備，不適切な教師による看護教育などがあった。これをきっかけに，アメリカでは大学教育の一環として看護教育が行われるようになり，理論と実践を統合する看護大学の設置にもつながった。

▶ **看護活動の地域社会への拡大**　ゴールドマークレポートでは看護活動の場は病院だけでなく，疾病の予防，健康増進のために地域社会にも拡大される必要があることが示唆され

Column　平和―命と健康を守るため

　「戦争と看護」の学習をした学生の7割程度がレポートに書いていたことがある。それは川島みどり氏の「命と健康を守るのが看護職。だから戦争に一番に反対しなければならないのは看護師なのです」という講義での発言についてである。この言葉に学生は衝撃を受けていた。そこには「なぜ看護師なのか？」という思いがあった。しかし，「戦争と看護」をテーマに看護の歴史を学習した学生は，なぜ，「戦争に一番に反対しなければならないのは看護師」なのかを理解できたと述べている。

た。さらに看護指導者らは，看護学校の運営は病院から独立していなければ看護教育の発展が望めないことを主張した。

▌2. 第2次世界大戦後のブラウンレポート

1940年代，第2次世界大戦に看護師が従軍したことにより，アメリカ国内の看護師数は激減した。そのため短期間に多くの看護師を訓練することに重点が置かれ，看護師の質より数が重視された。

この時期のアメリカの看護は，病院や医師に依存しており，看護師の自律性は尊重されず，看護教育は停滞していた。こうしたなかで，1948年に全国看護委員会から調査を依頼されたのは，看護に強い期待をもち，研究・調査を行った社会学者のエスター・L・ブラウン（Brown, Esther L.）である。調査には，現場の声も含めて2000人以上の人々が関与しており，半年にわたる個人やグループとの話し合いから採択された意見や方法が勧告として示されている。その成果であるブラウンレポートは「これからの看護（Nursing for the future）」として公表され，1966（昭和41）年にはわが国でも翻訳出版された。

ブラウンレポートは，看護の専門性の向上，チーム医療，地域医療の重要性などについての調査報告書である。調査するうえでは，①社会全体にとって何が最善かという視点をもち，②可能な限り広く国内を実態調査し，③看護学校の設置，運営，財政問題を明らかにするという3つの基本方針をもっていた。

▶ 高等教育の必要性　報告では，専門職としての看護の発展を阻む要因の根本にあるものは，看護基礎教育であり，その重要性を社会が認知していないことや教育施設の環境が劣悪であることが指摘され「専門教育に精進している人々は，専門職業看護婦の育成には高度の教育機関が必要であると考えており，この意見に異議を唱える人はほとんどいない。彼等はこの結論に強い確信を持ち議論の余地はない」[12]とし，看護師の養成は，主として高等教育で行うべきであると勧告した。

▶ 看護の役割の拡大　専門職業看護師を定義し，看護教育や看護サービスについても問い直された。これを契機とし，看護の守備範囲は拡大され，今日の看護の基盤となっている。看護の役割は，病気の治療から予防・健康の保持へと拡大され，①健康な人から患者まで，②健康の保持と回復，③人間に対する全体的視点，④病院から地域へといった包括的看護の重要性が示された。

ブラウンは社会の保健医療のニーズに対応できる専門職としての看護師の必要性を強調し，病院付属の看護師養成所を主体とした看護教育の高等教育化を示唆した。その後，看護基礎教育は4年制大学へと移行し，患者ケアにも変化がみられるようになった。すなわち患者の個別性を重視した全人的ケアの実践の普及，特に「民族と人種のるつぼ」といわれるアメリカ社会において，患者の文化的背景について知ることが重視されるようになった[13),14)]。

3. 世界保健機関（WHO）

　1946年，国際連合の国際保健会議において「世界保健機関憲章」が調印された。その2年後，1948年4月「すべての人々が可能な最高の健康水準に到達すること」を目的として世界保健機関（World Health Organization；WHO）が設立された。現在の加盟国は194か国（2022年），わが国は1951（昭和26）年5月に加盟している。

　WHOのなかには看護専門部会があり，国際看護師協会（ICN）と協力しながらグローバルな観点から活動している。

IV　わが国の職業的看護の発展

A　明治維新までの医療

1. 経験医術から仏教による医療へ

　古代，人々は蕃神（外からきた神）がもつ高い治病（病気の治療）能力に期待していた。奈良時代になると，医師より薬師のほうが優れているとされ，治病に奉仕する呪験力をもった看病禅師とよばれる者が宮中に置かれていた。病因は仏法誹謗の罪，宿業（前世の行い），鬼神・生霊・厄神・物径，呪詛（のろい）とされていた。

　その後，中国あるいは朝鮮半島を経てわが国に伝来した仏教は，医療や看護に影響を及ぼした。奈良時代は，奈良の大仏造立をはじめ国分寺，国分尼寺が建てられ，僧侶が救療（治療して救う）事業も含め政策に協力するなど国家の振興に仏教が利用された。僧のなかには医を職業とする僧医，病人を看護する看病僧が登場した。

　鎌倉時代では律令制の崩壊により社会が混乱し，藪医者や利潤のみを追求する医師が増えた。しかし，その状況下でも高度な医術と医学知識をもつ医僧の存在は大きく頼りになった。

2. 健康指南書「養生訓」

　1603（慶長8）年，江戸幕府により中央集権政治が行われるようになり，人々の生活も落ち着いてきた。幕府が学問を奨励したことにより，医学も進んだ。

　この時代に書かれ，現在もその影響を受けているものの一つに『養生訓』全8巻がある。これは1713（正徳3）年，儒学者，漢方学者である貝原益軒（1630～1714）が個人衛生を説いたもので，看護に関連しているのは数編であるものの，現代でいう予防医学に通じる内容があった。健康と長生きするための心構えについて平易な言葉で書かれていたた

め，庶民の間でも広く読まれ，人々が養生や摂生，養老，育児などに関心をもつきっかけになった。

3. 職業としての産婆

江戸時代には職業としての産婆が存在しており，『産家養草』（1777［安永6］年），『保産道しるべ』（1781［安永10／天明元］年），『母子草』（1796［寛政8］年），『坐婆必研』（1830［文政13］年）など，産婆看護の本も出版されている。

この時代，小児の看護も産婆が指導していた。医学的知識を人々も徐々にもつようになっていたが，医師よりもかかわる時間が長い産婆は頼りにされる存在であった。

4. 医療・福祉施設「小石川養生所」

時代劇にも登場する小石川養生所の設立は1722（享保7）年である。徳川吉宗の享保の改革の一つとして設置した目安箱に，町医であった小川笙船（1672～1760）が投じた上書が契機となって実現に至った。当時，貧困のため薬が買えない，医師に診てもらえない，看病をしてくれる人がいないといった境遇の人々が多く存在していた。

小石川養生所は，貧窮病人のための療養施設であり，町奉行が管理するわが国初の官立病院でもある。当初は40床だったが，翌1723（享保8）年に増築して100床となり，1729（享保14）年に150床，1733（享保18）年に117床となり，与力2人が配置され，幕末まで存続した。この療養施設では多くの医師が診療にあたったとされる。ここで患者の世話をしていた人たちは，わが国における職業的看護の草分けともいえるが，教育や訓練は受けていなかった。

B 明治維新から第2次世界大戦まで

1. 医学教育の始まり

1869（明治2）年に「医学校規則」が発令された。医療の近代化を目指したわが国が，まず力を入れたのは医師の養成であった。イギリス医学とドイツ医学のどちらを採用するかを検討していたが，1870（明治3）年にドイツ医学の採用が決定し，翌1871（明治4）年には2人のドイツ人医師が招聘された。その後も多くの医師が来日し，東京大学を拠点として始まったわが国の医学教育に参加した。1871（明治4）年には明治新政府に文部省が，翌1872（明治5）年2月に文部省内に医務課が設置された。

1874（明治7）年に「医制」が制定され，西洋医学による衛生行政が推進された（**巻末資料3「わが国における医療制度年表」**参照）。

その後，日本人医師をドイツに国費留学させ，明治の中頃には，留学から帰国した日本人医師によって国内の医学教育が行われるようになった。こうした国家政策による医師優

人間科学としての看護学

2 現在まで 看護の過去から

看護実践における重要な概念

機能 看護の役割と

看護実践の方法

倫理と法 看護における

看護実践を支えるもの

看護 専門職としての

医療安全

グローバル社会と看護

先の養成が行われたことが，その後の医師を頂点とした閉鎖的な病院文化に影響を及ぼしたことも否定できない。

看護師の養成は遅れたが，1894（明治27）年に起きた日清戦争以降，次々に戦争に巻き込まれたことにより，看護師の需要は高まった。戦時の救護を担う看護師の養成は，日本赤十字社で行われた。

2. 第2次世界大戦前のわが国における病院の特徴

ヨーロッパでは慈善活動の一環として病院が位置づけられ，運営されていた歴史があり，規模も大きく公的な性格が強かった。一方，わが国では，明治維新まで開業していたのは西洋医よりも東洋医療による漢方医が多く，現在の「病院」のような概念はなかった。自宅で療養している病人を漢方医が往診するのが一般的だった。

明治維新を契機に，政府により医療提供体制が全面的に西洋化されると，まず診療所がつくられ，その診療所が大きくなる形で比較的小規模な病院が全国に設立されるようになった。1948（昭和23）年の公布施行の医療法において，20床以上が病院，20床未満が診療所とされている。したがって，病院といっても，その病床数は20床から1000床以上のものまで様々であり，今日も中小規模の民間病院が多いことが，わが国の特徴といえる。まず，診療所に医師がいて，そこに看護師をはじめとした医療職が入っていったという歴史も，わが国における医療文化に影響を及ぼしているといえる。

第2次世界大戦後，わが国はGHQ（General Headquarters：連合国軍最高司令官総司令部）の占領下におかれ，大きな医療改革が行われた。彼らが驚いたことの一つに前近代的すぎる病院の存在があった。病院に患者が入院する際はまるで引っ越しのようで，鍋，釜，寝具を自分たちで持ち込み，患者の看病は家族によって行われ，病室も清潔とはいえなかった。

当時の看護師の役割は医師の下働きのようであり，医師を助けることが中心で，患者のための看護とは程遠いものであった。

3. 看護師の誕生と看護教育

看護が女性の職業として認知されるようになったのは，1877（明治10）年の西南戦争以降である。それまで病人の世話は家庭内で女性が行うのが当然とみなされていた。明治維新の後，戦争や感染症対策，女性教育の発達により，医療行為を行う看護師が登場するに至る。

当時，看護師の主たる仕事は災害や戦争などの救護活動だった。医学教育は国家政策として始まったが，看護教育は次に紹介するように民間に負うところとなった（表2-5）。

1 ｜ 有志共立東京病院看護婦教育所

わが国最初の看護教育は1885（明治18）年，高木兼寛（1849～1920）が設立した有志共

人間科学としての看護学

2

看護の過去から現在まで

看護実践における重要な概念

看護の役割と機能

看護実践の方法

看護における倫理と法

看護実践を支えるもの

専門職としての看護

医療安全

グローバル社会と看護

表2-5 明治維新以降から第1次世界大戦までの看護教育

年	看護教育機関
1885（明治18）年	有志共立東京病院看護婦教育所（後に東京慈恵医院看護婦教育所）開校。ナイチンゲール方式の教育を受けたアメリカ人宣教師リードを招聘
1886（明治19）年	京都看病婦学校開校。ナイチンゲール方式の教育を受けたリチャーズを4年間招いた。1951（昭和26）年に閉校 桜井女学校付属看護婦養成所開校。ナイチンゲール看護学校出身のイギリス人看護師ヴェッチを雇用した。1906（明治39）年閉校
1888（明治21）年	帝国大学医科大学（現在の東京大学医学部）付属医院看病法講習開校。実習指導者としてヴェッチを雇用
1890（明治23）年	日本赤十字社病院で救護看護婦養成開始（戦時の看護）
1920（大正9）年	聖路加国際病院附属高等看護婦学校開校

立東京病院看護婦教育所（現在の慈恵看護専門学校，東京慈恵会医科大学看護学科）によって始まった。高木はイギリスの聖トマス病院医学校に留学した経験からナイチンゲール看護学校を視察しており，医療における看護の役割の重要性についての理解があったことから，看護師の養成に尽力した。実際の看護教育は，アメリカでナイチンゲール方式の看護教育を受けた婦人宣教師メアリー・E・リード（Reade, Mary Ella（Butler），1860～1902）らによって行われ，修業年限は約2年であった[15]。

2 京都看病婦学校

有志共立東京病院看護婦教育所に続いて2番目の学校として開設されたのが，新島襄（にいじまじょう）（1843～1890）がリンダ・リチャーズ（Richards, Linda, 1841～1930）を1886（明治19）年に，招いて始まった同志社病院の京都看病婦学校である。修業年限は1年6か月であったが，ナイチンゲール方式を基本とした質の高い看護師を養成した。

リチャーズにより始められた看護教育は，その後アメリカの宣教看護婦により引き継がれた。しかし，1890（明治23）年に新島が亡くなり，開始から約10年後の1897（明治30）年頃にはほかの事情とともに衰退した。1906（明治39）年には，学校の管理を当時同志社病院産科の医師であった佐伯理一郎（1862～1953）に委ねることになった。その後，約65年の歴史とともに，1951（昭和26）年に閉校した[16]。

3 桜井女学校付属看護婦養成所

桜井女学校は，1876（明治9）年，桜井ちかにより設立されたが，このときは看護婦養成が行われていなかった。桜井ちかが去った1886（明治19）年，後任の女性宣教師メアリー・T・トゥルー（True, Mary T., 1840～1895）によって看護婦養成が開始され，わが国における3番目の看護教育機関となった。

修業年限は2年で，エジンバラ王立救貧院病院看護学校の卒業生であるイギリス人のアグネス・ヴェッチ（Vetch, Agnes, 1845～1945）が来日して教育にあたった。本養成所は，1906（明治39）年に閉鎖となるまで，20余人の卒業生を輩出した[17]。

わが国では，看護教育が開始された当初からナイチンゲール方式が導入され，外国人教師による質の高い教育が行われていた。このことは特筆すべきことであろう。その背景には，キリスト教関係の看護教育機関に担われたことが考えられる。

しかし，当時はナイチンゲール方式の看護教育は時代に受け入れられず，わが国では定着することがなかった。その理由としては，看護行為が医師の補助的なものとして認識されていたこと，男性優位の社会においては女性の職業人としての自立が認められていなかったことなどがある。そして，社会が要求したのは看護師の質より数であった。その後，1894（明治27）年に始まった日清戦争では，救護看護師が日本赤十字社を中心に動員され，社会における看護師の認知度は高くなった（表2-6，7）。

わが国でナイチンゲールが広く知られている背景には，1903（明治36）年から1940（昭和15）年まで，国定修身教科書にナイチンゲールが登場していたことがあげられる。ナイチンゲールは，親切や博愛といった徳をもった人として取り上げられていたことから，その後のイメージ定着に影響を及ぼしたと考えられる[18]。

表2-6 災害時・戦時の救護

年号	出来事
1868（明治元）年	横浜軍陣病院の設置（初めて女性看護人を配置）
1877（明治10）年	西南戦争での傷病兵士保護のため，佐野常民らが博愛社（後の日本赤十字社）を創立
1888（明治21）年	日本赤十字社が会津磐梯山噴火で初めての災害救護活動
1890（明治23）年	日本の従軍看護制度の始まり
1891（明治24）年	濃尾地震で救護看護師が活躍（陸軍軍医会，日本赤十字社，順天堂医院，東京慈恵医院などから派遣）
1903（明治36）年	日本赤十字社で戦時救護規則の制定
1905（明治38）年	日露戦争で病院船や内地の軍病院で日本赤十字社の看護師らが救護活動 日本初の学校看護師を配置（岐阜の小学校）

表2-7 第1次世界大戦（1914～1918）と第2次世界大戦（1939～1945）の経過

	年表		看護に関する情報	
第1次 世界大戦	1914.7 1914.8 1915.1 1918.8 1918.11	開戦 日本がドイツに宣戦布告 日本が中国に21か条の要求 シベリア出兵 終結	1914 1915.6 1915.8 1918～1922 1919	中国，イギリス，フランス，ドイツへ派遣（欧州派遣救護事業） 「看護婦規則」制定 教育課程の標準化 シベリア出兵（2人殉職）。初の病院船乗り組み，外地勤務 陸軍による看護婦の本格採用開始
第2次 世界大戦	1939.9 1941.12 1942.6 1945.3 1945.6 1945.8	開戦 日本がアメリカ，イギリスに宣戦布告 ミッドウェー海戦で日本が大敗 東京大空襲 沖縄戦 広島・長崎に原爆投下，ポツダム宣言受諾	1941 1941.7 1942.2 1942.7 1945.4 1953	フィリピン，マレー半島，タイ，ビルマ，ニューギニアへ派遣 「保健婦規則」制定 「国民医療法」制定 「妊産婦手帳規程」交付 沖縄で女子学徒隊編成 外地派遣看護婦未帰還者の帰国開始（1120人殉職）

人間科学としての看護学

2

看護の過去から現在まで

看護実践における重要な概念

看護の役割と機能

看護実践の方法

看護における倫理と法

看護実践を支えるもの

専門職としての看護

医療安全

グローバル社会と看護

C 第2次世界大戦後から現在まで

1. GHQ（連合国軍最高司令官総司令部）の影響

わが国の看護教育の始まりはイギリスのナイチンゲールの影響を受けていたが，敗戦により，戦後は事実上アメリカの占領下にあったことから，その影響を強く受けてきた（**巻末資料3「戦後における看護の変遷」**参照）。

1945（昭和20）年にわが国に連合国軍が進駐すると，GHQ（General Headquarters）の最高司令官だったダグラス・マッカーサー（MacArthur, Douglas）は，日本の非軍事化と民主化を目指した。GHQの公衆衛生福祉局（Public Health and Welfare Section；PHW）は，医療，公衆衛生，看護の改革を開始した。公衆衛生福祉局看護課の初代課長グレース・エリザベス・オルト（Alt, Grace Elizabeth, 1905 ～ 1978）は日本の看護改革に取り組んだ。その内容は看護教育，資格・試験，病院での看護基準など広範囲にわたった。

1946（昭和21）年，GHQは看護制度審議会を設置すると，看護職員の教育・業務・身分・資格などについて協議した。当時，日本の看護師は社会的地位が低く，医師の診療の補助をしながら業務外の下働きをし，本来の役割である患者のケアは付き添っている家族によって行われていたため，職業としての看護とよぶには厳しい状況にあった。

▶ **新制度と教育体制** 看護制度審議会では，保健師・助産師・看護師それぞれに称号をつけることが提案され，看護師（当時は看護婦）の称号を得るため3年の看護基礎教育システムが展開されることになった。看護教育カリキュラムには「生物学」「物理学」「社会科学」「医学」「看護技術」が必修で，模範となる教育機関として聖路加女子専門学校と日本赤十字女子専門学校を統合して東京看護教育模範学院が設置され，そのほか，国立岡山病院附属高等看護学院，国立東京第一病院附属高等看護学院が創設された。

オルトは，患者の看護は看護師自らの責任においてなすべきであり，看護師の教育は看護師によって行われるべきであると考え，行政，教育，職能における看護制度改革に着手した。

▶ **看護行政の独立** 1948（昭和23）年7月には厚生省医務局（当時）に看護課が設置されたことにより，ようやく看護行政が独立するに至った。看護課の設置は円滑な看護行政を推進し，看護職の社会的地位を向上するうえで重要であった。看護課の初代課長には保良せき（1893 ～ 1980）が民間から起用され，1950（昭和25）年には金子光（1914 ～ 2005）が2代目課長として就任した。しかし，1956（昭和31）年には行政機構縮小の一環として看護課が廃止され，医事課に統合された。日本看護協会などが，ようやく独立した看護行政を取り戻すべく看護課の復活を強く要求した結果，1963（昭和38）年になって医務局内に再発足するに至った。

2. 保健師助産師看護師法の制定

▶ 保健師助産師看護師法の成立　1948（昭和23）年，看護職の資質向上と医療および公衆衛生の普及と向上を図るために「保健婦助産婦看護婦法」（現在の保健師助産師看護師法。以下，保助看法）が制定された。それまで，看護職すなわち保健師，助産師，看護師は，それぞれ独立した歴史のなかで発展してきた。助産師は1899（明治32）年に「産婆規則」が制定され，最も早く独立した活動を行っていた。看護師は，教育が開始されたのは明治の初めであったが，「看護婦規則」が制定されたのは1915（大正4）年であり，保健師は1941（昭和16）年に「保健婦規則」が制定された。

このように独自の活動の歴史をもつ看護職が保助看法で1つの法にまとめられたことにより，わが国の看護教育および看護体制は大きな質的転換を果たした（表2-8）。保助看法により「身分・資格の確立」が図られ，基礎教育機関は文部大臣（当時）または厚生大臣（当時）の指定を受けること，入学資格は高等学校卒業以上，指定教育機関を卒業または必要期間終了したものは国家試験に合格し，国家登録を行ってその身分を確立する，といった内容が盛り込まれた。

表2-8　保健師助産師看護師法などの主な改正経緯

改正年	改正法	改正の概要
1948（昭和23）年	保健婦助産婦看護婦法制定	• 国民医療法の委任に基づく命令として，保健婦規則，助産婦規則，看護婦規則がそれぞれ定められ，地方長官（都道府県知事）資格とされていたが，欧米等の制度を踏まえ，看護婦等の資質の向上や三者を総合する方向が盛り込まれ，各職種の免許制度，試験制度，業務内容等を規定する法律となった • 保健婦，助産婦，看護婦の業務内容は従前を踏襲 • 看護婦は甲種，乙種の2種類。乙種は，急性かつ重傷の傷病者またはじょく婦に対する療養上の世話はできない • 保健婦，助産婦，甲種看護婦は国家資格 • 乙種看護婦は都道府県資格
1951（昭和26）年	保健婦助産婦看護婦法の一部改正	• 甲種，乙種看護婦の一本化 • 准看護婦制度の新設 • 保健婦，助産婦の学校養成所修業年限の改正（1年を6か月に短縮）
1968（昭和43）年	保健婦助産婦看護婦法の一部改正	• 資格の名称変更（男子である看護人→看護士または准看護士）
1992（平成4）年	看護婦等の人材確保の促進に関する法律制定	• 看護婦等の確保の重要性に基づき制定 • 看護婦等の確保を促進するための措置に関する基本指針，国，地方公共団体，病院等の関係者の責務の規定，看護婦等の就業促進や資質向上のためのナースセンターを設置
1993（平成5）年	保健婦助産婦看護婦法の一部改正	• 保健士制度の創設（男子に保健指導業務を認める）
2001（平成13）年	保健婦助産婦看護婦法の一部改正	• 障害者等に係る欠格事由の見直し • 保健婦，看護婦，准看護婦の守秘義務の創設 • 罰則規定の整備 • 資格の名称変更 　看護婦・士→看護師 　保健婦・士→保健師 　助産婦→助産師（※助産師は女性のみ） 　准看護婦・士→准看護師

資料／厚生労働省：保健師助産師看護師法等の主な改正経緯.

▶ **看護師・准看護師制度**　この頃，看護師は甲種と乙種という2種類が存在していた。甲種は高等学校卒業後3年間，乙種は中学校卒業後2年間の教育が必要とされていた。

　当時のアメリカの看護職は専門看護師（professional nurse），実務看護師（practical nurse），そして看護助手（nurse's aid）で構成されており，業務はそれぞれの資格によって明確に区分されていた。GHQの看護師たちは，日本でも看護師の学歴を少なくとも高等学校卒業レベルにしたいと考え，看護師養成が間に合わないところは看護助手で補えばよいと考えていたようである。

　当時の保助看法によれば，甲種は「高校卒業後に3年制の看護学校を卒業し国家試験に合格した者」とされ，その業務は「傷病者もしくはじょく婦に対する療養上の世話または診療の補助をなす」と規定されていた。GHQは看護助手にあたるものとして乙種の養成を考えていた。乙種は甲種とは異なり，「急性かつ重症の傷病者またはじょく婦に対する療養上の世話」をしてはならないとされ，また乙種の看護師は，医師，歯科医師または甲種の看護師の指示のもとに業務を行わなければならないと規定されていた。このように当時の保助看法は，看護師を甲・乙の種別によって区別することになり，日本産婆看護婦保健婦協会（後の日本看護協会）は，保助看法の改正（区別の解消）を請願した。

　その後，1951（昭和26）年に保助看法が改正され，甲種・乙種の看護師制度は廃止された。代わって誕生したのが准看護師の資格制度である。准看護師は「都道府県知事の免許を受けて，医師，歯科医師又は看護師の指示を受けて，前条に規定すること（傷病者もしくはじょく婦に対する療養上の世話，または診療の補助）を行うことを業とする者」と定義された。この定義からもわかるように，業務に関しては乙種の看護師に対する禁止事項であった「療養上の世話」が消え，法律上は看護師と准看護師の業務に違いがなくなった。

> **保健師助産師看護師法による規定**
> **保健師**：第2条　この法律において「保健師」とは，厚生労働大臣の免許を受けて，保健師の名称を用いて，保健指導に従事することを業とする者をいう。
> **助産師**：第3条　この法律において「助産師」とは，厚生労働大臣の免許を受けて，助産又は妊婦，じょく婦若しくは新生児の保健指導を行うことを業とする女子をいう。
> **看護師**：第5条　この法律において「看護師」とは，厚生労働大臣の免許を受けて，傷病者若しくはじょく婦に対する療養上の世話又は診療の補助を行うことを業とする者をいう。
> **准看護師**：第6条　この法律において「准看護師」とは，都道府県知事の免許を受けて，医師，歯科医師又は看護師の指示を受けて，前条に規定することを行うことを業とする者をいう。

3. 准看護師の誕生と存続への課題

▶ **准看護師誕生の背景**　第2次世界大戦後の深刻な看護師不足に対応するためには，短期間で必要最低限の看護知識・看護技術を習得し，医療現場で働ける看護職の存在が必要であった。看護師養成所に入学するためには，高等学校卒業が条件であったが，当時の女性の高校進学率は45%程度に留まっており，看護師への道はハードルが高いものであった。

　一方，准看護師は中学卒業後に入学でき，看護師不足への対応として必要であった。准

看護師は永久資格ではなく，看護師不足を補う一時的な資格という意味合いも付与された。

　また，当時まん延していた結核も准看護師を必要とした理由の一つとされている。結核を予防するためには看護力の増強が必須であり，看護師を助ける者として准看護師が必要であるとされた。さらに准看護師制度は，医師にとっても手軽に養成できて「都合のよい」制度として歓迎された。

▶ 准看護師制度存続の背景　明確な業務の区別がないままに，現在も看護師と准看護師が存在している。戦後間もない頃の深刻な看護師不足は解消されており，日本看護協会は看護師の専門性，地位の向上などを理由に看護師養成の一本化に向けて活動している。厚生労働省も1996（平成8）年「21世紀初頭の早い段階を目途に，看護師養成制度の統合（養成の一本化）に努める」と提言したが，それは2021（令和3）年の今なお実現されていない。その背景には，開業医や小規模病院の経営医師にとって准看護師制度は都合がよく，それを維持したい日本医師会の強硬な反対がある。

▌4. 看護教育（看護師養成課程）カリキュラムとその改正

1 ｜ 1951（昭和26）年カリキュラム

　1948（昭和23）年に「保健婦助産婦看護婦法」が公布・施行され，「保健師助産師看護師学校養成所指定規則」（当時は保健婦助産婦看護婦学校養成所指定規則。以下，指定規則）に基づく看護教育カリキュラム（以下，カリキュラム）も整えられた。

　戦後の深刻な看護師不足が喫緊（きっきん）の課題であった時期における，初めての統一カリキュラムであり，看護学の科目では1150時間以上で，実習102週以上となっていた。内容は，医学的知識とそれに対応した看護技術および実習の修得を目指したものであった。教育機関のほとんどは学校教育法に基づくものではなく，病院付属の学校であり，教育の担い手も医師が多く，徒弟制度のようなものであった。

　わが国の経済成長は目覚ましく，1956（昭和31）年には「もはや戦後ではない」という言葉が流行した。医療技術の革新，医療機器の開発など医療の高度化が進み，そうした変化に対応する人材の育成が課題となった。

2 ｜ 1967（昭和42）年第一次カリキュラム改正

　1967（昭和42）年にカリキュラムの改正が行われ，翌1968（昭和43）年4月から施行された。本カリキュラムは，看護学の確立を図り，看護師自身の手で教育すること，短期大学への移行などを目指し，即戦力となる現場教育から看護教育機関としての内容を充実させることを意図していた。

　カリキュラムの総時間数は3375時間（うち実習1770時間），基礎科目390時間，専門科目2985時間と増加した。看護専門科目は，看護学総論，成人看護学，小児看護学，母性看

護学の4本柱に整えられ，基礎科目では物理学，生物学，外国語，体育が新しい科目として加わった。

本カリキュラムは1990（平成2）年に改正されるまで約23年用いられたが，この間には高度経済成長を迎えた後，1973（昭和48）年にはオイルショックを経験し，省エネルギー時代に突入，さらにはバブル経済の崩壊にも見舞われた。激動する社会のなかにあって，医療の現場では，慢性疾患をもつ患者の増加に伴い，生活者としての視点，QOL（Quality of Life：生活の質）が重視されるようになった。

1976（昭和51）年に学校教育法が一部改正され，新たに専修学校制度が生まれ，看護学校，養成所の多くは専修学校に移行した。

3 │ 1989（平成元）年第二次カリキュラム改正

急速に高齢化が進む社会において，保健医療に対する国民のニーズは多様化し，質の高い医療が求められるようになった。指定規則は1989（平成元）年に2度目の改正が行われ，1990（平成2）年4月から実施された。

本カリキュラムでは，総時間数が3375時間から3000時間に減少するとともに，高齢化社会に対応するために成人看護学から老人看護学が独立した。1989（平成元）年には高齢者保健福祉推進10カ年戦略（ゴールドプラン）が制定され，高齢者医療は施設から地域へと方針転換が打ち出され，1992（平成4）年には在宅看護の必要性から，訪問看護ステーションが開設された。

また，1980年代後半にはインフォームドコンセントの概念が輸入され，1990年代にはわが国におけるインフォームドコンセントのありかたも検討され，医療現場における議論も活発化していった。

4 │ 1996（平成8）年第三次カリキュラム改正

基礎教育の大学移行促進を意図して厚生省（当時）と文部省（当時）の共同で新カリキュラムが公布された。改正に至る社会背景には，高齢社会の到来，慢性疾患患者の増加，医療の高度化と専門化，高学歴化などがあり，優秀な看護人材を確保することが重要課題となった。

改正のポイントは，社会のニーズが反映され，在宅への支援体制を確立することを目指した在宅看護論が登場し，内容の専門分化や大学教育への移行促進が図られたことである。

授業科目は細分化が図られるとともに単位制が導入された。時代は高齢者支援体制を強化し，地域で高齢者を支えていく体制の整備を求めていた。こうした看護活動の場の広がりとともに「臨床実習」の名称も病院や施設のイメージがあることから「臨地実習」へ改めた。

人間科学としての看護学

2 看護の過去から現在まで

看護実践における重要な概念

看護の役割と機能

看護実践の方法

看護における倫理と法

看護実践を支えるもの

専門職としての看護

医療安全

グローバル社会と看護

5 | 2008（平成20）年第四次カリキュラム改正

　この改正の背景には，医療が高度専門化するなかで，患者・家族に対する安心・納得できる医療情報提供体制の構築が必要とされた。また，新卒看護職員の臨床実践能力低下が問題とされ，臨床現場で求められる実践能力と看護基礎教育に乖離があると指摘され，より質の高い看護師が求められた。こうした背景から，第四次改正カリキュラム改正では看護実践能力の強化と看護基礎教育の技術項目について卒業時の到達度が明確化された。さらに統合分野が設けられ，臨床実践に近い状況で学習することが推進された。

6 | 2020（令和2）年第五次カリキュラム改正

　この改正には，超高齢社会，情報通信技術（Information and Communication Technology：ICT）の進化，療養の場の多様化が進むなか，変化する社会におけるニーズに応えられる看護師養成が求められるという背景があった。これらに対応し，基礎看護教育を充実させるために，2020（令和2）年10月に改正カリキュラムが公布され，2022（令和4）年4月から施行される。第五次改正カリキュラムでは，総単位数は97単位から102単位になり，医療現場の高度化，複雑化に伴い，ICTを活用するための基礎的能力やコミュニケーション能力の強化，臨床判断能力などに必要な基礎的能力の強化，多職種と協働する能力の強化などがある。

＊

　以上のとおり，社会の看護ニーズの変化に対応するべくカリキュラムは改正されている。

▍5. 看護師等の人材確保の促進に関する法律の制定

　1992（平成4）年に「看護師等の確保を促進するための措置に関する基本指針を定めるとともに，看護師等の養成，処遇の改善，資質の向上，就業の促進等を，看護に対する国民の関心と理解を深めることに配慮しつつ図るための措置を講ずることにより，病院等，看護を受ける者の居宅等看護が提供される場所に，高度な専門知識と技能を有する看護師等を確保し，もって国民の保健医療の向上に資することを目的」（第1条抜粋）として制定された。

　本法律の基本事項は次の6項目である（第3条2抜粋）。

❶看護師等の就業の動向に関する事項
❷看護師等の養成に関する事項
❸病院等に勤務する看護師等の処遇の改善に関する事項
❹研修等による看護師等の資質の向上に関する事項
❺看護師等の就業の促進に関する事項
❻その他看護師等の確保の促進に関する重要事項

その後，本法律が看護界に及ぼした影響は大きい（表2-9）。特に戦後遅々として進まなかった看護基礎教育の4年制化が進み，看護系大学は急増した。看護基礎教育を含めた人材確保を法制化して取り組むことで，大きく前進できることが証明された。2021（令和3）

表2-9 「看護師等の人材確保の促進に関する法律」が与えた看護界への影響とその後

年	看護界への影響
1992 （平成4）年	・診療報酬改定。基準看護加算20％程度の大幅アップ。「夜間勤務等看護加算」を新設，複数夜勤体制と夜勤回数が要件 ・「看護の日」（1990［平成2］年制定）行事で，看護職の就業促進，看護への理解などを目的とした「ふれあい看護体験」開始 ・厚生省，看護師等養成所運営費補助の充実強化。自治省，看護系大学・短大設置に財政援助を発表。看護大学の新設，短大の四大化進む ・「労働時間の短縮の促進に関する臨時措置法」公布 　週休2日制の普及促進，年次有給休暇の取得促進，残業の逓減目指す ・国家公務員看護職員完全週休2日制。自治体がならう ・文部・厚生・労働省「看護婦等の確保を促進するための措置に関する基本的な指針」告示 　院内保育など保育対策充実，組織内の看護部門位置付けなどの措置 ・老人訪問看護ステーション設置
1993 （平成5）年	・日本看護協会「認定看護管理者制度」ファーストレベル教育開始 ・厚生省「看護業務検討会報告書」まとまる ・ナースセンターが設置され翌年からナースバンク事業などを強化
1994 （平成6）年	・診療報酬改定。新看護体系が創設され，精神・一般病棟種別に関係ない看護体制がとれるようになる。「夜間勤務等看護加算」では「4人体制・月9回以内」の区分新設 ・法定労働時間は週40時間になる
1996 （平成8）年	・診療報酬改定。「夜間勤務等看護加算」要件が，「夜勤人数・回数」から「患者数対夜勤看護要員・夜勤労働時間」に変更され，上限は「患者15人対夜勤看護職員1以下，月平均夜勤72時間以下」 ・厚生省「看護職員確保対策特別事業の実施について」（通知） 　看護職員確保対策の一環として国庫補助
1998 （平成10）年	・「学校教育法等の一部を改正する法律」公布 　専修学校の卒業生にも大学編入の道
2000 （平成12）年	・厚労省「看護職員就労確保総合支援事業の実施について」（通知） ・看護職に守秘義務の規定 ・第4次医療法改正により「一般病床」と「療養病床」に区分され，「一般病床」の看護職員配置基準が4：1から3：1に引き上げられた
2001 （平成13）年	・看護職の名称「師」に統一
2002 （平成14）年	・国公私立看護系大学が100校を超え，大学院の設置も進む ・診療報酬改定。「夜間勤務等看護加算」の上限を「患者10人対夜勤看護職員1以下，月平均72時間以下」に引き下げ，「30対1」を廃止 ・チーム医療の評価に伴い専任の看護師が算定要件に入る（緩和ケア，がん化学療法）
2003 （平成15）年	・中医協（中央社会保険医療協議会）に初の看護専門職専門委員登用
2004 （平成16）年	・専門看護師100人，認定看護師1000人を超える
2006 （平成18）年	・診療報酬改定，入院基本料7：1新設
2009 （平成21）年	・保健師助産師看護法ならびに看護師等人材確保法改正 〈改正のポイント〉 ①看護師国家試験受験資格として大学卒業を追加明記 ②保健師・助産師教育の教育年限を6か月以上から1年以上にすること ③卒後臨床研修の努力義務化
2010 （平成22）年	・専門看護師612人（10分野） ・認定看護師7334人（19分野）

出典／日本看護連盟：法律ができるまで，p.39-41. http://kango-renmei.gr.jp/wp/wp-content/themes/kangorenmei/pdf/handbook-h27-07-2.pdf（最終アクセス日：2021/8/31）

IV　わが国の職業的看護の発展　　077

年現在，看護系大学は296校（日本看護系大学協議会会員校）を数えるまでに増加し，現在では教育の質を担保することが大きな課題となっている。

6. 日本看護協会の設立

GHQは，日本の看護職の地位が低く，看護職が団結し政治的な力をもつ必要があると考え，産婆（助産師），看護師，保健師は同じ看護業務を行う職能として一体化すべきであると考えた。

GHQの強い指導のもと，1946（昭和21）年に日本産婆看護婦保健婦協会が設立され，新しい時代に見合う看護を実践するための看護管理者の再教育や専任教員養成講習会などが開催された。1948（昭和23）年には，日本助産婦看護婦保健婦協会に，1951（昭和26）年には日本看護協会（Japanese Nursing Association；JNA）へと改称され，看護職能団体として現在に至っている。

7. 医療法の制定

▶ **完全看護制度**　1948（昭和23）年，わが国における医療施設の定義や施設および人員配置基準を示した医療法が制定された。それまで患者の看病のために家族などが付き添っていたが，1950（昭和25）年に国は「完全看護制度」を発足させた。ここでいう完全看護とは「病院または診療所において，その施設の看護師（当時は看護婦）自身またはその施設の看護補助者の協力を得て看護を行い，患者が自ら看護にあたる者を雇い入れたりもしくは家族等をして付き添わせる必要がないと認められる程度の看護を行う」こととされていた。

これは，すなわち「看護は看護師の手で」という枠組みを実現させることであり，これが可能となった背景には「保助看法」「医療法」「労働基準法」の制定がある。

▶ **基準看護制度**　完全看護は「完全」という言葉を用いたことから，患者の世話はすべて看護師が行うものという誤解が生まれたことや，当時の貧弱な看護体制では完全看護の実現が困難であったことから，1958（昭和33）年に「基準看護制度」へと改められた。基準看護は，医療法の看護配置基準である入院患者対看護要員の配置によるもので，看護配置の高い基準が次々と創設された。しかし，看護配置の低い基準でさえ満たせない病院では，まだ付き添い看護が存続していたことから，1994（平成6）年に「新看護体系」が創設された。

1997（平成9）年には付き添い看護がすべての病院で廃止され，看護サービスは診療報酬体系の中で「看護料」として評価されることになり，さらに2000（平成12）年には「看護料」が「入院基本料」のなかに含まれることになった。

［看護の歴史から学んだこと］
学生は，自分たちで歴史をひもとき，そこから何を学んだのか。それは一人ひとりに考えてもらい

たい。

- 看護は最も人間らしい職業であること。それは，有史以来現在まで連綿と続いている看護は「人に寄り添う」ということであるからだ。
- 看護は，看護を必要とする人がいるから生まれた職業である。看護の本質は変わらないが，その提供のしかたは時代や文化によって異なる。
- 看護師は，人員が不足していることが問題となり常に量を満たすことが優先されてきたが，これからは質が問われる時代にしていかなければならない。
- 看護は社会の変化や風潮と深く結びついており，そこにマッチしなければどれだけ良いものであっても受け入れられない，あるいは継続しない。
- 私たちがこうして看護を学ぶことができているのは，ここに至るまでの先人たちの闘いと努力の結果なのだということを認識しよう。

文献

1) J. A. ドラン著，小野泰博，内尾貞子訳：看護・医療の歴史，誠信書房，1978.
2) 後藤由夫：医学概論，第2版，文光堂，2004.
3) ルチャーノ・ステルペローネ著，小川熙訳，福田眞人監：医学の歴史，原書房，2009.
4) 金井一薫：実践を創る新看護学原論；ナイチンゲールの看護思想を基盤として，現代社，2012，p.189.
5) フローレンス・ナイチンゲール著，湯槇ます，他訳：看護覚え書；看護であること看護でないこと，改訳第7版，現代社，2011.
6) リン・マクドナルド著，金井一薫監訳：実像のナイチンゲール，現代社，2015
7) 佐々木秀美：ナイチンゲール方式による看護教育の特徴とその拡がり；教育の創造と伝承，看護綜合研究，14（2）：14-41，2013.
8) 前掲書6) p.278
9) 横山利枝：英国のヘルスケア事情；緩和ケアと看護職の現状，アドミニストレーション，18（3・4）：407-423，2012.
10) ジーン・ワトソン著，川野雅資，長谷川浩訳：ワトソン 21世紀の看護論；ポストモダン看護とポストモダンを超えて，日本看護協会出版会，2005.
11) 日本赤十字社：歴史・沿革，http://www.jrc.or.jp/about/history（最終アクセス日：2021/8/31）
12) エスター・L・ブラウン著，小林富美栄訳：ブラウンレポート＝これからの看護，日本看護協会出版会，1966，p.140.
13) エスター・L・ブラウン著，小林富美栄，友安直子訳：看護を再考する第1部；新しい看護実践からの示唆 施設内における専門職看護，日本看護協会出版会，1982.
14) エスター・L・ブラウン著，小林富美栄，小林依子訳：看護を再考する第2部；新しい看護実践からの示唆 地域における専門職看護，日本看護協会出版会，1983.
15) 芳賀佐和子，住吉蝶子：有志共立東京病院看護婦教育所 最初の看護指導者ミス・リードの生涯（慈恵看護教育130年によせて），東京慈恵会医科大学雑誌，131（2）：49-58，2016.
16) 岡山寧子，眞鍋えみ子：同志社と看護学教育；学士課程でいかに看護専門職を育成するのか，同志社看護，1：1-7，2016.
17) 平尾真智子：日本における看護婦養成の開始とアメリカ女性宣教師の役割；リード・ツルー・リチャーズの活動を中心にして，山梨県立看護大学紀要，1（1）：17-27，1999.
18) 佐々木秀美：国定修身教科書におけるナイチンゲールの取り扱いに関する若干の考察，綜合看護，36（3）：67-74，2001.

参考文献

・吾妻知美：ナイチンゲールの看護の本質はどのように伝えられたか，教授学の探究，23：111-121，2006.
・荒木映子：ナイチンゲールの末裔たち；〈看護〉から読みなおす第一次世界大戦，岩波書店，2014.
・アン・ハドソン・ジョーンズ編著，中島憲子監訳：看護婦はどう見られてきたか；歴史，芸術，文学におけるイメージ，時空出版，1997.
・井部俊子監：看護制度・政策論，看護管理学習テキスト，第7巻，第2版，日本看護協会出版会，2011.
・木下安子：看護史，最新看護学全書別巻1，メヂカルフレンド社，1976.
・小山眞理子編：看護教育の原理と歴史，看護教育講座1，医学書院，2003，p.102-134.
・杉森みど里，舟島なをみ：看護教育学，第5版，医学書院，2012，p.42-96，416-418.
・高橋美智：GHQが推進した看護改革；看護体制・勤務体制の変遷，週刊医学界新聞，第2217号，1996.
・土曜会歴史部会編：日本近代看護の夜明け，医学書院，1973，p.3.
・永易裕子，他：国内外における大学教育および看護教育の変遷，日本赤十字秋田看護大学・日本赤十字秋田短期大学紀要，18：45-55，2013.
・平岡敬子：占領期における看護制度改革の成果と限界；保健婦助産婦看護婦法の制定過程を通して，看護学統合研究，2（1）：11-27，2000.
・吉川洋子：日本の看護教育の歴史的検討と今後の課題，島根県立看護短期大学紀要，8：77-86，2003.

人間科学としての看護学

2 看護の過去から現在まで

看護実践における重要な概念

看護の役割と機能

看護実践の方法

看護における倫理と法

看護実践を支えるもの

専門職としての看護

医療安全

グローバル社会と看護

第 **3** 章

看護実践における
重要な概念

この章では

● 看護の対象者である人間について生物学的・社会学的・心理学的
　背景を含めて説明できる。
● 人間と人間を取り巻く様々な環境との関係をまとめられる。
● 健康とは何かをWHOの定義を含めて多角的視点から論じること
　ができる。

I 人間について考える

A 人間とは何か

1. 動物のなかの人間

　看護の対象は人間であるが，では「人間とは何か」と問われると，答えに困ってしまうかもしれない。ここでは，その「人間とは何か」について考えていこう。

　看護の対象は，あらゆる年代の個人，家族，集団，地域社会である。本来，人間は「人」と「人」との間で存在しており，本質的には社会的存在である。人間は家族のもとで生まれ，集団，地域社会のなかで成長していくが，ほかの動物とは大きく異なることがある。それは極めて未熟な状態で生まれてくるということである。

　人間は動物分類学によれば，脊椎動物（門）・哺乳（綱）・霊長（目）・ヒト（科）・ホモ（属）・サピエンス（種）に属する動物であるが，ほかの動物と比較すると，かなり特殊である。なぜなら人間を除く霊長類は基本的に誕生した時点から感覚器官は発達し，眼は開いており，生後間もなく親と同じような行動ができるのに対し，人間は極めて未発達な状態で生まれてくるからである。

2. 生理的早産

　未発達な状態で生まれてくる人間の特殊性について，生物学者アドルフ・ポルトマン（Portmann, Adolf, 1897 ～ 1982）は「生理的早産」という言葉を用いている[1]。生物学的視点からみた新生児は，自分で歩く，食べる，話すことができない未熟な生理的早産の状態で生まれ，生後1年間という長い時間をかけて，ほかの哺乳類にみられるような発育状態となる。

　ポルトマンは人間が生理的早産で生まれる理由として，二足歩行によって人間の骨盤が狭くなったこと，大きな脳をもつようになったことをあげている。ここでは生理的早産の状態で生まれた人間が社会で生きていくために必要な基本的能力（言語，知能，コミュニケーション，感情）の獲得という観点から考えてみよう。

3. 基本的能力の獲得

　乳児は，生まれた瞬間から両親，家族といった他者に全面的に依存することでのみ生きることが可能となる。言葉を換えれば，養育し，ケアしてくれる重要な他者の存在がなければ，この世界で生きていくことは限りなく難しい。そのため生後1年という期間は，人間を人間らしくあらしめるための準備期間としてとらえることもできるだろう。

人間はケアしてくれる親や，そのほかの家族の愛情によって，その後，社会のなかで生きていくために必要な言語や二足歩行などの能力を獲得していく。その基本的能力を獲得（学習）していく過程において重要な役割を担うのが，家庭，学校，社会であり，人としての社会化を支援するためには積極的かつ肯定的なかかわりが求められる（column 参照）。

Ⓑ 全体的存在としての人間

▌1. 機械論的人間観：人間は機械と同じか

▶ **機械論的人間観**　人間のあらゆる機能は物理的に分析が可能であり，人間を機械として考えようとする思想が機械論的人間観である。近代において，特に機械論的人間観を示したのは哲学者のルネ・デカルト（Descartes, René, 1596 〜 1650）である。

　デカルトは物理的現実の世界においては，すべて要素に還元することが可能であり，全体は「部分の総和」となると考えており，人間に関しても同様にとらえていた。たとえば心臓は血液を送り出すポンプであり，腎臓は血液を浄化する浄化装置であるというように，人間の身体を精巧な機械であるとみなしたのである。

▶ **心身二元論**　デカルトは「我思う，ゆえに我あり」という有名な言葉を残し，人間の非物質的「精神（心）」と純粋に物質的「身体」は別のものであり，精神は身体という機械を操り人形のようにコントロールしているという心身二元論の立場をとった。

　デカルトは，人間がほかの動物と異なっているのは，理性をもっていることであり，この理性が人間の人間たるゆえんであると述べている。自律，つまり自分の意思で自分の行動を決定する自由があることが人間の特徴であるとした。

▶ **機械論的人間観の医療への影響**　近代における機械論的人間観は医療の世界にも持ち込まれ深く浸透した。すなわち疾患は身体にかかわるものであり，特定の部位に起こる身体の故障としてとらえられるようになった。「部分の総和＝全体」ととらえていたデカルトの考えによれば，身体は部分の集合であり，部分の故障はそれを取り換えればよいことになる。

　こうしたデカルトの機械論的人間観は，その後，18世紀を生きたフランス人の医師ジュリアン・オフレ・ド・ラ・メトリー（La Mettrie, Julien Offray de, 1709 〜 1751）によってさらに強化された。彼の，人間の精神は脳という物質の働きにほかならず，生物はすべて物理的・化学的機械だという考えが，それ以降の生物学や医学に与えた影響は大きい。

　こうした思想が近代科学の発展に寄与したことは否定できないが，同時に科学技術の開発は無制限に許されてもよいのだろうかといった疑問も生まれた。

▌2. 全体論的人間観：人間は部分の寄せ集めではない

▶ **全体論的人間観**　人間は一定の要素に還元することができるとする機械論的人間観（要素

Column 忘れられない親子の姿

　看護の日（5月12日）に日本看護協会は「忘れられない看護エピソード」を募集している。人間が他者を信頼し，基本的能力を獲得していくということの意味を考えさせられるエピソードを2017年の看護職部門最優秀賞から紹介する。

「忘れられない親子の姿〜血のつながりってなんだろう〜」

福岡県　瀬上希代子（49歳）

　長くNICU（新生児集中治療室）で看護師長として勤務してきた。その中で，忘れられない「親子の姿」がある。

　ある日，1人の赤ちゃんが入院してきた。Ａちゃんは低体温で入院した。しかし，もう1つの理由は「育児者がいない」というものだった。

　周りの赤ちゃんは両親が面会に来ている。看護師たちは，面会のないＡちゃんを抱っこしたり，目を合わせて話し掛けながら授乳するなど，できる限り愛情を注いでいた。

　担当看護師Ｙさんは，Ａちゃんの日記をつけていた。毎日少しずつ大きくなっていく体重，増えていくミルクの量をはじめ，看護師がどれだけＡちゃんをかわいいと思っているかをつづり，写真や手・足型を取って，日記に貼っていた。「大好きだよ」のメッセージと一緒に。

　3週間の入院で，Ａちゃんは乳児院へと退院し，その後のＡちゃんについての情報が病院に入ってくることはなかった。

　それから5年後。Ａちゃんの里親さんから「担当していた看護師に話を聞きたい」と連絡があった。Ｙさんは他部署へ異動していたが，連絡をとり，お会いする機会を持った。

　特別養子縁組をしてＢ家の長女となった，5歳の笑顔のかわいいＡちゃんは，お母さんと一緒に会いに来てくれた。お母さんはＡちゃんが物心つくころには事実を話していたこと，愛情深く育てていること，そして生まれてすぐに入院した病院で看護師たちにとてもかわいがってもらっていたことを，Ｙさんの日記を見せて話をした，と教えてくださった。

　「『愛されていた』ということの証となる日記を作ってくださってありがとうございます」とお礼を言っていただいた。

　NICUという環境の中で，時には血のつながりって何だろう，と考えることがある。Ａちゃんを取り巻いた色んな形の愛情からは，人と人とのつながりの奥深さと，愛情をもって接することの偉大さが感じられた。

　若い看護師であったＹさんも，今は一児の母である。とても愛情深い育児をしながら，看護師としてがんばっている。

＊下線は筆者
出典／瀬上希代子：忘れられない親子の姿：血のつながりってなんだろう，日本看護協会第7回「忘れられない看護エピソード」最優秀賞，2017. https://www.nurse.or.jp/home/event/simin/episode/7th/pdf/01.pdf（最終アクセス日：2021/8/31）

還元主義）に対して，人間は単なる部分の総和以上のものであり，要素に還元することのできない（分割不能）独自の存在であるという立場をとるのが全体論的人間観である。

　人を構成するすべての要素を集めたとしても，人をつくり出すことはできない。人間の理性，心とからだはすべてつながった1つの「いのち」である。古代ギリシャの哲学者アリストテレス（英語表記：Aristoteles, B.C.384 ～ B.C.322）も「全体は部分の総和に勝る」と述べている。

▌ 3. 全体的存在としての人間

　看護が対象にしているのは，部分の集合としての人間ではなく，要素に還元できない全体としての人間である。看護師が関心を寄せているのは，患者がもっている疾患そのものではなく，病をとおしてその人が経験していることである。その考えはフロレンス・ナイチンゲール（Nightingale, Florence, 1820 ～ 1910）にまで遡る。ナイチンゲールは，人間を自然の一部としてとらえ，人間の生命現象は自然科学の法則では説明できず，病気はその人が身を置いている状況と切り離しては考えられないとした。

　それから，100年近くの時が流れた1950年代，アメリカの看護理論家ヒルデガード・E・ペプロウ（Peplau, Hildegard E., 1909 ～ 1999）は人間は有機体であり，絶えず変化する存在であるとし，看護師は患者との相互作用をとおして全体的にかかわることができると述べている。また，マイラ・E・レヴァイン（Levine, Myra E., 1920 ～ 1996）は「人間は部分の総和以上であり，部分の総和とは異なる」と全体論的人間観を示し，「個々人はその全体性において認識されなくてはならない」と述べ，環境との相互作用の重要性を指摘している[2]。

　このように，先人の看護師らは，人間を部分的にとらえたり，環境と切り離して理解することはなく，一貫して全体的存在として理解しようとしていたものの，いまだ看護学としての学問上の概念は確立されていなかった。しかし，1970年にマーサ・E・ロジャーズ（Rogers, Martha E., 1914 ～ 1994）によって看護学がとらえた人間像すなわち「人間とは何か」が示された[3]。

▶ 統一体としての人間の科学　ロジャーズは看護学を確立するためには，看護の対象者である「人間とは何か」を明らかにする必要があると考え，人の生命過程の全体性を基盤とした「統一体としての人間の科学」（science of unitary human beings）を提唱した。ロジャーズの思想は，看護が対象としている人間が部分や要素に還元することのできない，部分の総和以上の統一体であるとする人間の本質に迫ったものである。

　ロジャーズによれば，人間の生命過程は「エネルギーの場」であり，それは人間の場と環境の場の相互的過程で顕在化する。患者と看護師の関係は，互いが環境としてエネルギーの場としてとらえることができるとした。人間は絶えず変化しつつも，自分は自分のままであり続けよう（自己維持）とするものであり，その同一性を物質的に説明することはできない。人間は，決して後戻りすることはなく，3年前も今も自分は自分であるが，

その細胞は3年前とは異なっている。

　人間と環境は相互性をもちながら変化していくものであり，環境が人間の行動を規定するものではなく，逆に人間が環境を規定するものでもない。人間の環境に対する働きかけとその相互作用によって，人間と環境は，絶えず一緒に変化していくものである。

　このように看護学においては，まず人間を「いま」という時期，「ここ」という空間に生きている全体的存在としてとらえるという理解が必要である。そのうえで，人間のもつ共通性と個別性について考えてみよう。看護は対象者の個別性に応じた看護を提供することを目指しているが，人間の共通性を学ぶことは，対象者の個別性を理解するための基礎となる。

Ⓒ 人間の共通性

1. 人間・人類・ヒト

▶ 人間　「人間」という言葉は仏教語からきているとされ，「世の中」「世間」といった意味であった。本来，「人」は「人」との間で生きており，人との関係において存在し得る社会的存在である。

▶ 人類　「人類」という言葉には，形態や行動など多くの差異はあるものの，人類であることの基本的条件である直立二足歩行（姿勢）や文化をもつ動物として，地球上の人類はすべて単一種であるという認識のもと，同じ世界に生きているという連帯感が基礎となっている。「人類史上」「人類の進歩」「人類の危機」といった使われ方がされる。

▶ ヒト　「ヒト」は生物分類学でのホモサピエンス（Homo sapiens）の学術和名であり，ヒトが属する生物を含んでいる。分類学的には人類はすべて，ヒト科の中のヒト（ホモ）属，ヒト（サピエンス）種である。

2. 「生きている」ことと「生きていく」こと

　脳生理学者の時実利彦（ときざねとしひこ）は，人間には「生きている」（静的生命現象）という「いのちの保証」がなくてはならないという。この「生きている」という姿は意識のない植物的な生き方であり，反射活動や調節作用によって具現化される。意識障害がある人間はしばしば「植物」状態にあるといわれる。さらに人間は「生きている」姿のうえで意識のある「生きていく」（動的生命現象）という動物的な姿をもつ。「生きていく」姿には，生まれながらにもっている心，すなわち本能行動と情動行動があり，これらの行動によって個体維持と種族保存という基本的な生命活動が保障され，「たくましく」生きていくことが可能となる[4]。

　次に，人間は学習と経験をもとに，変化する環境に適応する行動をとることで「うまく」生きていくことができる。さらに人間は目標を設定し，価値を創造し，追求してその

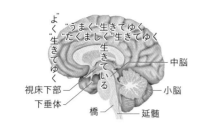

生きている	………	反射活動・調節作用……
生きてゆく		脳幹・脊髄系
たくましく	……	本能行動・情動行動……
		大脳辺縁系
う　　く	……	適応行動
よ　　く	……	創造行為

"うまく" 生きてゆく
"たくましく" 生きてゆく
よく 生きてゆく
生きている

中脳
視床下部
下垂体
小脳
橋
延髄

出典／時実利彦：目でみる脳；その構造と機能，東京大学出版会，1969, p.27.

図3-1　生きていることと生きてゆくこと

実現を図ろうとする創造的行為によって「よく」生きようとしている。

「生きている」は脳の脳幹・脊髄系が分担し，「たくましく」生きる姿は大脳辺縁系が，「うまく」「よく」生きていく姿は新皮質系，特に前頭葉系が関与している（図3-1）[5]。

人間は次のような活動を行っており，一見，当たり前のことのように思われるが，こうした人間ゆえの行動こそが，植物でも動物でもない「人間であること」だという意味では興味深い。

> 健康であること，食べること，交わること，群がること，肌を触れ合うこと，怒ること・恐れること，感じること・認識すること，手を使うこと，記憶すること，学習すること，考えること・書くこと，意思表示すること，創造すること，喜ぶこと・悲しむこと，言葉を話すこと，歌うこと・踊ること，笑うこと・泣くこと，時間を体験すること，生へ執着すること，争うこと，殺すこと，気にすること・心配すること，遊ぶこと，眠ること，夢見ること，非合理的存在であること，命を尊ぶこと，最後に人間であること。

3. 人間の共通性

人間は，環境と絶えず相互作用をもちながら成長・発達し続け変化している。

▶ 成長　人の成長（growth）は「身長が伸びる」「体重が増える」といったように，長さや重さとして測定することが可能であり，生物的要因により主としてからだの組織，器官，系統が増加していくことを示す。

▶ 発達　人の発達（development）は運動機能や臓器の機能の変化や能力の増大のように，測ることができない漸新的・連鎖的変化を示す。量的な変化を示す成長に対して，発達は走る，跳ぶといった運動機能や言語，認知，情緒，社会性といった精神機能の発達に関する質的な変化を示している。

成長と発達は，どちらも人間の形態や機能について述べているが，互いに関連しつつ同時に起こることから，成長・発達と一つの概念として扱われることが多い。

成長・発達に類似する概念に，発育や成熟がある。**発育**は成長とほぼ同様の意味で用いられ，**成熟**は「生殖機能の成熟」といったように形態的・機能的に大人として完成する（十分に育っていく）までの過程を示すときに用いられる。

　人の成長・発達には，頭から足の方向へ，からだの中心から末梢へ，全体から特殊へといったように，すべての人に共通する順序性がある。

▶ **頭から足の方向へ**　たとえば乳児は，①首がすわる，②座る，③立って歩くといった順序性と方向性がある。

▶ **からだの中心から末梢へ**　乳児は，肩や腕を動かせるようになった後に，指先を使って物をつかむことができるようになる。このように，からだの中心部から末梢方向に向かって進む。これらは神経機能の成熟と関連している。

▶ **全体から特殊へ**　幼児が，①立つ，②歩く，③走る，④跳ぶ，⑤片足立ちするといったように，単純から複雑へ，粗大から微細な方向へと成長・発達する。

　こうした成長・発達は，連続的ではあるが，臓器によってそれぞれの発達速度が異なることがわかっている。アメリカの医師リチャード・E・スキャモン（Scammon, Richard E., 1883 ～ 1952）は，出生後の各臓器別の発達を図式化している（図3-2）[6]。縦軸は，成人（20歳）の完成した臓器を100％として考えた場合の各年齢における割合を示している。4歳までには脳などの神経系はほぼ80％以上が発達し，生殖器系は12歳以降の思春期に急速に発達している。

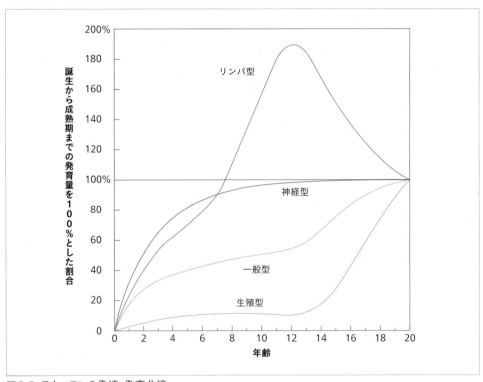

図3-2 スキャモンの発達，発育曲線

2 | 成長・発達の臨界期

　臨界期とは，ある器官や機能の成長・発達に決定的に重要となる時期である。その時期は，臓器や機能によって異なる。通常，スキャモンの発達，発育曲線（図3-2）においてグラフが急激に上昇している時期に該当する。

＊

　以上，人間の成長・発達の一般的な原則について述べてきたが，成長・発達には「個人差」があることを理解しておくことが重要である。

3 | 成長・発達を理解するうえで役立つ理論

　人間は，個別的存在であるが，その個別性は人間の共通性（一般性）を理解することで明らかになる。看護においても対象者の個別性を理解することは重要となるが，そのためには個別性の基礎となる共通性について学ぶことが不可欠である。人間の成長・発達にも個別性はあるものの，各発達段階にみられる共通した成長や発達課題がある。

　発達が進行する過程では，確認できるからだや精神の働きの顕著な特徴を基準としているが，いくつかの段階に分けて分類したものを発達段階（developmental stage）という。

　各段階はいったんその段階に発達すると逆戻りすることはないが，各段階における発達の速さや内容には個人差があることを認識しておく必要がある。

　また，発達の各段階の間には，一定以上の移行期間があり，その期間には前段階の特徴が残っていたり，次の段階の特徴も同時に現していたりということも観察できる。

　社会的に適応し人格を形成するうえで，各発達段階にはその段階に応じた心理的・社会的発達課題（psychosocial development task）がある。各発達段階の課題を達成することで，次の課題が達成しやすくなり，逆に前段階の課題が達成できていない場合は，次の発達段階の課題を達成することが困難になると考えられている。ここでは，いくつかの理論を紹介する。

❶ エリクソンの理論

　エリク・H・エリクソン（Erikson, Erik H., 1902 ～ 1994）は精神分析学の分野で最初にライフサイクル論を唱えた。ライフサイクルは，もともとは生物学用語であるが，人が生まれ，成長・成熟し，老いて死ぬという時間の流れのなかで，各年代それぞれに固有の発達課題と向き合い，それを達成し精神的成熟を遂げていく過程のことである。エリクソンは，ライフサイクルを人間の一生として，その心理・社会的変化を明らかにした。各発達段階は相互に影響し合い，発達は誕生から死にいたるまでの間，一生続くプロセスである（図3-3）。

　エリクソンは，自我同一性（identity；アイデンティティ）と個人の発達は社会との相互作用で起こるということに着目した心理・社会的側面を重視し，人生を8段階に分類した。各発達段階では，対人関係的・社会的活動の基盤となる心理特性の獲得が求められる。そ

		発達課題		
		positive	人間の強さ	negative
誕生	乳児期	基本的信頼	希望	基本的不信
	幼児期	自律性	意志	恥と疑惑
	児童期	自発性	目的意識	罪悪感
	学童期	勤勉性	有能感	劣等感
	青年期	自我同一性	忠誠心	自我同一性拡散
	成人期	親密性	愛情	孤独
	壮年期	生殖性	世話	停滞性
死	老年期	統合性	知恵	絶望

出典／宮脇美保子編：臨床看護学総論，第2版，メヂカルフレンド社，2012，p.26-28.

図3-3　エリクソンの人間の発達段階説

れぞれの段階には「健全・不健全」あるいは発達の「成功・停滞」といった対立する2つの特徴や傾向があり，各発達段階には固有の発達上の危機（クライシス）があることを指摘した。

▶ 乳児期　「基本的信頼」対「基本的不信」が課題である。基本的不信を上まわる基本的信頼のパターンを確立することが課題となり，その後の人としての関係性に大きな影響を及ぼす。

▶ 幼児期　「自律性」対「恥と疑惑」が課題である。たとえば排泄のしつけをとおして，幼児が「保持しておくことと手放すこと」を協調させ，自律的な意思を身につけることが課題となる。

▶ 児童期　「自発性（積極性）」対「罪悪感」が課題である。罪悪感を乗り越えて，自発性（積極性）を身につけられることが課題となる。

▶ 学童期　「勤勉性（生産性）」対「劣等感」が課題である。劣等感に打ちひしがれてしまうことなく，勤勉さや達成能力を身につけることが課題となる。

▶ 青年期　「自我同一性（アイデンティティ）」対「自我同一性拡散」という重要な時期を迎える。人は自分についての自他のイメージや認識の揺れを克服して，自我同一性の感覚を得ることができるか否かが，これ以降の段階に大きく影響を及ぼす。

　エリクソンの発達課題のなかで最も重要な概念が**自我同一性（アイデンティティ）**である。「自分は，いったい何者なのか」ということを自問し「本当の自分」を選択して，自我同一性を確立していく。しかし，それが確立されない場合，自分自身のあるべき姿がわからなくなったり，矛盾や葛藤が生じ自我同一性の拡散による混乱に陥りやすくなる。

▶ 成人期　「親密性」対「孤独」が課題である。自我同一性に裏づけられた友情，愛，性的親密さを得ることが課題となる。

▶ 壮年期　「生殖性」対「停滞性」が課題である。次の世代を育て，世話することに喜びを感じることができるか否かが問われる。

▶ 老年期　「統合性」対「絶望」が課題である。喪失に適応しながらも自己嫌悪に陥ることなく，自分の人生を自身の責任として受け入れることが課題となる。

❷ ハヴィガーストの理論

アメリカの教育学者ロバート・J・ハヴィガースト（Havighurst, Robert J., 1900 ～ 1991）は，乳児期・児童初期から老年期までの人生を6段階に区分し，社会的役割など具体的項目を段階ごとに示した（表3-1）。

各課題は，歩行のように身体的成熟から生じるもの，社会からの文化的要請によるもの，個人の価値や希望から生じるものなどからなっているが，多くの場合，これらはすべてが関係しているとされる。

❸ レビンソンの理論

アメリカの心理学者ダニエル・J・レビンソン（Levinson, Daniel J., 1920 ～ 1994）は，成人期の発達を「人生の四季」と4つの発達期に分け，各発達期は互いに重なる約5年の過渡期でつながっているとした（図3-4）。過渡期ではない安定期の発達課題は，重要な選択を行い，それを中心に生活を構築し，そのなかで自分の目標と価値観を追求する。一方，過渡期の発達課題は，それまでの生活を見直し，自分と外界を変える様々な可能性を模索しつつ，次の安定期に備えて新しい生活の基盤となる重要な選択を行う。

❹ ピアジェの理論

スイスの心理学者ジャン・ピアジェ（Piaget, Jean, 1896 ～ 1980）は「子どもは『小さな大人』ではない」といい，認知主義の立場から個人のもつ認知的な枠組みを用いて，人間が外界と心理的にどのように相互作用し合うかということを考えた。子どもの観察や研究を通じて，認知構造を発達段階的に明らかにした。

ピアジェは子どもが大人へと発達していく過程を4段階に分けた。その過程で重要となるのがシンボル機能である。ここでいうシンボルとは，たとえば名前のように，ある具体的な事象を別のもので代表したものである。

▶ 感覚・運動期（0 ～ 2歳）　この時期の子どもの世界は，①目に見えるものだけ，②耳に聞こえるものだけ，③手に触れるものだけで生きている。動きや音，触感などの感覚に訴える単純なものに興味を示す。

▶ 前操作期（2 ～ 7歳）　2歳を過ぎると物に名前があることを理解し，それに伴って言葉を発するようになる。「ルール」をほかの子と共有することにより集団で遊べるようになる。

▶ 具体的操作期（7 ～ 12歳）　この時期に入ると，ルールという目に見えないシンボルを共有し，複数の自由な操作ができるようになり，状況を客観的に把握し，合理的・戦略的な思考ができ，概念としてわかるようになる。

表3-1 ハヴィガーストの発達課題

段階	発達課題
幼児期	①歩行の学習 ②固形の食物をとることの学習 ③話すことの学習 ④大小便の排泄を統御することの学習（排泄習慣の自立） ⑤性の相違および性のつつしみの学習 ⑥生理的安定の獲得 ⑦社会や事物についての単純な概念形成 ⑧両親，兄弟および他人に自己を情緒的に結びつけることの学習 ⑨正・不正を区別することの学習と良心を発達させること
児童期	①普通のゲーム（ボール遊び，水泳など）に必要な身体的技能の学習 ②成長する生活体としての自己に対する健全な態度の養成 ③同年齢の友だちと仲よくすることの学習 ④男子または女子としての正しい役割の学習 ⑤読み，書き，計算の基礎的技能を発達させること ⑥日常生活に必要な概念を発達させること ⑦良心，道徳性，価値の尺度を発達させること（内面的な道徳の支配，道徳律に対する尊敬，合理的価値判断力を発達させること） ⑧人格の独立性を達成すること（自立的な人間形成） ⑨社会的集団ならびに諸機関に対する態度を発達させること（民主的な社会的態度の発達）
青年期	【仲間集団で習得する課題】 ①同年齢の男女両性との洗練された新しい交際を学ぶこと ②男性または女性としての役割を理解すること 【独立性の発達】 ①自己の身体構造を理解し，身体を有効に使うこと ②両親やほかの大人からの情緒的独立 ③経済的独立に関する自信の確立 ④職業の選択および準備 ⑤結婚と家庭生活の準備 ⑥市民的資質に必要な知的技能と概念を発達させること（法律，政治機構，経済学，地理学，人間性，あるいは社会制度などの知識，民主主義の問題を処理するために必要な言語と合理的思考を発達させること） 【人生観の発達】 ①社会的に責任のある行動を求め，かつ成しとげること ②行動の指針としての価値や論理の体系の学習，適切な科学的世界像と調和した良心的価値の確立（実現し得る価値体系をつくる。自己の世界観をもち，他人と調和しつつ自分の価値体系を守る）
壮年初期	①配偶者の選択 ②結婚相手との生活の学習 ③家庭生活の出発（第一子をもうけること） ④子どもの養育 ⑤家庭の管理 ⑥就職 ⑦市民的責任の負担（家庭外の社会集団の福祉のために責任を負うこと） ⑧適切な社会集団の発見
中年期	①大人としての市民的社会的責任の達成 ②一定の経済的生活水準の確立と維持 ③十代の子どもたちが，信頼できる幸福な大人になれるよう援助すること ④大人の余暇活動を充実すること ⑤自分と自分の配偶者を一人の人間として結びつけること ⑥中年期の生理的変化を理解し，これに適応すること ⑦老年の両親への適応
老年期	①肉体的な強さと健康の衰退に適応すること ②引退と減少した収入に適応すること ③配偶者の死に適応すること ④自分と同年輩の老人たちと明るい親密な関係を確立すること ⑤肉体的生活を満足に送れるよう準備態勢を確立すること

出典／ロバート・J・ハヴィガースト著，荘司雅子監訳：人間の発達課題と教育，玉川大学出版部，1995，p.24．

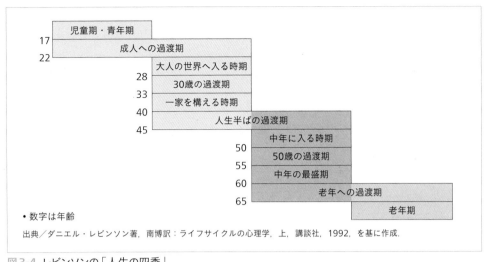

・数字は年齢

出典／ダニエル・レビンソン著，南博訳：ライフサイクルの心理学，上，講談社，1992，を基に作成．

図3-4 レビンソンの「人生の四季」

▶ **形式的操作期（12歳以上）** 未熟ではあるが大人と同じような思考に近づく。すなわち具体的な現実に縛られることがなく，抽象的・形式的に考えることができるようになり，抽象的な問題解決も推論も行うことができる（形式的操作）。

＊

看護がライフサイクルに関する理論を活用することで，患者が人生のどの段階にいるのかを理解でき，だれもが必然的に背負う課題なのか，それ以上の状況を抱えているのかを知ることができる。

4 人間の基本的ニードと成長のニード

人間は，日々の生活行動や仕事などの役割をとおして認識している「現状」と，かくありたいという「理想的な状態」との間で，様々なギャップを感じている。その理想と現実のギャップは，不満や欠乏ともいえるが，それは満たされない感情である。人間には，自身が感じているこうした「理想と現実」のなかで生じているギャップを解消したいという思いがある。それがニード（need）であり，日本語では「欲求」ともいわれる。また，ニードと使い方が類似している言葉としてウォント（want）がある。ニードが「欲求」ならばウォントは「要求」ともいえるが，この違いは何か。

このニードとウォントは「目的」と「手段」の関係にある。たとえば暑いときに「水が飲みたい」というのは要求（ウォント）であるが，そこには不足しているからだの水分を補いたいという欲求（ニード）がある。「自動掃除機がほしい」（手段）というのはウォントであるが，そのニードは「自分の時間を節約して部屋をきれいにしたい」（目的）ということになる。

❶ニードとウォントを見きわめる

看護場面では，患者の要求（ウォント）のみに注目し，対応していると肝心の欲求（ニー

人間科学としての看護学 人間科学としての看護学

看護の過去から現在まで

3 看護実践における重要な概念

看護の役割と機能

看護実践の方法

看護における倫理と法

看護実践を支えるもの

専門職としての看護

医療安全

グローバル社会と看護

ド）を理解できず，適切なケアができないことがある。たとえば頻繁にナースコールで看護師を呼ぶ患者がいる。看護師がベッドサイドに行ってみると「枕が低くて眠れない」と言い，それに対応する。しばらくすると「水を飲ませてほしい」，その次は「掛け物が重たい」など，毎回違った要求をしてくる。

　患者はなぜ，何度も看護師を呼ぶのか。そこには患者の隠れたニードがあり，それを満たさなければ患者のウォントはいつまでも続くことになる。では，こうした状況で看護師を呼ぶ患者のニードとは何だろうか。人によって異なることはあるが，多くの場合「不安だからそばにいてほしい」「孤独な思いをわかってほしい」というニードである。こうした状況で，患者のウォントに対処するだけでなく，本質であるニードを見きわめ，それに対して適切に応えることができる看護師であれば，患者の手をとり「○○さん，眠れないのですね。少しお話ししましょうか」あるいは「お休みになるまで，そばにいさせていただいてもよろしいですか」といった声かけをしながら，患者のニードを確認し，応えることができるであろう。

　看護師に求められているのは，目に見えるわかりやすい要求の裏にある，その人の満たされない思い，行動の根底にある欠乏している基本的なニードに応えることである。

　ヴァージニア・A・ヘンダーソン（Henderson, Virginia A., 1897～1996）は，こうした人間の基本的ニードに注目し，その人が自分で満たすことのできないニードを充足することが看護であるとした（第1章-Ⅲ-D-3「ヘンダーソン」参照）。ヘンダーソンは基本的ニードを把握するためには相手の皮膚（相手の立場）の中に入り込むことが必要であるとしている。

❷マズローの人間のニードに関する理論

　人間はだれもが基本的ニードをもっているが，そのニードの優先順位や充足のしかたに

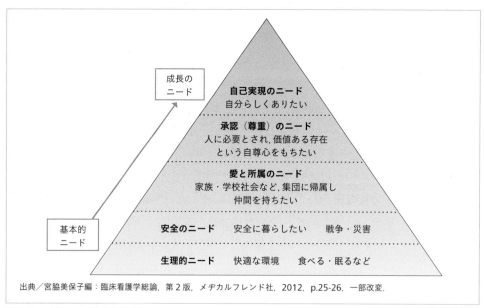

出典／宮脇美保子編：臨床看護学総論，第2版，メヂカルフレンド社，2012，p.25-26，一部改変．

図3-5　マズローの欲求階層論

は個別性がある。アメリカの心理学者アブラハム・H・マズロー（Maslow, Abraham H., 1908 ～ 1970）は，人間の基本的ニードには階層があるとしている（図3-5）。

▶ 生理的ニード　人間が生きていくうえで最も基本的なニードである。このニードは，呼吸する，食べる，眠る，排泄するといったように，人が生きていくうえで欠くことのできない本能的で，基本的なニードである。このニードが満たされない場合，病気になるリスクが高く，不快や不満，不安を引き起こす。

▶ 安全のニード　生理的ニードの次の段階のニードである。戦争，災害，テロ，犯罪，事故，病気などによって安全が脅かされることなく，危険を回避し，経済的安定や衣食住の心配がないといったように安全で安心できる生活をしたいというニードである。地球上には争い，災害，貧困，暴力などによって安全のニードが脅かされている人々が多く存在している。生理的ニードと安全のニードが満たされなければ，人はこれらのニードを満たすことにエネルギーを費やし，それ以外のニードを考えることさえも困難となる。

▶ 愛と所属のニード　第3段階のニードである。人は生理的ニードと安全のニードが満たされると，次の段階の社会的ニードとして，他者との愛情やつながりといった情緒的な人間関係を求めるようになる。家族，学校，職場，地域，国家など集団への帰属を求めるニードである。このニードが満たされないと，疎外感や孤独感をもつようになり，心理的に安定せず社会的不安を感じるようになる。

▶ 承認（尊重）のニード　第4段階のニードである。人は，自分が所属する集団のなかで役割を遂行することで，価値のある存在として承認され，尊重されることを求めるようになる。他者からの承認だけでなく，自分が自分を承認するという内的なニードも満たそうとする。

▶ 自己実現のニード　第5段階のニードであり，第4段階までの**基本的ニード**から**成長のニード**へと進む。このニードは，自分らしい生き方をしたい，自分のもつ能力を最大限発揮し，可能性を最大限に実現したいというものであり，すべての行動の動機が，このニードによって帰結へと向かう。

　人は基本的に，この5段階のニーズを低次から高次へと段階的に移行するといわれているが，その人の置かれている状況に応じて変動する。病気になって生理的ニードが十分充足されなかったり，自ら危険な地域や状況に身を置くといったように，自分らしい生き方をするために自己実現のニードを優先することも少なくない。

　図3-5にもあるように，各階層は実線ではなく点線で区切られている。つまり低次のニードが100％満たされなければ次のニードに移行しないというわけではなく，多くの例外がある。がん末期にある患者のなかには，生理的ニードである酸素化ニードが満たされないため，酸素吸入しながらも仕事を続けたり，美術作品などを作り続けることを優先する人は少なくない。その人が，どの段階のニードを最優先するかは，その人の置かれた状況によっても異なるのである。

　マズローは，生理的ニードは85％，安全のニードは70％，愛と所属のニードは50％，

承認（尊重）のニードは40％，自己実現のニードは10％が充足されているのが普通の人間ではないかと述べている[7]。

マズローのニード階層論（自己実現理論）は，多くの学問分野で活用されているが，看護の分野では，対象者が充足できていないニードは何かを見きわめ，必要なケアや支援をするうえで役立つ理論である。

D 人間の個別性

1. 生活者としての人間

1 生活と暮らし

人間にとって「生活」あるいは「暮らし」とは何だろう。

▶ 生活　一般的に衣食住などの習慣，時間，利便性，経済活動といった具体的な日々の営みに関して用いられる。

▶ 暮らし　「安らぎのある暮らし」「田舎暮らし」「花のある暮らし」など，その人のライフスタイルや感情を含めたより広い意味を表現した場合に用いられることが多い。

ここでは看護の対象である人間を「生活者」として理解することの必要性について考えてみる。人間には，だれもがもつ共通性とともに「その人らしさ」を表す個別性があるが，それは一人ひとりの日々の生活の積み重ねによって際立ってくるものである。

▶ 生活者　わが国で「生活者」という言葉が広く使われるようになったのは，1980年代末頃からである。その後，1990年代の後半になると看護の分野で対象者の理解において，「生活者」という概念が注目された。その背景には，個別性に応じた看護は人々のライフスタイルや価値観と切り離して考えることはできないという認識の高まりがある。

▶ 患者　一般に医療の対象者は「患者」とよばれるが，そのイメージは画一的なものであり，疾患が前面に表れ，生活はその背景としてとらえられる傾向がある。「患者の背景」という表現がそれを象徴しているが，その人の個別性は，背景ではなく属性として理解される必要がある。

入院後，パジャマを着て横たわっている患者が，外出，外泊，退院時に普段着に戻ったとき，その人らしさが浮かび上がってきて，「○○さんの普段はこんな感じなんだ」といった新鮮さや驚きを感じることがある。人は，患者という役割のほかにも，親，子ども，孫，姉妹，兄弟，会社員といった多くの役割を引き受けながら生活しているのであり，患者という役割が常に最優先されるとは限らないのである（図3-6）。

小林麻央のブログ（第1章 - Ⅲ -C-2「病を経験する人」参照）でもみたように，若くしてがんで亡くなった，かわいそうな人生ではなく，なりたかったニュースキャスターとなり，好きな人と結婚し，子どもを育てた生活は彩豊かな人生だったのである。病気であるかない

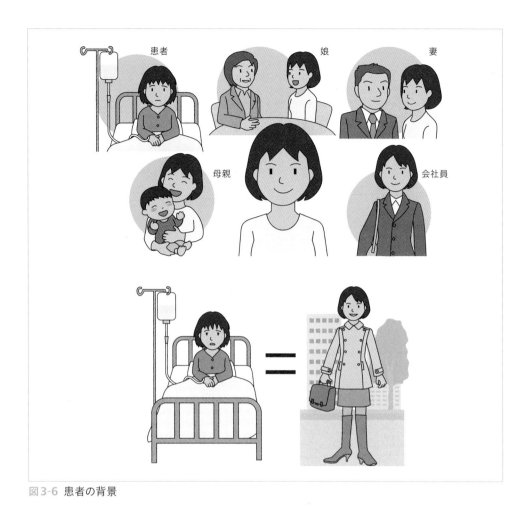

図3-6 患者の背景

人間科学としての看護学

看護の過去から現在まで

3

看護実践における重要な概念 看護の役割と機能

看護実践の方法 看護における倫理と法

看護実践を支えるもの

専門職としての看護

医療安全と看護

グローバル社会と看護

かが幸福を決めるわけではなく，その人が積み重ねた人生を，どのようにとらえるかは人の価値観，人生観によって異なることを認識しておく必要がある。個別性とは生活のなかから形成されるものだろう。生活を意味するライフ（life）には，生命，生活，人生という意味があることを忘れてはならない。

2 多様性をもつ人間の性

人間の性は多様である。性別を男性または女性のみで規定すること，異性愛だけが正しいとする思い込みから抜け出すこと，一人ひとりの顔や性格が違うように，性に対する考え，感じ方についての多様性を認め合おうとすることに，関心が高まりつつある。大切なことは，自分が自分らしくいられる社会を実現することである。マイノリティ（少数者）の性について語るとき，用いられる言葉にLGBTがある。これは，女性の同性愛者であるレズビアン（Lesbian），男性の同性愛者であるゲイ（Gay），両性愛者のバイセクシュアル（Bisexual），生まれたときの性別が自身の性同一性と異なるトランスジェンダー（Transgender）の頭文字をとった用語である。近年，人権問題としての意識も高まってい

る。

　しかし，性的マイノリティに対する差別や偏見には根強いものがある。こうした偏見，差別に最も効果的な解決方法は教育であり対話を重ねることである。他人事としてとらえるのではなく，正しい知識をもつことで性の多様性を理解できるようになると，誰もが肩の荷を下ろしたように生きやすさを感じられるはずである。個別性のある看護を実践するうえでも，性の多様性に対する理解は不可欠である。その際に注意すべきこととして，対象者から性的指向などについて自己開示された情報を，本人の同意なく第三者に話す行為（アウティング，outing）は，人権侵害であり行ってはならない。

3 ｜ 日常生活と役割

　人間を意味するパーソン（person）は，古代ギリシャの演劇に出演する役者がつける仮面であるペルソナに由来している。ペルソナとは俳優の役柄，つまり役割そのものであり，役割としてのペルソナの束が人間である。人は複数の役割をもち，状況や場面によって使い分けている。

　役割理論（role theory）は，役割概念を使って個人と役割の関係にかかわる理論である。社会は舞台であって，人々はあらかじめ社会が用意した台本に基づいて各々の役割を演じる。イギリスの劇作家ウィリアム・シェイクスピア（Shakespeare, William, 1564 ～ 1616）が喜劇『お気に召すまま』のなかで，「この世界はすべてこれ一つの舞台であり，人間は男女を問わず，すべてこれ役者にすぎない，それぞれの舞台に登場してはまた退場していく，そしてその間に一人ひとりが様々な役を演じる年齢によって7幕に分かれている」といった[8]。どのような役割を演じるのかは生得的（性別，年齢，発達段階）か，選択可能（夫，親，教師，公務員など）かによって異なってくる。人は，複数の役割を引き受けているが，個々の役割との距離を感じながら調節することで，その人なりに統合された役割行動を可能としている。

❶第1次社会化：子どもの社会化

　社会の一員になるということは，複数の役割を演じる役者として一定の能力を身につけ，自我同一性を確立していく。社会化（socialization）とは幼年期から青年期にかけてなされるこの一連のプロセスである。

❷第2次社会化：大人の社会化

　子どもの社会化とは異なり，まったく新しく自我同一性を形成するわけではなく，基本的には新しい役割に伴って必要とされる知識を獲得することである。たとえば看護学生は，看護基礎教育を受け，臨地実習における看護実践をとおして，看護職者に必要な能力（知識，技術，価値観）を獲得していくことで，看護師としての自我同一性を形成し，職業的社会化が行われる。

❸生活者にとっての患者役割

　患者という役割は，だれもが白ら選択しているわけではなく，医療機関で診察を受けた

段階で病人から患者へと役割移行することを余儀なくされるという特徴がある。一般に患者役割を引き受けるということは、一時的に学生や会社員といった社会的役割が免除されることを意味する。学校や会社を長期欠席する場合に、診断書の提出を求められるのもそうした理由からである。

一方で、患者とよばれた時点において、その人は、全体性から切り離されて患者としての画一的な行動が期待されるようになる。たとえば病気の回復に専念すること、医療者の指示や指導、病院のルールを守ることなどである。その結果、学生、恋人、社会人、母親といったそれまでその人が生活のなかで大切にしていた役割は、患者役割の背景として扱われる可能性がある（図3-6）。生活者としての個人には、患者役割とそれまでもっていた役割を調整することが求められる。

生活は24時間365日継続しているものであり、遊び、学び、働くことをとおして、ほかの人々との関係性を築き、いきいきと生きていくプロセスである。患者という役割を引き受けざるをえなかったとしても、人は日常生活活動（daily life behavior）の集合としての「生活」を継続しているのである。したがって、ある日、患者になったからといって、生活習慣を変更したり、関係性を中断したりすることは容易ではない。看護師が看護師である前に一人の人間であり、生活者であるように、患者もまた患者である前に一人の生活者なのだということを忘れてはならない。

患者一人ひとりが生活の主体者であるということは、考えてみれば至極当然のことであるが、実際の医療現場に入ってしまうと当然のこととしてみなされないという現状があることも事実である。看護師には、一人の生活者である患者の個別性を理解したうえでの、共感、配慮、道徳的かかわりが求められる。それは、ある意味、特別なことではなく、自分がもし患者であれば医療者に理解してほしいと思うこと、配慮してほしいと考えることと同じ程度の理解と配慮を示すことなのである。

▌2. 似ている人はいても同じ人はいない

人間の独自性とは、似ている人はいても同じ人はいないユニークな存在であるということである。人間はほかの動物とは異なる理性をもっており、環境と相互作用しながら自分らしさを形成していく。人が成長するということは、より主体性と独自性をもった存在になっていくことを意味する。

一人ひとりは、かけがえのない違う人（個別性）であり、その違いは患者になったからといって消えるものではない。生活者は、その人の生活の歴史のなかで独自の生活習慣や価値観をもちながら生きている。看護師が出会うパジャマを着ている患者には、それまでの普段着の生活の歴史があり、退院後もその生活は継続していく。そうした生活の流れの、ある時期に出会っているのだということを認識することで、生活者としての理解が深まるだろう。病院のベッドにいる患者ではなく、社会と関係をもっている個別の存在としての生活者としてとらえる視点が抜け落ちてしまうと、患者を理解することはできない。

人間科学としての看護学

看護の過去から現在まで

3

看護実践における重要な概念

看護の役割と機能

看護実践の方法

看護における倫理と法

看護実践を支えるもの

専門職としての看護

医療安全

グローバル社会と看護

患者は死の恐怖や不安とともに症状に伴う苦痛を経験しているが，それと同じくらいつらいと思っていること，それは看護師や医師から人としての関心を向けられていないと感じることである。

アメリカの医師パッチ・アダムス（Adams, Patch. 本名 Adams, Hunter D., 1945～）は，映画『パッチ・アダムス トゥルー・ストーリー』（1998年）のモデルとなった実在の医師である。アダムスは「患者と医師（医療者）に何の違いがあるのか」「人をケアする理由はただ一つ，人間を愛しているからである」「ケアは愛を動詞化する」「ケアは概念ではなく，行動である」と述べている[9]。アダムスの言葉にあるように，看護師に最も必要なこと，それは対等な関係としての人間に対する関心をもつこと，その人らしさを理解することではないだろうか。

> ある70歳代の女性患者は「息苦しい」と言いながらも，朝起きると長い髪を梳いて「三つ編みにしてほしい」と言い，その願いがかなうと「さあ，これで1日が始まるわ，毎朝の習慣だからこれをしないと落ち着かないの。でも，今日は自分でするのが無理だったから看護師さんにやっていただけて助かりました」と笑顔を見せた。
> また，ある男性患者は，入浴できない状態のときに熱いタオルでからだを拭こうとしたところ，「看護師さん，私は冷たいタオルで拭いてもらうほうが気持ちいいんですよ。どうか冷たいタオルでお願いします」と言った。

このように，人として基本的ニードは共通していても，それを満たすための方法やアプローチは人それぞれであり，どんなときであっても，人は自分らしくありたいと願う存在なのである。そのため，こうした患者の言動を「わがまま」という一言で片づけてはならない。「ここは病院なのに」とか「患者のくせに」といった言葉が聞かれることがある。多忙な医療現場で業務の効率性を求めるようになると，医療者は患者の行動の一つひとつに対して「それは良い」「それは良くない」といった判断や評価をしてしまう危険性がある。その根拠は数値化された基準値に基づいたものであったり，病院のルールによるものがほとんどであり，患者にとっての意味が考慮されることは少ない。

その結果，文字どおり患者（patient）として patience（忍耐）を強いられる存在として位置づけられるのである。癒やしの環境であるべき入院生活そのものが大きなストレスとなり，療養生活を窮屈で苦痛なものとして感じるようになるだろう。

ある患者は，薬剤を持続的に注入する必要があり，カテーテルを挿入することになった際，医師から指示された部位に対して「その場所は私が生活するうえで不都合をきたしますから，こちらにしてください」とリクエストしたことがあった。カテーテルを挿入された生活を送るのは患者自身であり，この患者は自分の意見を医師に伝えることができたことで，その後の生活行動への影響を最小限にすることができた。

このような例は枚挙にいとまがないが，人の行動には「その人にとっての意味」がある。そうした行動の意味を表現できるようなかかわりで，患者は「人として大切にされている」と思えるだろう。病院という場所は，医療者にとっての都合のよい場所ではなく，患者にとって癒やしの環境であるべきであり，可能な限り，患者の意思を尊重できる環境

を整える必要がある。

　このように，人は「みな似ているけど，みな違う」。一人ひとりが彩り豊かな生活を送っているのであり，それは患者も例外ではない。生活者にとって患者という役割はその一部ではあっても，すべてではない。

> 「私と小鳥と鈴と」
> 金子みすゞ
>
> 私が両手をひろげても，
> お空はちっとも飛べないが，
> 飛べる小鳥は私のように，
> 地面を速くは走れない。
>
> 私がからだをゆすっても，
> きれいな音は出ないけど，
> あの鳴る鈴は私のように，
> たくさんな唄は知らないよ。
>
> 鈴と，小鳥と，それから私，
> みんなちがって，みんないい。

II 健康について考える

A 健康とは何か

1.「健康」概念の歴史的変遷

　健康は，人間にとっての高い関心事であり，看護学の重要概念の一つとされている。では，健康とは何か，と問われても的確に答えることは容易ではない。

　「健康」という言葉は，からだが健やかで心が強く安らかであることを意味する「健体康心」からきている。

　英語の health の "heal" は古代英語の "hoelan" から転化しており，"heal" は "make whole"（完全にする）という意味である。

　health の日本語は「健やか」であるが，もう一つの読みである「すくやか」の「すく」は直という字で"まっすぐに伸びて曲がらない"という動的な生命の進展を意味する。

　このように語源からみた健康には，完全な状態，傷などがない，まっすぐに成長するというような意味合いがある。

　古代ギリシャの医師ヒポクラテス（英語表記：Hippocrates）は，健康は人間にとっての安

寧な状態であるといった全体論的なみかたをしており，健康も病気も環境とライフスタイルによる影響を受けているため，環境を整えることが必要であると考えていた。ヒポクラテスの考えかたは，ナイチンゲールにも影響を及ぼしたが，医の本質について述べており現在にも通じるものである。

「健康」概念は，時代の変遷，人々の価値観の変化によって影響を受けるものである。17世紀はデカルトが心身二元論を唱えたことにより全体論は崩壊し，からだ中心のみかたへと大きく変化した（本章-Ⅰ-B-1「機械論的人間観」参照）。そして科学技術の進歩は，生命の量を高めることを可能にした。デカルトの機械論的人間観によれば，疾病とはからだが機械的な故障を起こすことであり，医師の仕事はその故障を修理することにあった。20世紀後半まで続いたこうした健康に対する限定的なとらえ方は，人の経験，価値，意味といったことを置きざりにしたものであった。

1 ｜ WHOの健康の定義

健康の概念に関する変化の節目となったのは，1946年の世界保健機関（WHO）が示した健康の定義である。WHOは，第2次世界大戦後，国際連合の専門機関として，国際的保健事業の指導や調整を図ることを目的に設立された。WHOは，その憲章の前文において「健康とは，ただ疾病や虚弱がないだけではなく，身体的，精神的ならびに社会的に完全に良好な状態である（Health is a state of complete physical, mental and social well-being and not merely the absence of disease or infirmity）」と定義した。すなわち健康とは単に故障した部位を修理するだけではなく，身体的・精神的・社会的健康のバランスがとれた状態であるとしたのである。それまでの疾病中心の健康観から，人間を全体的存在としてとらえた健康観へとシフトしたのである。医療も，健康保持と増進を中心とした考え方へと転換され，その方向性は，より広いヘルスケアに向けられるようになった。

2 ｜ WHO以降の健康をめぐる進展

❶1950〜1970年代

▶ マズロー　1951年，マズローは心理学の立場から健康状態を示す11項目，①安心感，②適切な自己評価，③自発性と感情性，④現実への対処能力，⑤生理的欲求とその充足，⑥十分な自己認知，⑦個性の融和と一貫性，⑧人生目標の保持，⑨経験からの学びとる能力，⑩帰属集団からの受容，⑪帰属集団や文化との適切な距離，を提示した。

その背景には，WHOの定義に基づいて健康をとらえるにあたっては，WHOの定義は抽象的かつ理想的なものであり，現実的な概念として受け入れづらいことが指摘されていたことがある。

▶ ヘルシズム　アメリカでは1950年代には，すでに日常生活のなかにヘルシズム（healthism）が浸透していたと思われる。ヘルシズムとは，人々が健康状態を達成しようとすることが，強制されることではなく，むしろ積極的に自ら進んで心がけ，それを実践

するという社会現象あるいはイデオロギー的実践である。

　ヘルシズムが増大した背景には，第2次世界大戦後，生活水準が向上し，政治的安定が得られた結果，日々の衣食住の不安が軽減されたことや，身体的および精神的な健全さや若さを強調する価値観の浸透，感染症・乳幼児死亡率の低下などが考えられる。ヘルシズムという現象は，ほとんどの先進国でみられ日常生活における健康や長寿に対する高い価値が特徴である。

▶「完全な健康」の否定　人々が「完全な健康」に価値を置き，それを目指すことに対して，フランスの医師ルネ・J・デュボス（Dubos, René J., 1901 ～ 1982）は異論を唱えた。デュボスは1964年に著書の中で「幸福と健康とは，絶対的な永続性のある価値をもち得ない」といい[10]，WHO が主張するような「完全な健康」はないことを指摘し，現実的な視点から「健康」とは何かを問いなおすきっかけをつくった。

▶ アルマ・アタ宣言　先進国がヘルシズムを追求する一方で，開発途上国の疾病罹患率，感染症死亡率，乳児死亡率などは高いままであり，健康水準の格差は先進諸国と開発途上国の間で広がった。WHO は，こうした状況を改善するべく，1978年，主として開発途上国を対象に「2000年までにすべての人々に健康を」をスローガンとした，アルマ・アタ宣言を行った。

▶ 健康生成論　1979年，イスラエルの社会学者アーロン・アントノフスキー（Antonovsky Aaron, 1923 ～ 1994）は，健康生成論（サリュートジェネシス）を提唱した[11]。疾病生成論の対語ともいえる健康生成論とは，なぜ健康でいられるのかという発想の転換であり，病気のリスクファクターを特定するのではなく，なぜ人々は健康でいられるのかといった「生きる力」ともいえる健康の起源に焦点を当てた思考である。

　アントノフスキーの健康生成論は，疾病生成論とともに相互補完的に発展していくべきものとして提案されている。健康生成論は1996（平成8）年にわが国にも紹介された。

❷1980 年代

　医療技術の進歩・慢性疾患の増加，生活に対する価値観の変化を背景に，人々は多様な健康観をもつようになった。

▶ QOL　1980年代になると，延命すなわち生命の量から，生活の質へと移行するようになり，QOL（quality of life）が注目されるようになった。QOL の "life" には生命，生活，人生という意味があり，それぞれ生命の質，生活の質，人生の質というように，文脈によって用いられ方は微妙に異なる。

　WHO では，QOL を「個人が生活する文化や価値観のなかで，目標や期待，基準および関心にかかわる自分自身の人生の状況についての認識」と定義しており，健康の定義を発展させた概念といえる。

　また，それまでの医師を中心とした保健・医療職者による専門職支配に対し，健康やそれに関連する概念は，決して特定分野の占有物ではないとして，歴史学，文化学，社会学，哲学，経済学といった学際的な視点を取り入れることの必要性が指摘されるようにな

人間科学としての看護学

看護の過去から現在まで

3 看護実践における重要な概念

看護の役割と機能

看護実践の方法

看護における倫理と法

看護実践を支えるもの

専門職としての看護

医療安全

グローバル社会と看護

り，健康のとらえ方は多様化した。

▶ **オタワ憲章**　開発途上国を対象としたアルマ・アタ宣言から8年後の1986年，WHOは主として先進国を対象としたオタワ憲章をまとめた。これはカナダのオタワで第1回ヘルスプロモーションに関する国際会議が開催されたときに行われたことから，ヘルスプロモーション憲章ともいわれている。**ヘルスプロモーション**とは，人々が自らの健康をコントロールし，改善することを増大させようとするプロセスをいう。この健康観においては，健康は目的ではなく資源であり，その資源を最大限活用して生きていくことの意義を示した。

　翌1987年から，WHOヨーロッパ地域事務局は，健康都市プロジェクト（Healthy City Project）をスタートさせた。これはWHO健康開発総合センターの予測によれば，世界の人口が都市集中するとされ，そうした生活環境の激変によって人々の健康が大きく影響されるという考えに基づき国際的な協働を図るものである。

▶ **健康の3つの側面**　わが国でも小泉明が，健康には主観的なみかたと客観的なみかたがあり，健康に関して「状態としての健康」「価値としての健康」「自己実現としての健康」の3つの側面を提示した[12]。「状態としての健康」は，人の健康は環境の影響を受けて変化するというものであり，「価値としての健康」は健康に価値をおいてそれを手に入れようとするものである。また，「自己実現としての健康」は病や障害とともに自分らしく生きようとするものである。

❸ 1990年代

▶ **健康文化**　1991（平成3）年，瀧澤利行は人間の健康に対する主体的創造的活動である「健康文化」が21世紀の健康問題に関する重要な概念になるとした[13]。その背景として，国民にとって，①望ましい医療・健康とは何かを医療消費者としての課題として考えること，②インフォームドコンセント，すなわち個人の主体的選択を重視すること，③高度な医療技術への依存と，その反作用としての近代医療とは異なったアプローチとしての健康を考えることがあった。健康を文化との関連からとらえる新しい視点を提言したのである。

▶ **生活モデル**　1993（平成5）年には，園田恭一が保健社会学の立場から，健康と生活との関連について見解を示した。それまで主流であった病気や症状，異常から出発する「疾病モデル」（disease model）から，より良く生きること，生活すること，満足できる人生を送ることを基本とした「生活モデル」（life model）としての健康観を追求した[14]。園田は社会学の方法や理論を用いて展開したが，健康を病気や症状，異常の有無ではなく，生命や生存を維持し，生活や人生の質を高めていくという主体的なコントロール能力の程度という視点からとらえた。ここでいうコントロールは，自然環境，社会環境に働きかけていくという積極的な要素を含んでおり，人間の特性である主体性に着目している。

▶ **スピリチュアル**　1999年の第52回WHO総会において，WHO憲章の健康の定義を改正する動きがあった。1946年に公表した定義の「身体的，精神的，社会的」に，「スピリ

チュアル（spiritual）」という言葉を加えることが提案された。改正の提案に至った経緯としては，前年の1998年に開催されたWHO執行理事会において，WHO憲章全体の見直し作業が行われたことがある。その中で，健康の定義を「完全な身体的，精神的，霊的（spiritual）および社会的福祉の連続的（dynamic）な状態であり，単に疾病または病弱の存在しないことではない」と改正することが議論された。

健康には，生きていることの意味や生きがいが重要な意味をもつという見解がうかがえる。執行理事会ではスピリチュアルは人間の尊厳や生活の質（QOL）を考えるために必要な本質的なものであるという意見が出る一方で，健康の定義の変更は基本的な問題であることから，さらなる議論が必要ではないかとの意見もあったという。最終的な投票の結果，第52回WHO総会の議題とすることが採択された。しかし，WHOにおいては「健康」概念の改正の必要性を主張する意見はあるものの，ほかの検討課題と比較した場合の優先度は高くないということから，いまだ保留のままである。

❹2000年以降

▶ 2030アジェンダ　2001年に策定された国際連合のミレニアム開発目標（MDGs）の後継として，2015年「国連持続可能な開発サミット」がニューヨーク国連本部で開催され，加盟している193か国によって「我々の世界を変革する：持続可能な開発のための2030アジェンダ（2030アジェンダ）」が採択された。

これは「だれ一人取り残さない」（No one will be left behind）を理念として，国際社会が2030年までに貧困を撲滅し，持続可能な社会を実現するための17の目標（ゴール）が「持続可能な開発目標」（Sustainable Development Goals：SDGs）として設定したものである。SDGsを達成するためには，一人ひとりに焦点を当てることが不可欠であり，あらゆる国々での取り組みが求められる。本アジェンダの詳細については，第10章-Ⅱ-B「持続可能な開発目標」にて解説している。

❺現代の健康観

複雑・多様化した現代社会においては，個々のライフコース（第1章-Ⅲ-C-3-1「ライフサイクルからライフコースへ」参照）と様々な人生観・価値観がある。人生（life）の価値を「幸福」におくとすれば，最も幸福な状態とは「生きがい」をもって，いきいきと生きていくことであり，疾病や障害があるか否かによって規制されるものではない。したがって人間にとって健康であるということは，それ自体が目的ではなく，自己実現を目指すうえでの手段あるいは資源としてとらえることができるだろう。

健康は他者（専門家）から与えられるものというよりも，各人が生活のなかで自分に合ったものを獲得し，維持していくものだろう。健康や病気といった言葉で人を規定することは，その人の「状態」（well-being）の一面を記述することであり，徳や情緒，知性，才能にかかわるその人の状態からは区別されなければならない。

2. 病気に関連した言葉の意味

病気に関連する漢字には「疒」（やまいだれ）が用いられている。「疒」は人がベッドの上に力なく臥している状態を象形しているとされる。疾病の「疾」は人に矢が当たって傷ついた状態や急病の意味があり，病の「丙」は加わるあるいは盛んという意味があることから，病が重くなること，疾が重くなるということである。「疾患」「患者」の「患」という字の「串」には苦しむという意味があり，「患」は心が苦しむことを表している[15]。

一方，生物医学的意味で医療職者が用いる疾患（disease）は，"ease"にからだが楽になる，くつろぐ，安堵などの意味があり，それが"dis"により除かれ，"ease"とは逆の意味となり，具体的な診断名がわかっている場合に用いられる。また，病気の意味で用いられる"illness"の"ill"は"well"の反対語であり「体調不良」といった状態の悪さを表す。"sick"は日常用語として用いられ，"illness"は形式的な表現とされる。"disorder"は秩序・順序だっていないことから，心身機能の不調，障害の軽微な病気を意味している。

医学が関心を向けているのは健康よりも病気のほうである。様々な病気を細かく記述して分類し，その原因を探り，これと闘う治療法を確立することである。医師の関心は，疾患（disease）に向けられ，科学的な説明が可能な客観化されたデータを見ているが，患者は，病気（illness）を経験している。本人にとっては疑いない事実であるが，他人には感じてもらえない痛み・苦しみといった主観的経験である。

3. 基本的人権としての健康

WHO憲章の前文には「到達し得る最高基準の健康を享受することは，人種や宗教，政治信念，経済的または社会的条件によらず，すべての人々が有する基本的権利の一つである」と個人の健康の実現を社会の責任として明記し，「個人の健康権」とでもいうべきものを提唱している。

また，「各国政府はその国民の健康に対して責任を負うものである」と明記している。わが国では日本国憲法第25条において「すべて国民は，健康で文化的な最低限度の生活を営む権利を有する。国は，すべての生活部面について，社会福祉，社会保障及び公衆衛生の向上及び増進に努めなければならない」と規定している。

Ⓑ 健康モデルと看護における健康の概念

1. 健康モデル

健康をどうとらえるかを示した健康モデルには「臨床（生物医学）モデル」「役割遂行モデル」「適応モデル」「幸福モデル」などがある。

▶ 臨床（生物医学）モデル　病気がない，身体の障害がなければ健康であるとするもので，

健康と病気を対立概念としてとらえたモデルである。

▶ 役割遂行モデル　健康を社会基準に基づいた行動や役割を遂行できる能力ととらえ，それを妨げている状態または不能な状態を不健康とする考えかたである。

▶ 適応モデル　人間は環境と切り離しては存在しないと考え，健康を人が環境に対して適応している状態ととらえる。

▶ 幸福モデル　生活モデルともいえ，基本的ニードの自己実現が達成される状態を健康ととらえている。すなわち，よく食べられる，眠れる，排泄（はいせつ）に支障がない，苦痛がない，心理的に安定している，役割を果たせる，生きがいがあるといったことである。このモデルは，看護理論家による健康の定義に多く組み込まれている。このモデルでは患者を自己決定能力と自律性があり，理性的で自由な思考ができる人間としてとらえており，看護は患者の自己実現が達成されるように支援する。

■ 2. 看護における健康の概念

　慢性疾患患者や緩和ケアを受ける患者の急増する現代において，疾病のない状態を健康とするならば，健康は限られた人たちのものになる。では，そうした疾病を抱えながら日常生活を送る人たちの健康とは，どう考えればよいのだろうか。看護理論家の多くは健康を全体論的にとらえようとしている。看護理論家がとらえた健康についてみてみよう。

▶ オレム　健康とは「セルフケア」ができることと，健康概念とセルフケア概念はほとんど同義に解釈できる。ドロセア・E・オレム（Orem, Dorothea E., 1914～2007）によるセルフケアとは「個人が生命，健康，安寧（あんねい）を維持するうえで自分自身で開始し，遂行する諸活動の実践」であり，セルフケアは「自分のために」と「自分で行う」という二重の意味をもち，人は自らのセルフケアについて責任と権利があると考えられている。

▶ ロイ　適応という概念および適応システムとしての人間を中心に理論を組み立てているが，健康概念と適応概念を同義に見ていると考えられる。カリスタ・ロイ（Roy, Callista, 1939～）によれば，適応とは環境の変化に肯定的に応答する過程であり，その適応能力は入力である刺激や環境の変化の作用や，個人および集団の適応レベルに依存していると考えられている。

▶ ニューマン　看護理論家のなかで健康の概念を中心とした理論を提唱しているのが，「拡張する意識としての健康」のマーガレット・A・ニューマン（Newman, Margaret A., 1933～2018）である。ニューマンの説く健康は，意識の拡大である。健康は「病気でない状態であるという古い見解は健康でない人を劣ったものとして見る傾向を生み出す」と述べており，健康と病気は別々の実態ではなく，それぞれがより大きな全体を反映している。健康とは，病気と病気でない状態とを統合したものであるととらえている。

　看護理論家がそれぞれ述べているように，看護学において健康は，疾患がない状態であるとか，臓器別に組織や細胞に異常を発見していくような「疾患モデル」ではなく，人間の健康を全体論的にとらえるものである。また，健康という概念には価値は内包されてお

らず，常にプロセスとしてとらえ，静的で止まった状態ではない。

　これまで述べてきたことからもわかるように，医学が病気を治すことに関心をもっているのに対して，看護学ではニューマンの理論にみられるように病気も包含した概念としてとらえようとしている。病気があってもなくても，基本的ニードの自己実現が達成されるならば，それは健康といってよいだろう。

文献

1) アドルフ・ポルトマン著，高木正孝訳：人間はどこまで動物か；新しい人間像のために，岩波書店，1961.
2) Levine, M. E.：Holistic nursing, Nursing clinics of North America, 6（2）：253-264, 1971.
3) Rogers, M. E.：An introduction to the theoretical basis of nursing, F. A. Davis, 1970.
4) 時実利彦：人間であること，岩波新書，1970.
5) 時実利彦：目でみる脳；その構造と機能，東京大学出版会，1969.
6) Scammon, R. E.：The measurement of the body in childhood, The measurement of man, Harris, J. A., et al. eds., University of Minnesota Press, 1930.
7) アブラハム・H・マズロー著，小口忠彦訳：人間性の心理学；モチベーションとパーソナリティ，産業能率大学出版部，1971, p.100-111.
8) ウィリアム・シェイクスピア著，小田島雄志訳：お気に召すまま，白水社，1983.
9) パッチ・アダムス，高田佳子訳：ケアすること愛すること；The joy of caring 講演の記録，晩成書房，2007.
10) ルネ・デュボス著，田多井吉之介訳：健康という幻想；医学の生物学的変化，紀伊國屋書店，1977.
11) 小田博志：健康生成（サリュートジェネシス）とストレス，ストレスの臨床，現代のエスプリ別冊，河野友信，山岡昌之編，至文堂，1999, p.39-49.
12) 小泉明：健康の本質をめぐって，Health sciences, 2（1）：11, 1986.
13) 瀧澤利行：健康文化論，大修館書店，1998.
14) 園田恭一：健康の理論と保健社会学，東京大学出版会，1993.
15) 後藤由夫：医学概論，第2版，文光堂，2004, p.225.

参考文献

・エリック・H・エリクソン著，小此木啓吾訳：自我同一性；アイデンティティとライフ・サイクル，誠信書房，1973.
・小田博志：健康生成パースペクティブ；行動科学の新しい流れ，日本保健医療行動科学会年報，11：261-267, 1996.
・黒田浩一郎：情報の観点からみた現代医療，思想，817：95-107, 1992.
・厚生省：WHO 憲章における「健康」の定義の改正案について，1999.
・田崎美弥子，中根允文：健康関連「生活の質」評価としての WHOQOL, 25（2）：76-80, 1998.
・ダニエル・レビンソン著，南博訳：ライフサイクルの心理学，上，講談社，1992.
・パッチ・アダムス著，高柳和江訳：パッチ・アダムス　いま，みんなに伝えたいこと；愛と笑いと癒し，主婦の友社，2002.
・菱沼典子：看護学における健康の概念，聖路加看護大学紀要，19：56-63, 1993.
・ヒルデガード・E・ペプロウ著，稲田八重子，他訳：人間関係の看護論，医学書院，1973.
・フロレンス・ナイチンゲール著，薄井坦子，他訳，湯槇ます監：思索への示唆（抄），ナイチンゲール著作集，第3巻，現代社，1977, p.141-241.
・フロレンス・ナイチンゲール著，湯槇ます，他訳：看護覚え書き；看護であること看護でないこと，第4版，現代社，1983.
・マーガレット・A・ニューマン著，手島恵訳：マーガレット・ニューマン看護論；拡張する意識としての健康，医学書院，1995.
・マーサ・E・ロジャーズ著，樋口康子，中西睦子訳：ロジャーズ看護論，医学書院，1979.
・桝本妙子：「健康」概念に関する一考察，立命館産業社会論集，36（1）：123-139, 2000.
・廣瀬清人，菱沼典子，印東桂子：マズローの基本的欲求の階層図への原典からの新解釈，聖路加看護大学紀要，35：28-36, 2009.
・ロバート・J・ハヴィガースト著，荘司雅子監訳：人間の発達課題と教育，玉川大学出版部，1995, p.24.
・Henderson, V.：Basic principles of nursing, ICN, 1960.
・Newman, M. A.：Experiencing the whole, Advances in nursing science, 20（1）：34-39, 1997.
・Peplau, H. E.：Interpersonal relation in nursing；A conceptual frame of reference for psychodynamic nursing, G. P. Putnam's Sons, 1952.

第 **4** 章

看護の役割と機能

この章では

● 医療施設における看護の役割と機能を理解する。
● 在宅, 介護老人保健施設, 教育機関など多方面での看護の役割と機能を理解する。
● 看護における安全と安楽を理解する。
● 保健・医療・福祉の連携を, 歴史的背景を踏まえて理解する。
● チーム医療における看護の役割と機能を理解する。
● 地域包括ケアシステムにおける看護の役割と機能を理解する。
● 人生の最終段階における医療に関する意思決定への支援について理解する。

Ⅰ 看護の役割と機能の理解

A 看護の役割と機能とは

1. 法的・倫理的責任

　看護の役割（role）は，看護師という地位（社会的位置）に伴い，習得することが期待される行動様式や振るまいであり，**看護の機能**（function）はその性質や働きである。

　看護師は，1948（昭和23）年に制定された保健婦助産婦看護婦法（現在の保健師助産師看護師法）によって規定された「療養上の世話」と「診療の補助」という業務を行う。それをとおして，2003（平成15）年に日本看護協会が公表した「看護者の倫理綱領」の前文に掲げている「あらゆる年代の個人，家族，集団，地域社会を対象とし，健康の保持増進，疾病の予防，健康の回復，苦痛の緩和を行い，生涯を通してその最期まで，その人らしく生を全うできるように援助を行うこと」を目指している（2021［令和3］年に「看護職の倫理綱領」として改訂された，表6-3参照）。

　このように看護は，看護師によって「療養上の世話」と「診療の補助」を専門職としての高い道徳的理想に基づいて実践される。看護師は医師の補助的存在ではなく，道徳的代理人としての責任を果たす必要がある。

2. チーム医療における連携と協働

　現代の医療現場において，チーム医療は，医療の高度化・複雑化に伴って増大する業務に対応するうえで欠かせないアプローチとなっている。それぞれの職種の専門的知識と技術に基づく専門性を発揮して実践することにより，最善の医療を患者に提供することが可能となる。

▶ **チーム医療における看護の役割**　チーム医療を実践するためには，多職種間の連携と協働が必須であり，そのためには職種間のコミュニケーション・情報の共有が重要となる。なかでも，看護師は数多く存在する医療職種のなかで，24時間患者と共にいる唯一の職種である。ゆえに，患者のニーズを把握したうえで他職種と積極的にコミュニケーションをはかり「患者の利益を第一とする」という共通の目標に向け調整する役割が看護師に期待されているといえよう。

▶ **チーム医療の問題点**　チームアプローチが機能するためには，互いの専門性を尊重し，対等な立場で議論することが重要であるが，現実は他職種がどのような基礎教育を受け，何に対して最も価値を置いているのかといった基本的な理解さえ十分とはいえない状況がある。こうした状況では，カンファレンスが単なる情報交換や互いの意見を主張する場に

終わってしまうこともある。また，同じ医療従事者としての専門性を尊重し，対等な立場で向き合うのであれば，医師以外の医療職をコメディカル（co-medical）とよぶのは適切ではないだろう。医師を含めすべての職種が医療専門職（health professionals）でよいはずである。医療職者の誕生と歴史にはそれぞれの背景があるが，医師が医療における意思決定者として振る舞い，他職種がそれを支持するだけでは，患者の利益を最優先した解決策を選択することは難しいだろう。

こうした背景には，互いの職種が引き受けている役割・価値観について十分理解されていないことがある。最近では，チームアプローチの真の意味を理解し，患者中心の医療を実現するための一つの方法として，医療系の学部・学科を複数もつ大学では学部・学科を越えた合同教育を実施するところが増えている。基礎教育の段階から，互いに各職種がどのようなカリキュラムで学んでいるのか，特に臨地実習における患者へのアプローチの違いなどを学ぶことで，各職種の専門性とともに，それぞれの強みと弱みを理解することができる。こうした学生時代の経験が卒業後，他職種の専門性を理解し，互いに尊重し合う関係へと発展することを可能とするであろう。

3. 患者の自立の支援

人間は，基本的に自分のニーズは自分で満たすことができる自立した存在である。ヴァージニア・ヘンダーソン（Henderson, Virginia A., 1897 ~ 1966）によれば，看護独自の機能とは，その人に体力，意志力，知識があれば，それが可能だろうが，その中のどれかが不足している場合には，その欠けている部分だけを援助し1日も早く自立できるようにすることである。人は共通のニーズをもっているがニーズの満たし方は人の数だけあるといえよう。

人間として共通のニーズをもちながらその充足のしかたには個別性がある。このことを十分認識したうえで患者と向き合わなければ，患者が満足する看護を提供することはできない。要求（want）と欲求（need）を見きわめる必要があるが（第3章-I-C-3-4「人間の基本的ニードと成長のニード」参照），大切なことは個別のニーズを適切に把握し，それに応えることである。

4. ケアリングの役割と機能

看護師は，全体的存在として患者を理解しようとしている。特に生活者としてのとらえ方ができるのは看護師がもつ強みである。患者に関心をもち，視線を合わせ，直接触れ，語りを聴き，声をかけるといったかかわりによって，「看護師-患者」以前の人間対人間の関係性を築くことができるだろう。しかし最近では，患者ではなくコンピュータに視線を向け，患者に触れることもせず，用だけ済ませると，「早く済ませることが良いこと」であるかのように部屋を出ていく看護師も少なくない。人間が人間にかかわることを基盤としているはずの看護は，どこへ向かおうとしているのだろうか。

看護学生は，臨地実習で患者から次のような言葉をもらうことがある。「あなたはね，卒業しても作業だけする看護師にはならないでね。患者も普通の人間なのよ。もっと人として向き合ってほしいと思っていることを忘れないでちょうだい」患者がこうした本音を率直に言えるのは，相手がまっすぐな気持ちで看護を学ぼうとしている学生だからであろう。こうした言葉を聴いた学生は「はい，患者さんと向き合える看護師を目指します」と答えている。今，学んでいる学生が未来を開いていくのである。看護師には患者の尊厳と人間性を守りぬく覚悟と責任が求められている（第1章-Ⅲ-D-7「ワトソンほか：ケアリングとしての看護」参照）。

Ⓑ 看護が機能する場

看護職者が活躍する場は時代とともに拡大しつつある。看護職者の就業状況に関する最近のデータは図4-1に示したとおりである。主な活動の場における就労の特徴は次のとおりである。

1. 医療施設における活動

1 交代制勤務

看護職者が最も多く就業している場が病院である。そこでは，看護師，保健師，助産師のいずれかの資格で採用され，それぞれの資格を生かした役割を担うことになる。1990年代後半から誕生した専門看護師や認定看護師が就労しているのは主に病院である。

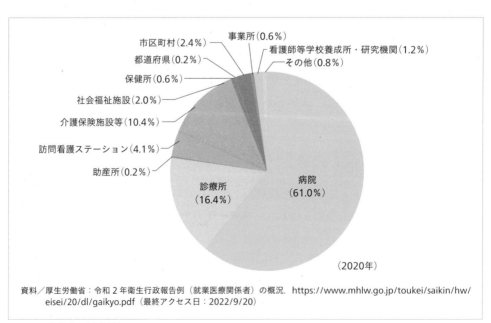

資料／厚生労働省：令和2年衛生行政報告例（就業医療関係者）の概況. https://www.mhlw.go.jp/toukei/saikin/hw/eisei/20/dl/gaikyo.pdf（最終アクセス日：2022/9/20）

図4-1 看護職の就業状況

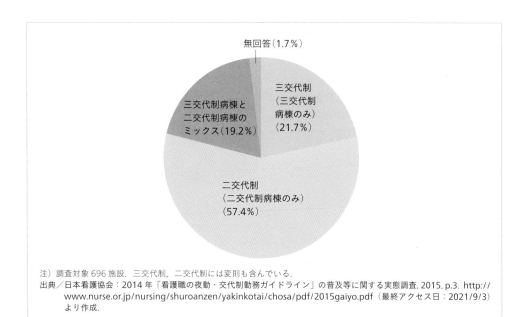

注）調査対象 696 施設. 三交代制, 二交代制には変則も含んでいる.
出典／日本看護協会：2014 年「看護職の夜勤・交代制勤務ガイドライン」の普及等に関する実態調査, 2015, p.3. http://
www.nurse.or.jp/nursing/shuroanzen/yakinkotai/chosa/pdf/2015gaiyo.pdf（最終アクセス日：2021/9/3）
より作成.

図 4-2　看護職の交代制勤務の実態

▶ 看護部門　看護職は看護部門に属している。病棟や外来といった患者とかかわる部署のほかに、中央材料室など直接患者とかかわらない部署もある。

▶ 病棟　病棟は1つの看護単位として機能し、入院患者を看護師（施設によっては准看護師）、看護補助者で構成されるチームで看護を提供する。

▶ 交代制勤務　24時間の交代制勤務に関しては、日勤、準夜勤、深夜勤といった3交代制と日勤と夜勤の2交代制をとるところが多い。その割合は病院の規模や診療科の特徴によっても異なり、一部施設内で3交代と2交代の混合体制を採用しているところもある（図4-2）。どちらも、人間のサーカディアン（概日）リズムからすれば負担のかかる勤務体制であるが、休日のとり方の違いやワーク・ライフ・バランスとの兼ね合いから2交代へシフトする病院も増えてきている。

2　主な看護体制

　病棟では看護師が業務を分担して実践する。そのための主な看護体制には次の3つがある。

❶プライマリナーシング（primary nursing system）

　1970年代にアメリカで始まり、わが国に導入された看護システムである。看護師は、患者と1対1の関係で、入院から退院に至るまで主体的に看護の必要性を判断し、継続して看護する権限と実施・結果についての責任をもつ。

　この方法は、医師の主治医制に似ており、看護の責任をだれが負うかという点では明確である。その分、責任を果たすだけの高度な判断力と実践力が看護師に求められるため、わが国ではそうした役割を担えるだけの人材が量的・質的に十分とはいえないのが現状で

人間科学としての看護学
看護の過去から現在まで
看護実践における重要な概念
4　看護の役割と機能
看護実践の方法
看護における倫理と法
看護実践を支えるもの
専門職としての看護
医療安全
グローバル社会と看護

ある。

❷チームナーシング（team nursing system）

　チームシステムもアメリカから輸入されたものである。看護師がチームリーダーを中心にチームを組んで，何人かの患者をチームで担当し，看護を行う。看護師の数と質が十分ではないわが国の実情に合った方式といえる。

　チームのリーダーは継続教育を受け，一定の実践能力があると認められた看護師がその役割を担い，メンバーは互いに協力しながら担当患者の看護を行っていく。患者にとっては担当看護師が毎日のように変わるため，提供される看護の質によるバラツキを感じやすい。また，だれが自分の看護について責任を負ってくれるのかが明確でない。

❸機能別ナーシング（functional nursing system）

　機能別ナーシングは，文字どおり，看護師の役割を与薬担当（注射，配薬），検査担当，清潔ケア担当，処置担当といったように看護業務によって振り分けて看護提供するシステムである。

　看護業務の効率性が優先されるシステムであり，少ない看護師の数で業務を行うことが可能である。しかし，「患者－看護師」の関係を形成することは困難なため，患者を深く理解することは難しく看護の責任は不明瞭となりやすい。

3 ｜ 継続教育の重要性

　日進月歩の医療現場では，専門職として常に学び新しい情報を得て，実践力の向上に努めることが求められる。しかし，基礎教育を終えて就職したばかりの新人看護師は，学生から看護師という社会人への役割移行に大きなストレスを抱えることととなる。看護師が配置される病棟は，新人看護師にとって初めて見る景色ではないが，授業料を支払い授業の一環としてそこに立つ場合と，給料が支給され一看護要員として扱われる新人看護師として立つ場合では，負うべき「責任」の重さは大きく異なる。病棟からは即戦力を期待されるものの，新人看護師は学生時代に経験したことのない多重課題やタイムマネジメント（時間管理）に苦慮し，コミュニケーション力の不足から自分の殻に閉じこもり，離職の道を選択する者も少なくない。こうした状況は，新人看護師が経験するリアリティ・ショック（reality shock）として説明されてきた。**リアリティ・ショック**は，入職前に期待していたことと入職後の現実の間で経験するギャップによって受ける衝撃，違和感，困難などを意味する。

　こうした新人看護師の離職が大きな問題となり，各施設は継続教育に力を注ぐこととなった。多くの施設では，こうしたリアリティ・ショックに直面した新人看護師に対して，集合研修，現場教育訓練（On the Job Training；OJT），プリセプターシップ（Preceptorship）などを導入して支援を強化した。プリセプターシップは，新人看護師（プリセプティ；Preceptee）に教育担当の先輩看護師（プリセプター；Preceptor）がついて具体的な技術指導や相談役を務める制度であり，期間はおおよそ1年間である。

国レベルでも「保健師助産師看護師法」および「看護師等の人材確保の促進に関する法律」の改正により，2010（平成22）年4月より「保健師，助産師，看護師及び准看護師は，免許を受けた後も，臨床研修その他の研修（保健師等再教育研修及び准看護師再教育研修を除く）を受け，その資質の向上を図るように努めなければならない」と継続教育が努力義務となった。

日本看護協会によると，2020（令和2）年度の看護職員の離職率は，新卒採用看護職員8.2％，正規雇用看護職員は10.6％であった（日本看護協会「2021年　病院看護・外来看護実態調査」）。新卒採用看護職員の離職率は，2006（平成18）年の調査では9.2％ということからみると，様々な取り組みにより一定の効果が出ていることがうかがえる。

一方，正規雇用看護職員の離職率は前年度比0.9％減で，2010（平成22）年度に11.0％を記録して以降は，ほぼ横ばいの状況が続いている。

■ 2. 地域・在宅における活動

少子高齢社会における疾病構造の変化，地域包括ケアシステムの推進，療養の場の多様化などにより，地域・在宅における看護活動への期待は高まっている。療養の場が病院から地域・在宅にシフトすることで，看護を必要とする人々を「生活者」として捉えることへの認識は深まるであろう。地域における看護は，暮らしと密着している場で生活している人々である個人だけではなく集団，組織といった地域全体を対象としており，生活者の視点に立った健康支援を行う活動をしている。**在宅看護**は，病院ではなく住みなれた自宅で提供される看護であり，一般的には主として家族が医師と相談しながら看護を行うが，患者の必要に応じて，デイケアや訪問介護サービスなども受けることができる。一方，**訪問看護**は，訪問看護師が医師の指示に基づいて患者の療養上の世話や医療的処置などを行う看護サービスである。

▶ **訪問看護の役割**　患者とその家族が地域社会のなかで，その人らしい普通の生活ができるように支援することである。住みなれた「わが家で最期を迎えたい」，病気とつきあいながら「自分らしい生活を送りたい」と考える患者は少なくない。訪問看護は，そうした患者とその家族を継続して支える。

訪問看護師は，患者が安心して自宅で療養できるように医療と生活の両面から環境を整える。在宅における看護は，高い判断能力と実践力が求められるため，卒業後すぐに訪問看護師になることは難しいとされてきた。しかし，近年は訪問看護に対するニーズの高まりとともに，病院における臨床経験がなくても，訪問看護に必要な看護実践能力を修得するための新人看護師研修なども始まっている。

■ 3. 介護老人保健施設における活動

▶ **介護老人保健施設**　医療と福祉，病院と在宅との「中間」施設として生活機能向上を目的とし，リハビリテーションや地域在宅医療・介護の拠点としての役割を担っている。

2000（平成12）年4月からは，介護保険制度のもとで運営されている。

　現在，医療は病院から在宅へと移行してきているが，介護老人保健施設の看護師は要介護高齢者が安全かつ安心して療養生活を送れるように在宅へのかけ橋となる支援を行っており，そのニーズは高まっている。

　介護老人保健施設は，病院とは異なり医師が24時間常駐しているところは極めて少なく，看護師の数も少ないことから，看護師には高い看護実践能力が求められる。そのため現在，介護老人保健施設で働く看護師の多くは，病院で一定の臨床経験を積んだ者が多い。一方，病院と比較して，医療的な処置が少なく，利用者と共にいる時間があることから，生活に密着した本来の看護を実践できる場として，仕事にやりがいを見いだしている看護師も多い。

4. 職場（事業所）における看護活動

　雇用形態の変化，終身雇用から成果主義や裁量労働制の導入，在宅労働者の増加など経済や産業構造の変化，技術革新などによって労働者を取り巻く環境は大きく変化している。

　こうした社会状況のなかで従業員は職場においてストレスを感じており，個人・集団に対してメンタルヘルスも含めた健康管理・増進を行う産業保健師や産業看護師の役割は重要性を増している。

5. 学校における看護活動

　学校における看護の役割には，健康教育，衛生管理，養護に関するものがある。保健師の資格を生かし養護教諭として活動するほかに，特別支援学校において医療的ケアを担う看護師の配置が広がっている。

　一方で医療現場と異なり，学校で活動する看護師は，教員，養護教諭といった医療職以外の職種と連携し協働していく必要があり，その難しさや，看護の専門性を発揮するうえでの課題も抱えている。

6. 教育・研究機関における活動

　近年，看護系大学の急増に伴い，大学院の数も充実してきており，修士・博士課程を修了した後，教育者・研究者として教育・研究機関で活動する看護職も増加している。

　しかし，大学，大学院における「量」の問題が解決に向かっている一方で，教育・研究の「質」の問題は未解決のままといえる。歴史的にみた場合，わが国では長い間，大学教育による看護師養成は進まなかった。そのことを思えば，専門職に必要な基礎教育の大学化，大学院の充実は歓迎すべきことであり，教員や研究者の質が追いつかないことは過渡的かもしれないが，今後は大学における教育・研究に，より高い質が問われる時代がくるものと考える。

7. 海外における看護活動

われわれは日本国民であると同時にグローバル社会においては地球市民という感覚をもつ必要があるのではないだろうか。こうした視点に立てば，看護活動の場は国内に限定されるものではなくグローバルな活躍が期待される。

先進国と開発途上国という2つの世界の違いは経済格差とともに，それに関連した健康格差も生み出している。看護職の活動が期待されるのは開発途上国であり，看護師に加えて，助産師，保健師の免許をもって一定の臨床経験を国内で積んだ後，JICA（Japan International Cooperation Agency，国際協力機構）や青年海外協力隊などのメンバーとして海外で活躍している看護職は多い。

最近は，看護学生のうちから将来，海外で活動することを見すえて，語学力を身につけたり在学中に海外プログラムに参加し，卒業後，日本で基本的な看護実践力を修得した後，海外で活躍する看護職者が増えている。

8. そのほかの分野における看護活動

ここまで看護職の免許を生かした現場における活動について述べてきたが，看護師の免許や看護学の学びを生かした他分野における活動にも期待したい。

たとえば日本看護協会，厚生労働省，都道府県などでの活動のほか，看護職の免許をもった法律家，ニュースキャスター，執筆家など，様々な活動が考えられる。医療過誤などから患者を守ることができる弁護士，人の気持ちが理解できる臨床心理士，患者の視点に立った健康ビジネス，健康的な環境を重視した建築家，プロスポーツ選手をケアするメディカルスタッフ，医療関連のキャリアコンサルタント，命や健康に関連した広告・マスコミ関連などがある。最近は，健康関連の起業家も増えており，広く人々の健康と幸福に貢献できる人材としての活躍を期待したい。未来への扉は開かれている。

“これしかない”と考えるのではなく，“ほかに何ができるか”と考えることで，本当になりたい自分を見つけることができるかもしれない。

C 安全・安楽の追求

医療現場で重要なことは，患者の安全と安楽・安心を保障しつつ治療することである（第6章「看護における倫理と法」参照）。ここでは，医療現場における安全と安楽に焦点を当てて述べる。

安全を脅かす主なものとして，医療過誤を含む医療事故と感染症がある。

1. 医療における安全

「ヒト」がすることに，完全はない。故に，医療事故を防ぐしくみが必要なのであり，

「だれ」が起こしたのかという責任追及ではなく，「なぜ」起きたのかという原因を明らかにすることが重要である。

1 医療事故と医療過誤

医療事故（medical accident）は，医療の場で，医療が行われている全プロセスにおいて過失の有無にかかわらず医療行為から発生する事故であり，**医療過誤**（medical malpractice）は，医療事故の原因が医療機関や医療従事者の過失である場合をいう。

▶ **ハインリッヒの法則** 医療事故に関しては，通常，1つの死亡例があるとすれば，300例のニアミスがあるとされるハインリッヒの法則（Heinrich's law，1931年）が有名である（図4-3）。ハーバート・Ｗ・ハインリッヒ（Heinrich, Herbert W., 1886 ～ 1962）によれば，330件の事故・災害のうち，死亡などを含む重大な事故・災害1件があった場合，その背景には軽傷を伴う事故・災害29件，実際は傷害のある事故・災害には至らなかったものの「ヒヤリ」としたり「ハッ」とした事例が300件起こっているという。この「1：29：300」という確率を示したハインリッヒの法則は「**ヒヤリ・ハットの法則**」ともよばれ，発表後は災害防止の指標として医療現場でも安全管理の基礎とされている。

この法則が教えてくれる重要な点は，問題事象の背景には同じ原因があるということであり，それを発見し，対処しなければ事故は繰り返されるということである。多職種が患者とかかわるチーム医療においては，事故が起こらないようにシステムを構築することが重要である。しかし，逆の見方をすれば大事にいたる前の「ヒヤリ・ハット」の段階で対策を講じていれば，重大事故を防ぐことができるということでもある。

複雑・高度化するなかで多職種が協働する医療現場においては，事故の多くは個人のミスに起因するというより，多種多様な要因による複合的な結果として起こっている。すなわち，それは組織やシステムに問題があるということであり，リスク管理の概念の説明に使われるのがスイスチーズ・モデルとスノーボール・モデルである。

▶ **スイスチーズ・モデル**（Swiss cheese model） イギリスのマンチェスター大学の心理学部教授ジェームズ・リーズン（Reason, James, 1938 ～）の理論で，何重にも防御壁を準備

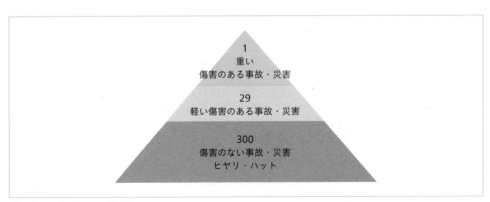

図4-3 ハインリッヒの法則

して事故を回避あるいは最小にしようというものである。スイスチーズの断面にはいくつもの孔（<ruby>孔<rt>あな</rt></ruby>）があるが，孔の大きさや位置の異なる薄くスライスしたチーズを何枚か重ねると孔の位置はバラバラのため向こうを見通すことができない。しかし，いくつかのチーズ（防御壁）の孔（ミス，欠陥となる要因）がある状況下で偶然に重なると，防御壁の孔が一直線に貫通する。その先にあるのが事故であり，患者の身に危害を与える結果を生む。したがって，防御壁の孔を小さくして，重ならないようにすることがリスク管理に重要となる（図4-4）。

▶ スノーボール・モデル（snowball model）　ある1つの医療行為には，複数の医療職者がかかわるのが医療現場である。たとえば，ある看護師のエラーをほかの看護師が発見して事故を防ぐこともある。そのため場面ごとに，複数の看護師で確認するという作業が行われる。しかし，なかには，防ぐことができないまま事故に至ることもある。スノーボール・モデルは，雪玉が坂道を加速しながら転がり落ちていくように危険が大きくなっていくことを表したものである（図4-5）。

　図4-5で示したBの防護エラーは，前に仕事をした看護師の失敗を見つけて修正することができなかったエラーを意味する。様々なタイプのエラーが重なり，それが患者まで達してしまうと事故に至る。このモデルで説明できる事例として，薬剤における事故や手術部位における左右の間違いなどがある。思い込み，勘違い，ミスコミュニケーションが大きな事故に結びつくことがあるため，確認とコミュニケーションを図ることが重要である。

▶ インシデント・レポート　病院ではヒヤリ・ハット報告書と同義語であるインシデント・レポート（incident reports）を収集し，事故防止の対策を検討している。本来，インシデントを報告する目的は，医療現場で事故につながる可能性がある「ヒヤリ」としたり「ハット」した出来事（インシデント）に関する事例を分析し，類似するインシデントの再

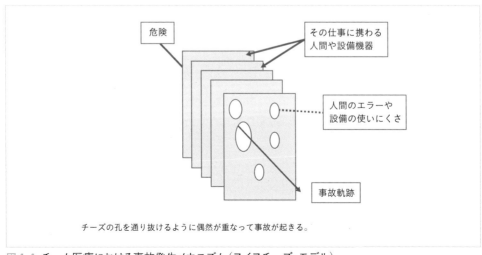

チーズの孔を通り抜けるように偶然が重なって事故が起きる。

図4-4　チーム医療における事故発生メカニズム（スイスチーズ・モデル）

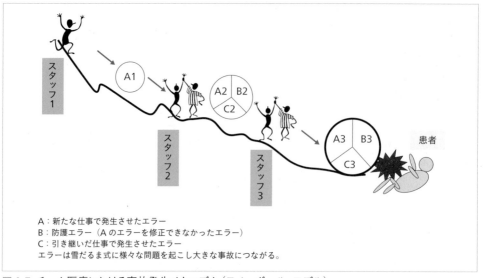

A：新たな仕事で発生させたエラー
B：防護エラー（Aのエラーを修正できなかったエラー）
C：引き継いだ仕事で発生させたエラー
エラーは雪だるま式に様々な問題を起こし大きな事故につながる。

図4-5 チーム医療における事故発生メカニズム（スノーボール・モデル）

発や，医療事故・医療過誤の発生を未然に防止することである。

　インシデント・レポートは適切に扱えば有効な方法であるが，なかにはレポートを提出させることで看護師個人に反省を促すだけに終わったり，責任を個人に押しつけるためだけに用いられるといった誤った使用をされている状況もある。

　看護学生も臨地実習で起きた事故にかかわった場合は，インシデント・レポートの提出を求められることもあり，比較的多いのは移動の介助における患者の転倒や実習記録・メモの紛失などである（第9章 - Ⅷ「臨地実習中に生じやすい医療事故」参照）。

▶ 倫理的な課題　倫理的事例検討で頻繁に出てくるのが，患者の尊厳を傷つける身体拘束に関する事例である。それは拘束を回避した対策を検討しようとしている看護師に対して「患者が転倒・転落したら病院が困る。インシデント・レポートを書くだけではすまないから拘束しなさい」という指示を出す上司に関するものである。

▶ 医療安全推進センター，医療安全管理者　医療事故に関しては，医療安全を推進するために，都道府県ごとに医療安全推進センターが設置され，特定機能病院においては2003（平成15）年から専任の医療安全管理者（リスクマネジャー）をおくことが義務づけられている。

　事故を起こしたくて起こす人はいない。だからこそ，事故の背景にある原因を特定して，適切に対処するとともに，医療の透明性を高めるための情報開示とともに，説明責任をも果たしていく必要がある。

2. 感染対策

▶ 院内感染　本来，治療して元気になるために入院する病院における院内感染は患者にとっては，大きな心配事である。院内感染は，入院中の患者が病院内で新たな感染症にかかることであり，入院中に発病した場合でも，病院外で病原微生物に感染し，潜伏期間中

に入院したものは含まれない。

▶ **スタンダードプリコーション** 患者を院内感染から守るために、病院ではスタンダードプリコーション（standard precautions：SP）が行われている。スタンダードプリコーションとは、すべての患者の血液、血液成分、すべての体液、汗を除く分泌物、排泄物、病的な皮膚、粘膜からは感染の可能性があると考え、手袋やマスクを着用することにより院内感染の防止を図ることである。

　医療者は感染を起こすリスクの高いもの（皮膚を貫通して直接体内に入れる器具や機械）は、滅菌されたものを無菌操作で扱い、感染経路を絶つための手洗いやマスク着用を行っている。また、多くの病院では、院内感染を防止し、患者の安全と医療従事者の健康を守るために、**院内感染対策委員会**を設置している。

▶ **感染対策と患者への配慮** 病院では、厳重な感染対策が行われているが、患者からは医療者がマスクをしているため「表情がわからない」、自分たちが「ばい菌をもっているかのように扱われて不快」という声もある。必要な感染対策は講じなければならないが、必要以上のマスク着用などを要求している場合もあり、医療の場としては何が最善かを熟慮する必要がある。

▋ 3. 医療における安楽

▶ **安全と安楽** 患者が医療の場に求めているのは安全であるだけでなく、安楽で安心できる環境である。安全第一の医療現場にあっても、患者の安楽や安心と、安全とのバランスについて考慮する必要がある。なぜなら患者は全人的に病を経験しているのであり、事故がなく感染しなければ満足できるという存在ではないからである。そこで、最近、注目されているコンフォート（comfort）の概念についてみてみよう。

▶ **コンフォート** コンフォートと類似する概念の**安楽**を日本看護科学学会は「安全な環境のもとで、身体各部の位置関係に無理がなく、機能的に安定しており、精神的にも適度の緊張のもとに自然な活動が営まれている状態」と定義した（1995年）[1]。一方、コンフォートの概念分析を行った研究では**コンフォート**を、①身体的・精神的・社会的苦痛が除去されている、②安全である、③家族・友人のつながりがある、④（環境に）適応している、⑤自分自身のコントロール感覚が保たれ、意思決定ができる、⑥自尊心が保たれている、⑦他者との関係のなかで、愛されている、強められていると感じる、⑧安らかでウェル・ビーイング（well-being）な状態である、と定義している[2]。

　このように、コンフォートには社会における他者とのつながりによってエンパワー（強化）されるという意味合いが含まれており、安楽よりも広い概念といえる。

　その後、日本看護科学学会は、先の「安楽」の定義を2019（平成31・令和元）年に以下のように改訂している[3]。

安楽（comfort）

　安楽は人間の基本的な欲求であり，看護の基本原則として，安全・自立とともに重視される要素である。ナイチンゲールは，観察は「生命を救い，健康と安楽とを増すため」に行うものであると述べて，安楽な状態を提供するケアの重要性を指摘している。ここでいう安楽な状態とは，「身体的・精神的に苦痛のない状態」をいい，その苦痛を取り除き安楽な状態をもたらす看護技術として，体位を安楽に保つための技術，清拭や洗髪時の安楽を保つための技術，罨法による安楽，分娩時の安楽などがある。

　1990年代，キャサリン・コルカバ（K. Kolcaba）は，全人的なニードの観点からホリスティックなコンフォートの概念を導き出した。コンフォートとは，「緩和，安心，超越に対するニードが，経験の4つのコンテクスト（身体的，サイコスピリット的，社会的，環境的）において満たされることにより，自分が強化されているという即時的な経験である」と定義している。「緩和」とは具体的なコンフォートのニードが満たされた状態，「安心」とは平静もしくは満足した状態，「超越」とは問題や苦痛を克服した状態をいう。この状態が経験の4つのコンテクストにおいて満たされるように，ホリスティックなコンフォートケアを提供する。すなわち，身体的コンフォートとは，痛みや煩わしい自覚症状などがない状態，精神的コンフォートとは，穏やかで落ち着いた気持ちでいることができ，周囲の人々との間に安定した相互作用をもたらすような状態，社会的コンフォートとは，自身の社会的役割の遂行状態に対して，自分にも家族やその他の周囲の人々にも不満や苦痛のない状態，環境的コンフォートとは，快適な室温や清浄な空気，適度な明るさや静かさ，くつろぎをもたらすような物理的環境が備わっている状態である。4つのコンテクストはそれぞれ独立したものではなく，相互に影響し合っている。どのようなコンテクストが優先されるかは，その人の置かれた状況と個人のコンフォートニードにより異なることを念頭に，その人にとってのコンフォートな状態を促進するための具体的なケアを選択する。

　苦痛のない状態としての安楽は，臨床において個々人の患者に適用されることが多いが，ホリスティックなコンフォートは，地域ケアにおいて多職種によるチームワークで適用されることも含んでいる。またこの中には「安楽な死」も含まれている。

　様々な保健医療従事者の中でも，看護職者は「安楽」にかかわる範囲と機会が大きく，その責任を担うことになる。安楽は，その時の状況から生理的な面からも評価されるものであるが，基本的には，当事者にとっての主観的な評価が基盤になっており，どのような状態に安楽を感じるかは個別性が大きい。同じ人であっても状況によって安楽の至適範囲は変化することを念頭に，安楽（コンフォート）ケアを行うことが重要である。なかでも，自分の意思表示が難しい小児や，意識障害者，認知症の患者などへ適用については，人権の面からも十分に注意すべきである。

出典／日本看護科学学会看護学学術用語委員会編：日本看護科学学会第13・14期看護学学術用語検討委員会報告書，2019，p.42-43．https://www.jans.or.jp/uploads/files/committee/yougo_houkokusho2019.pdf（最終アクセス日：2021/9/3）

　この定義は看護理論家のキャサリン・コルカバ（Kolcaba, Katharine, 1944～）のコンフォート理論における定義を採用している。すなわち，この時点において安楽とコンフォートは同義語という理解をしている。

　患者にとっての安全と安楽は，車の両輪のようなものであると考えられる。安全の概念は生命にかかわるという意味では極めて重要であるが，安楽は人が人として生きるうえで欠くことのできないものである。このことを認識し，何が患者にとって最善なのかを判断し，対処する能力が看護師には求められている。

Ⅱ 保健・医療・福祉の連携

Ⓐ 歴史的変遷

▌1. 医療保険制度

1　明治から第2次世界大戦開戦まで

　わが国において，最初の医療に関する法規とされるのは，1874（明治7）年の「**医制**」である。「医制」には主に国民の健康の保護と疾病の予防，医師の資格条件が定められており，医療に関する制度の一括管理を行う法規として，現在の医療制度の基盤をつくっている。

　明治10年代にはコレラが大流行するなど感染症対策が大きな問題となっており，1879（明治12）年に「**コレラ病予防仮規則**」が，続いて1880（明治13）年には「**伝染病予防規則**」が制定された。また，明治中期ごろから大正時代までは，労働者間での結核感染をはじめとする慢性感染症の広まりに対応するため，1919（大正8）年に「**結核予防法**」が制定された。その後，医療保障制度として1922（大正11）年に労働者を対象とした「**健康保険法**」が，1938（昭和13）年には農民を対象とした「**国民健康保険法**」が制定された。

　これらの制度によって「掛け金を払った者に対して，いざというときに必要な医療が提供される」という流れがつくられ，現在の健康保険制度まで，その原型は維持されている。

2　第2次世界大戦の戦中・戦後

▶ **戦時体制**　1937（昭和12）年の日中戦争開戦に伴って，わが国は長く続く戦時体制に突入した。その間の行政の方針は，人口増加と体力向上による国防への貢献であった。しかし富国強兵・兵力増強を優先とした政策が推進されたにもかかわらず，繰り返される戦災と軍事予算は，医療施設の破壊や閉鎖，食料や医薬品，衛生材料の不足など医療環境の劣悪化を招き，国民は大きな害を被ることになった。

▶ **戦後の転換**　1945（昭和20）年に終戦を迎え，日本は一時的に連合国軍最高司令官総司令部（General Headquarters；GHQ）の管理下におかれ，日本の政策転換だけでなく，医療や福祉にかかわる社会保障制度の整備構築も並行して行われた。1946（昭和21）年11月には日本国憲法が公布され，第25条では「すべて国民は，健康で文化的な最低限度の生活を営む権利を有する」という生存権と国の社会的使命が規定された。

　GHQは，労働環境改革も推進し，1945（昭和20）年に，主に労働者の団結権や団体交渉権，争議権を定めた「**労働組合法**」と，労働環境の民主化を図る一環として1947（昭和

22) 年には労働時間や賃金などを定めた「**労働基準法**」を制定した。労働基準法では，結核などの疾病を早期に発見するための健康診断を雇用主に義務づけた。

　このような健康に対する各種対策が急速に推し進められた結果，戦争の影響を受けた劣悪な環境は徐々に改善されていった。たとえば結核死亡率は1939（昭和14）年時点と比較し，1951（昭和26）年時点では半数までに改善された。

▶ ベヴァリッジ報告書　1942年にイギリスで発表された社会保障に関する「社会保険および関連サービス」(Social Insurance and Allied Services)，通称「ベヴァリッジ報告」(Beveridge Report) が世界中に大きな反響を呼んだ。本報告書では，国民すべてに最低限の生活保障を実行することを国家の義務であるとし，貧困の解消を主眼とした基本的な社会生活を充足させるための社会保険と緊急事態に対処するための国家扶助を2大テーマに掲げている。第2次世界大戦後のイギリスにおいて，本報告書は「ゆりかごから墓場まで」といわれる社会保障制度の基礎となった。日本においても，その後の社会保障に大きな影響を及ぼした。

3 ｜ 高度経済成長と国民皆保険制度の実現

▶ 高度経済成長　終戦後の日本では，経済復興に向けて公民一体となって大改革が行われ，GNP（国民総生産）は急速な伸びをみせた。しかし，すぐに一般国民の生活水準が順調に追いついたわけではなく，1000万人近くの低所得者が取り残された状態となり，経済活動とともに貧窮，医療の対策が必要となっていた。また，社会保障に関しても，国民の1/3が医療保険や社会保険の適用外とされたり，戦前から続く一部の労働者や農民に対する保険制度が残ってはいても，戦後の混乱期に解散の危機に陥ったり，国民は病気の時や退職後の生活に対して大きな不安にさらされていた[4]。

▶ 国民皆保険制度　戦後の復興に合わせ，社会保険や健康保険も再建に向けて対応策が練られた。1958（昭和33）年に国民健康保険法が全面改正され，1961（昭和36）年に日本国民全員が一定の自己負担で必要な医療を受けることができる国民皆保険制度が確立された。これはわが国の社会保障制度の基礎となるものである。

　制度発足時の国民の負担は，国民健康保険の場合は5割で，社会保険などの被用者保険では本人負担はなく，家族は5割であった。その後，医療制度の改革は経済成長に合わせて国民健康保険の給付率の引き上げや，老人医療費の無料化，高額医療制度の創設など，給付水準の拡大がなされた。

　この保険制度は，個々の診療行為を点数化し，その合計を診療報酬として公的保険者から医療機関に対価として支払うしくみである。現在まで，その方針は受け継がれている。

　国民が貧富の差に関係なく加入・利用することができ，保険証1枚あればどの医療機関においても平等に医療サービスが受けられる。このシステムは画期的であり，わが国が世界最高水準の平均寿命を達成できているという点においても，諸外国から高い評価を得ている。

　国民皆保険の実現後，医療機関を受診する国民の急増，生活水準の向上など好要因がそろった影響もあり，国民の平均寿命は伸びた。1947（昭和22）年は男性50.06歳，女性53.96歳から，1980（昭和55）年には男性73.35歳，女性78.76歳と著しい伸びを示し，世界最高水準となった。しかしその後，第1次オイルショックによる経済成長の停滞や高齢化の進行などによって，医療保険財政は徐々に悪化していった。

▶ **老人医療費の無料化**　高齢者の受診率の低さを解消するための施策であった老人医療費の無料化は，結果的にみると受診率の急速な上昇を招き，社会的入院や「病院のサロン化」と揶揄されるほどの不必要な受診などを招くこととなり，医療費は増大した。

▶ **医療費の増加**　高齢者以外の医療に関しても，生活様式の変化に伴う食事の欧米化や運動不足がもとでの肥満や高血圧など，生活習慣病の増加による医療費の増加が問題の焦点となった。

▶ **老人保健法**　国は，医療費削減も視野に入れた中高年の疾病予防やリハビリテーションの施策として，1982（昭和57）年に老人保健法を制定した。また，1973（昭和48）年以降継続されていた老人医療費無料化については，医療費負担の公平を図る観点から高齢患者も一定額を自己負担することとなった。老人保健法では，壮年期も保健医療施策の対象にし，将来の健康を確保しておくという観点をもとに老人保健事業の対象年齢を40歳まで引き下げた。

　今後，さらに高齢化が進行しても医療や介護サービスの質を維持しつつ，高齢者と若い世代の医療費負担の公平化を図ることを目的として，2008（平成20）年に老人保健法が改正され，「**高齢者の医療の確保に関する法律**」が創設された。新しい法律では，65歳以上75歳未満の前期高齢者は従来どおりの保険に加入したままの状態とし，75歳以上の後期高齢者は新たに創設された「**高齢者医療制度**」に加入し，被保険者として保険料負担義務を負うことになった。

2. 福祉制度

1　福祉制度の概要

▶ **老人福祉法**　高齢者保健福祉政策の始まりは，1963（昭和38）年の「老人福祉法」の制定である。それまで，ほとんど家族が担っていた高齢者の介護は，特別養護老人ホームの創設により施設内での介護を選択することもできるようになった。

▶ **ゴールドプラン**　1980年代に入ってからは，少子高齢化の進展が加速したこともあり，1989（平成元）年，10年後に目標を置いて介護サービスを中心とした高齢者保健福祉サービスの整備を進める**ゴールドプラン**が策定された。続いて，1994（平成6）年には在宅介護サービスに重点を置いた**新ゴールドプラン**が策定された。1999年に新ゴールドプランが終

人間科学としての看護学

看護の過去から現在まで

看護実践における重要な概念

4　看護の役割と機能

看護実践の方法

看護における倫理と法

看護実践を支えるもの

専門職としての看護

医療安全

グローバル社会と看護

了すると同年12月に"高齢者保健福祉施策の方向"とよばれるゴールドプラン21が策定された。

▶ 介護保険制度　高齢者介護サービスが多様化の様相を見せるなか，従来の老人福祉制度と老人保健制度に分かれていた介護サービスを統合した。これにより，だれもが理解しやすく社会全体で取り組めるしくみ，また高齢者にとっては利用しやすい制度として，1997（平成9）年に「介護保険制度」が制定された。

この介護保険の誕生によって，それまでの家庭内での介護が施設などの社会全体で支えるしくみへと方向づけられ，社会的入院の軽減も図ることができた。

▶ 少子化対策　1994（平成6）年の**エンゼルプラン**（今後の子育て支援のための施策の基本的方向について）や，1999（平成11）年の**新エンゼルプラン**（重点的に推進すべき少子化対策の具体的実施計画について）が発表された。2003（平成15）年には，**次世代育成支援対策推進法**が策定された。2004（平成16）年には，少子化対策から子ども・子育て支援へと視点を移した**子ども・子育て応援プラン**がまとめられた。

また，2006（平成18）年には，**児童手当**が拡充され，3歳未満児の児童手当が引き上げられた。2010（平成22）年からは，総合的な子育て支援として，時限立法＊ではあるが所得制限なしで1人月額1万3000円が**子ども手当**の支給が行われた（2012［平成24］年度から**児童手当**に名称が変更され，所得制限がされるようになった）。

2 ｜ 介護保険制度

▶ それまでの制度　介護保険制度がつくられる前の高齢者の介護問題への対策としては，公費を基にした老人福祉制度によるサービス，公費と医療保険料の両方を基にした老人保険制度によるサービスの2つのパターンが存在していた。しかし，サービス利用のしづらさや，公費負担が大きく，財源の枯渇が予想されたことなどから，継続が困難となっていた。

将来にわたって持続的にサービスの提供が行え，かつ高齢者にとって利用しやすいしくみとするためには，財源を安定させる必要があった。公費が主たる財源だったそれまでのシステムを，加入者から集めた保険料でサービス費用を賄う**社会保険方式**へと変更し，運用を安定させることによって，介護サービスの量だけではなく，質の向上，利用しやすい環境づくりへと重点が置かれるようになった。

こうして介護サービスシステムは高齢者を社会全体で支えていこうとする体制へと大幅に変更され，1997（平成9）年に**介護保険法**が成立し，2000（平成12）年に施行された。

▶ 新制度の利点　利用者は介護サービスの事業者を自由に選択し，サービスの種類も選択できるようになった。それまでの行政中心の制度が，利用者の意思が尊重される利用者中心のしくみとなった。

＊ **時限立法**：時限法ともいい，有効期間が定められる一定的・臨時的な政策または対策について制定されるものである。

▶ 被保険者　介護保険の被保険者は，第1号被保険者（65歳以上）と第2号被保険者（40歳以上65歳未満の医療保険加入者）に分かれ，保険給付の支給要件，保険料の設定や徴収方法がそれぞれ異なっている。第1号被保険者は，原因に関係なく要介護状態になると介護保険給付の受給対象者となることに対し，第2号被保険者は，加齢に伴う特定疾病で要介護状態になった場合に介護保険給付の受給資格を得ることができる。

▶ 給付の手続き　給付の手続きは大きく2段階で行われ，1段階目の訪問面接調査員による要介護度の認定と，2段階目の介護サービス計画の作成からなる。要介護者に適した療養場所（自宅または施設）で，どのような介護を受けるかについては，利用者の希望を踏まえて**介護支援専門員**（ケアマネジャー）がケア計画書を作成する。

▶ 介護保険の見直し　介護保険法が制定されて以来，保険料と公費の負担両方の財源で成り立つという基本的な方針は受け継がれているが，社会の変化に合わせて，これまでに数度の見直しが行われている。

　構造的見直しは，①被保険者の設定（対象年齢，特定疾患の種類など），②低所得者への対応（保険料率の変更），③介護予防給付（要支援，要介護1など軽度者に対するサービスの見直し）の3点である。

　また，国の方向性として，2011（平成23）年の改正からは，①介護予防を重視するとともに，②施設介護から在宅介護への移行を推進し，③重度の要介護状態になっても住みなれた地域で自分らしい人生を最後まで続けることを目指して，**地域包括ケア**の体制が整えられるようになった。

　また，2017（平成29）年の改正では，重症の長期療養者や終末期患者を受け入れる新たな施設として「**介護医療院**」が創設され，地域包括ケアに関するさらなる強化が図られた。

　2020（令和2）年改正では，認知症の定義の見直し等がなされた。

Ⓑ チーム医療

▌ 1. チーム医療とは

▶ チーム医療　患者を中心に各種の医療専門職が共通の理念を基盤に，それぞれの専門性を生かし共有した目標に向かって，協働して医療を実践することである[5]。いわゆるチームワークと異なる点は，チームを構成するメンバーがすべて専門職者であるということである。高等教育・長期的な訓練をとおして，その領域の専門知識や経験からなる確かな技術を習得した社会に貢献する専門職集団が，患者中心の医療を目指して協働することで質の高い医療サービスを提供することができる。

▶ チーム医療における看護師の役割　医療の専門分化に伴い，質の高い医療を提供するためには1人の患者に対して複数の専門職者のかかわりが必要となってきている。国もチーム医療を推進しており，2010（平成22）年の「チーム医療の推進に関する検討会」において，

患者や家族が求める質の高い，安心・安全な医療提供と，医療の高度化・業務の増大に伴う医療現場の疲弊の改善を目的とする，チーム医療のあり方がまとめられた。そのなかで，チーム医療における看護師は「チーム医療のキーパーソン」として位置づけられている。

■ 2. チーム医療の必要性と意義

1 | チーム医療の必要性

▶ 医療環境の変化　従来の医療において，患者に対して主としてかかわるのは医師と看護師であったが，近年のめざましい医療技術の進歩により，高度な検査や治療が可能となり，その過程に多くの医療専門職者が参画することとなった。また，医療を提供する範囲も施設から地域へと拡大されており，1人の患者が受ける治療のプロセスとしくみも複雑化してきている。

こうした変化する医療環境のなかで，患者の安全を保障しつつ治療効果を高めるためには，個々の治療や検査，処置に対する専門的な知識と技術が必要となり，医師，看護師以外にこれまで多くの専門職が誕生した。たとえば，臨床検査技師，放射線技師，理学療法士，作業療法士，視覚聴覚士，管理栄養士などがあり，医療現場では約30近くの専門職が活躍している。しかし，数多く誕生した各職種がどのような専門性をもち，どのようにすれば効果的に協働することができるのか，十分にわかり合えていないのが現状である。その背景として，それぞれの職種の教育年限や歴史の影響もあり，縦割りの組織として活動することが多く，職業としての価値観も異なり，柔軟性に欠けるという課題があった。

しかし次第に，医療現場において，社会が求めているのは異なる専門職が連携して，それぞれの強みを発揮することで最善の医療を提供することであることを認識するようになった。

▶ チーム医療の利点　チーム医療においては，目標を共有すること，異なる視点による議論が行われることが重要となる。情報を共有する過程で，患者の問題が明らかとなり，おのおのの専門家の知識・技術が統合されることにより，患者のニーズに応える医療を提供することが可能となる。今後の医療体制のなかでチーム医療は重要なキーワードとなっている。

2 | チーム医療の意義

チーム医療の意義について具体的にみていこう。

❶進歩する医療技術に対応する

現在の医療は生体画像診断をはじめとする検査・診断技術から，画像監視下治療（内視鏡手術，血管内手術など）や人工臓器・再生医学の先進的な治療まで幅広い領域で技術の発展が続いている。新しい医療技術が次々に開発され，単一の専門職だけで対応することは，ほぼ不可能な状況となっている。

❷ 疾病構造や人口構造の変化に対応する

わが国の少子高齢化の進展は他国と比べものにならないほどの速さである。高齢患者や認知症高齢者の増加など人口構造の問題，慢性疾患患者の増加に伴う疾病構造の変化を主な要因として，医療施設の病床不足は深刻化している。この状況を打開するために，国は医療機関に対して，急性期医療の充実・効率化とともに在院日数の短縮化を打ち出している。

急性疾患患者の入院期間の短縮を図り，早期退院を実現するためには，医師による治療だけでは十分ではない。看護師，理学療法士・作業療法士などのリハビリテーションにかかわる職種，管理栄養士など多職種の連携による回復期へのアプローチが重要となる。

❸ 患者の多様化するニーズに応える

わが国では，医師への「お任せ」医療から自分のからだに関することは自分で判断する「参加する」医療へと確実に変化している。また，人々のニーズも多様化していることから，個別のニーズに応えていくためには，専門性を生かしたチームアプローチによる柔軟な対応が求められる。

❹ 患者の安全を守る

医療事故の要因の一つとして，医師や看護師の業務量の増大と煩雑化が考えられ，それらがヒューマンエラーを招き，患者の安全と安楽をおびやかす構造となっているのである。そのため，各職種が協働することで，業務の効率化を図り，互いが補完し合うことで事故を未然に防ぐ取り組みが行われている。

❺ 地域医療・福祉との連携を促進する

国は，超高齢社会，少子社会を見すえ，高齢者が住みなれた地域でその人らしく最期まで暮らすことができるという観点から，在宅医療を推進している。2005（平成17）年の介護保険法改正により，サービス資源の整備や保険診療報酬の拡充など，在宅ケアの基盤整備がなされた。さらに2011（平成23）年の介護保険法改正では，新たに地域包括ケアシステムが導入されることとなった。医療施設から地域へと患者に必要な医療が継続されるためには，それぞれの場で活動する職種の連携は不可欠である。

▶ 地域包括ケアシステム　様々な人的・社会的資源で構成されたチームによって在宅療養者への支援が行われる。そのため，いかなる場所で療養がなされても，同じ目標を共有するチームの支援が存在し，在宅療養者はその人らしい生活の実現が可能となる。医療者には，医療施設だけに限定しない，地域も含めた患者の生活圏全体を見通した活動が求められ，様々な状況に応じた医療チームの編成が行われる。

3 ｜ 地域における多職種連携

看護職の対象が地域で暮らす人々へとシフトしていくなか，複数の異なる専門分野の保健医療介護職者が地域で暮らす対象者の健康について質の高いケアを提供することを目的に対象者，家族（介護者を含む），地域と連携して目標を達成していくことが求められてい

人間科学としての看護学　現在まで

看護の過去から

看護実践における重要な概念

4 機能　看護の役割と

看護実践の方法

看護における倫理と法

看護実践を支えるもの

専門職としての看護

医療安全

グローバル社会と看護

る。

　地域において包括的サービスを提供するには，多様な知識と実践力が必要になる。それは臨床で行われるアセスメント，診断，ケア，治療，観察のほか，保健医療全般に必要なコミュニケーション，健康管理，資源の活用を調整するソーシャルワークなどである。それぞれの専門職が連携して初めて適切な医療サービスへのアクセスとサービスの調整，慢性疾患患者の在宅療養の健康保持，対象者の安心・安全の保持などが期待できる。

▌3. チーム医療の実際

　現在の医療施設では，患者にとって専門的なケアが必要とされるものに関して，医療チームが編成される。また，国が指定する医療チームの介入に関しては診療報酬の加算が行われ，質の高い医療が患者に提供されている（表4-1）。

▌4. チーム医療の今後の課題

▶ 医療チーム　チーム医療がもたらす効果としては，疾病の早期発見や回復促進といった医療および生活の質の向上だけでなく，医療者の負担軽減，リスクの分配，医療現場の活性化や安全性の確保も期待されている。しかし，医療チーム内における他職種に対する関心の低さやコミュニケーション不足といった**教育的課題**もある。

　こうした課題に対して，医療系の学部や学科を複数もつ大学では，基礎教育の段階から，カリキュラムの中に学部や学科を超えた合同教育を行っているところが増加している。将来チームを組む医療職者がどのような教育を受けているのかを知り，臨地実習などをとおして同じ経験をすることは，仲間となる職種を理解し尊重するうえで重要な機会となるだろう。

　また，チーム医療と診療報酬加算に関連する**経済的課題**，さらにチーム医療の構成員としてどのように患者と家族を含めて医療チームとしてのあるべき姿に近づけていくかといった**組織や体制上の課題**が残されている。

▶ 在宅ケア　超高齢社会において，今後さらに重要度を増すと予想されるのが「在宅ケ

表4-1　病院における医療チームの具体例

医療チーム	チームを構成する専門職の種類
栄養サポートチーム	医師，歯科医師，薬剤師，看護師，管理栄養士など
感染制御チーム	医師，薬剤師，看護師，管理栄養士，臨床検査技師など
緩和ケアチーム	医師，薬剤師，看護師，理学療法士，医療ソーシャルワーカーなど
口腔ケアチーム	医師，歯科医師，薬剤師，看護師，歯科衛生士など
呼吸サポートチーム	医師，薬剤師，看護師，理学療法士，臨床工学技士など
摂食嚥下チーム	医師，歯科医師，薬剤師，看護師，管理栄養士など
褥瘡対策チーム	医師，薬剤師，看護師，管理栄養士，理学療法士など
周術期管理チーム	医師，歯科医師，薬剤師，看護師，臨床工学技士など

資料／厚生労働省：チーム医療の推進について；チーム医療の推進に関する検討会報告書，2010. http://www.mhlw.go.jp/shingi/2010/03/dl/s0319-9a.pdf（最終アクセス日：2021/9/4）をもとに作成.

ア」である。在宅医療，在宅看護，在宅福祉は相互に連携しながら，地域社会において人々の生活を支える大きな柱となる。医療者にとって，在宅ケアのありかたは，これまでの医療施設で行われるサービス提供体制とは異なるために，医療者以外の人的資源との協働と医療情報を共有するネットワークの整備・強化が急がれる。

C 地域包括ケアシステム

1. 地域包括ケアシステム推進の背景

▶ 高齢者人口の増加　1980（昭和55）年頃から指摘されてきた高齢化は，わが国において諸外国でも例をみないスピードで進行している。65歳以上の高齢者人口は2025年に3677万人になり，2042年には3878万人とピークを迎える。それとともに75歳以上の高齢者が全人口に占める割合も増加し2055年には25％を超え，将来的に1人の若者が1人の高齢者を支えるという厳しい社会が訪れることが予想されている。ほかにも認知症高齢者や一人暮らしの高齢者の増加など，これまでの高齢化対策では対応困難な状況になってきた。

▶ 要介護者の増加　介護保険事業の実態をみても，要介護（要支援）の認定者数は2021（令和3）年4月末時点で684万人となり，この20年間で3倍に増加している。介護保険の給付費の見込みも12兆円を超えている。要介護者の増加は被保険者が支払う保険料にも影響を及ぼし，第1号保険料の基準額（21〜23年度）は6014円と，創設時の2000年度に比べて2.07倍に増加した。

　国は団塊の世代が75歳を迎える2025年をめどに，要介護状態となっても住みなれた地域で自分らしい暮らしを人生の最後まで続けることができることを念頭に，2011（平成23）年に介護保険法を改正し，地域全体で医療・福祉に取り組む地域包括ケアシステムを推進している。地域包括ケアシステムでは，住まい，医療，介護，予防，生活支援が一体的に提供される。

2. 地域包括ケアシステムにおける看護師の役割

　少子高齢化が進むなかで，地域医療構想の実現や地域包括ケアシステムの推進，人口および疾病構造の変化に応じた適切な医療提供体制は，病院完結型の医療から地域完結型の医療へと変わっている。それに伴い療養の場は医療機関から生活の場へと変化した。住み慣れた地域で最後までその人らしい暮らしを続けられるよう，地域包括ケアシステムのしくみがつくられ，それを支える在宅医療の推進のため，多職種がそれぞれの専門性を発揮して連携することが必要となる。

　看護職は多職種者が協働するチームのコーディネーターとしての役割をとおして専門性を発揮することが期待される。厚生労働省が地域包括ケアシステム構築の報告書のなかにその概念図を示している（図4-6）。この図では，たとえば病気にかかったら通院・入院で

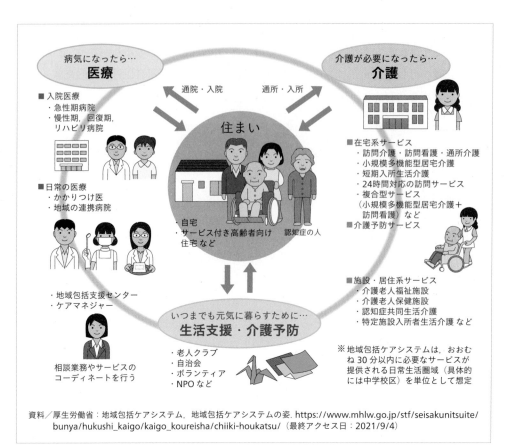

図4-6 地域包括ケアシステムの姿

資料／厚生労働省：地域包括ケアシステム，地域包括ケアシステムの姿. https://www.mhlw.go.jp/stf/seisakunitsuite/bunya/hukushi_kaigo/kaigo_koureisha/chiiki-houkatsu/（最終アクセス日：2021/9/4）

かかりつけ医や地域の連携病院など日常の医療の担い手である医療機関にまずかかる。急性・重症や救急の場合は急性期病院，亜急性期・回復期の場合は亜急性期病院，回復期リハビリテーション病院にかかるようになる。

　看護職は，対象者の適切なニーズに合わせてこの間を調整し，スムーズに転院や退院ができるように次にかかる医療サービスへの連絡・調整ができる最も適した医療職である。具体的には，自宅への退院を可能にするために，かかりつけ医への連絡，ケアマネジャー，在宅サービスや訪問看護サービスの可能性，調整や連携を図る。また理学療法士（PT）・作業療法士（OT），医療ソーシャルワーカーとともに居宅状況のアセスメントを行い，調整する。看護職者は対象者が生活の場で，その人らしく暮らせるようにコーディネートしていくことを期待されている。

3. 高齢者の介護：施設から在宅へ

▶ 医療環境の変化　これまでの医療は，病状の安定に加え，十分に体力が回復し，日常生活への復帰が可能になったことを確認した後に，退院の手続きがとられていた。しかし近年では医療・福祉対策に並行して，在院日数が短縮され，退院時においても依然として医

療的なかかわりが必要な患者や，障害をもったままの患者もいる。

▶ **地域包括ケアシステムの構成要素**　地域包括ケアシステムでは，患者が不安なく退院を迎え，かつ退院後も適切な医療処置や介護を受けることができるように，医療・看護，介護・リハビリテーション，保健・予防の3つの分野が協働し，日常生活圏域内において，介護，医療，介護予防，生活支援，住まいの5つの領域の保健や支援が，おおむね30分以内で得られるようなモデルが示されている。

▶ **地域包括支援センター**　地域包括ケアシステムで中核的な役割を担うのが地域包括支援センターである。ここでは福祉，予防，ケアマネジメントを担当する3つの専門職が配置され，相談から支援の展開まで総合的な窓口となっている。

▶ **医療機関の位置づけ**　地域包括ケアシステムでの医療機関の位置づけは，傷病者への医療の提供と，地域包括ケアシステムの運用に沿った円滑な在宅療養への移行支援である。一般的に地域との調整には，看護師または**退院調整看護師**＊が担うことが多い。医療や看護を受ける場所が変わっても，適切なケアや治療を受けられるように，患者の身体的な所見だけでなく，患者が疾患とどのように向き合って，これからどのような生活を望んでいるのかについても理解し，次の担当者への引き継ぎが行われている。

▌4. 障害者への支援

　わが国の障害者対策の本格的な取り組みは戦後に始まったといってよい。戦前は，身体障害者が救済の対象で，精神障害者は治安や取り締まりの対象でしかなかった。そのため障害者への対応のほとんどは家族もしくは民間の一部にゆだねられ，ほとんどの障害者とその家族は社会から孤立していた。

▶ **身体障害者福祉法**　第2次世界大戦後，GHQの統治下において社会福祉の体制が大きく改革され，日本国憲法にも福祉が位置づけられた。その結果，**生活保護法**，**児童福祉法**とともに**身体障害者福祉法**が福祉3法として制定され，障害者への公的な支援が始まることとなった。身体障害者福祉法により，障害者への福祉サービスは行政の措置として，その事務は地方公共団体が行い，その費用は対象者の支払い能力に応じて負担することとされた。障害者教育においては，従来教育の対象とされていなかった障害者は，特殊教育という分離別学の形式で行われた。しかし，この時点で障害者すべてに教育の機会が与えられたわけではなかった。

▶ **精神障害者福祉法**　1960（昭和35）年に精神障害者に対する法律として，援護施設を中心にした**精神薄弱者福祉法**（現在の**知的障害者福祉法**）が制定された。当時，諸外国では**ノーマライゼーション**の思想のもと，精神障害者が地域で暮らせるための施策が進められていたが，日本ではそれとは逆行する施策がとられた。障害者教育や施設収容からも障害者への偏見は根強く，WHO（世界保健機関）が日本の閉鎖的収容主義的な精神医療のあり方を非難し

＊ **退院調整看護師**：病院のなかで患者や家族の医療や疾病と関連した生活上の問題にかかわる相談を受け対応する部門（医療相談室など）に配属され，多職種と協働しながら患者の個別の問題に合わせ，様々な調整を行う看護師。

たほどであった。1970（昭和45）年には**障害者基本法**が制定され，障害者の自立と社会参加が示されたものの，発生の予防や施設収容などの保護に重点が置かれ，精神障害者に対する具体的な施策は追いついていなかった。

1980年代に入ってから，国際障害者年（1981年），障害者に関する世界行動計画（1982年），国連障害者の10年（1983～1992年）が続いて展開されたことによって，ようやく日本でもノーマライゼーションの理念が浸透し，それまでの施設中心であった施策に地域の参加が含まれるようになった。

ノーマライゼーションとリハビリテーションの理念

　障害者施策を推進するにあたって，「障害」の概念とともに理解しておかねばならないのは，リハビリテーションとノーマライゼーションという，2つの考えかたである。

　リハビリテーションとは「障害をもつゆえに人間的生活条件から疎外されている人の全人的復権を目指す技術，および社会的政策的対応の総合的体系である」とされている。リハビリテーションの理念とは，医学的技術などを用いて身体の機能回復を行うというような狭い意味ではなく，人権の視点に立って障害者の可能な限りの自立と社会参加を促進するための方法として理解されている。

　一方，ノーマライゼーションとは，一般に，障害のあるなしにかかわらず，地域においてごく普通の生活をしていけるような社会をつくっていくこととされている。これは，障害者の存在を特別なものと考えて社会的に隔離するものではなく，障害のある人もない人も地域で共に生活している状態こそが自然であるという前提のもとに，障害のある人もまた，家庭や地域において普通の生活を送ることを可能としていくための方策を講じていくことの重要性を訴えている。

資料／厚生省：平成8年版厚生白書；家族と社会保障－家族の社会的支援のために，1996. より抜粋

精神障害にかかわる制度に関しても，1983（昭和58）年の宇都宮病院事件をはじめ精神障害者の人権にかかわる事件が発生し，日本国内だけでなく国際社会でも取り上げられた。WHOからも勧告を受け，また人権にかかわる事件に関心をもつ人々の働きかけもあり，1987（昭和62）年に**精神保健法**が制定された。

▶ **精神保健福祉法**　精神障害者の同意に基づく任意入院が創設され，自宅で暮らす精神障害者に対して地域のなかでの生活と社会参加の必要性が，徐々にではあったが認知されていった。1995（平成7）年，精神保健法は改正され「**精神保健及び精神障害者福祉に関する法律**」（**精神保健福祉法**）として，精神障害者保健福祉手帳の交付や通所リハビリテーション事業の実施など，地方公共団体に対して精神障害者の自立と社会活動参加への努力義務が示された。

▶ **社会福祉の増進のための社会福祉事業法等の一部を改正する等の法律**　2000（平成12）年には，身体障害者福祉法の改正とともに「社会福祉の増進のための社会福祉事業法等の一部を改正する等の法律」が定められ，従来，福祉サービスの事業所を行政が決定しサービス提供が行われていた「**措置制度**」が，利用者が事業者と契約しサービスを選択する「**支援費制度**」に転換された。

▶ **障害者自立支援法**　2006（平成18）年には身体障害，知的障害，精神障害と区分されていた福祉サービスを一元化し，公平な負担のもと，障害の種類にかかわらず自立支援に向けたサービスが提供できるようにとの目的で「障害者自立支援法」が制定された。しかしこ

の制度には，施行前から財政的に危惧されるところもあり，利用者負担の増額や，事業者に対しても報酬が不十分という運営上の大きな問題が含まれていた。施行前の説明が不十分だったこともあって利用者，自治体，事業者は大きな混乱に陥ったが，最も影響を受けたのは利用者で，生活を切りつめたりサービスをあきらめたりする人も出た。

▶ 障害者総合支援法 「障害者自立支援法」は自立支援を目的としながら，逆に利用者の負担が増すという根本的な矛盾を抱えたものになった。その後，様々な議論を経て 2012（平成24）年にこれに代わり「**障害者の日常生活及び社会生活を総合的に支援するための法律**」（**障害者総合支援法**）が制定された。これは「法に基づく日常生活・社会生活の支援が，共生社会を実現するため，社会参加の機会の確保及び地域社会における共生，社会的障壁の除去に資するよう，総合的かつ計画的に行われること」を法律の基本理念としている。

　障害者総合支援法では障害者の範囲に難病が新たに追加され，障害支援の区分は必要とされる標準的な支援の度合を示す「**障害支援区分**」に改められた。また，重度訪問介護の拡大（重度の肢体不自由者などで常時介護を要する障害者），共同生活介護（ケアホーム）と共同生活援助（グループホーム）の一元化，地域移行支援の対象拡大（地域における生活に移行するため重点的な支援を必要とする者），地域生活支援事業の追加（障害者に対する理解を深めるための研修や啓発を行う事業，意思疎通支援を行う者を養成する事業など）がなされ，利用者の地域での生活を重視した内容になっている。

▌ 5. 人生の最終段階における医療に関する意思決定への支援

1 ｜ 療養者が抱える課題

　地域包括ケアシステムの整備により，高齢者をはじめとする療養者の在宅ケアへの移行が積極的に推進され，医療的処置や機能障害を抱えた状態でも在宅療養が可能となった。この制度では，住みなれた場所で自分らしい暮らしができること，最後まで自分らしく生きることが理念として掲げられ，保健・医療・介護によるサポート体制のもと，利用者にとって豊富な選択肢が用意されている。

　しかし，療養場所やサービス内容が多様化したことが個々のニーズの充足にとって好ましいことではあっても，特に高齢者の場合は，情報が多すぎることが，かえって負担となることもある。また，高齢者のなかには認知機能の低下，あるいは疾病や機能障害による心身の不調から，適切な判断が困難になっている者もあり，時として家族や医療・福祉の専門家が本人の意思決定の機会を奪ってしまうことも現実には生じている。

　さらに，高齢者のなかには，遠慮や理解不足などから，家族の意向を優先してしまったり，医療者にすべてを任せてしまったりと，本来の希望とかけ離れたケアやサービスを受けてしまうといった問題が生じやすい。このように高齢者が抱える意思決定に関する問題は，いまだ多く存在している現状からも，高齢者の人としての尊厳が守られ，制度の主旨に沿った「自分らしい暮らしを送ること」ができるように支援にかかわる専門職は，患者

の意思を尊重したうえで最も適切なケアプランの立案と実施ができるように努めなければならない。

▶ 人生の最終段階における医療　厚生労働省は，近い将来死を迎えると予想される患者に対する治療について，従来「終末期医療」と表現していたものを「人生の最終段階における医療」と表記し，最期まで尊厳ある人としての生き方に着目した医療の重要性を強調したモデル事業に取り組んでいる。

　具体的には，2007（平成19）年に人生の最終段階における医療について，患者が医療従事者と話し合いを行い，患者本人による決定を基本として進めるためのガイドラインがまとめられた[6]。さらに2014（平成26）年からは，モデル医療機関において医師とともに相談員として活動する看護師や医療ソーシャルワーカーなどの配置を開始し，その一環として相談員の研修プログラムが全国各地で展開されている。今後は，医療者だけでなく一般の国民に対しても「人生の最終段階」について考える機会を提供するなど，周知に重点を置いた環境の整備が求められる。

2　意思決定のプロセスにおける看護師の役割

　医療機関での治療終了の目途がたち，退院後の方針を決定する段階において，看護師には患者や家族の意思や希望を他の医療者へ伝え，それが尊重されることによって，患者や家族が納得した状態で次の段階へと移行できるように支援していくことが求められている。

　退院後の方針を決定するプロセスでは，必要に応じて面接の機会が設けられる。以下は面接における看護師の役割と，その際の重要な点である。

▶ 面談前　患者や家族に判断をしてもらうにあたって，事前に医療者間で情報を整理・共有しておく必要がある。現状の課題や予測される問題について多職種で検討し，患者や家族に提供できるサービスについて提示できるように準備しておく。

▶ 面談中　患者や家族が人生の最終段階における決断をすることに抵抗を感じる場合が少なくない。それを踏まえたうえで，医師からの説明時にも看護師は同席し，説明が十分に患者や家族に伝わっているか，患者や家族が思いを表出できているかを観察し，必要に応じて言葉を添えるなど，医療者と患者・家族の対話を促進する。

▶ 面談後　患者や家族が今後の生活に希望をもって意欲的に臨めるように，不安や疑問が残っていないか，必要があれば患者や家族の意向を確認して再度面談の席を設ける。面談の結果は，決定事項だけでなく患者や家族の様子や理解度について振り返り，関係する医療者に報告し情報を共有する。

3　高齢者の意思決定を支えるために重要なこと

❶ 患者による早期からの意思表示

　事前指示と意思決定のためのケア計画事前作成プロセス（アドバンス・ケア・プランニング

［advance care planning；ACP］）が重要となる。

▶ **事前指示**　近い将来の死が避けられないと判断される状況で，本人の意思確認ができなくなった場合を想定して，起こり得る諸状況に対して本人がどのような治療を希望するかしないかについての意思を表明することであり，通常は文書として作成される[6]。

　　事前指示は，ただ意思決定の文書を作成することだけが目的ではなく，患者がそれまで歩んできた人生を踏まえ，患者の思いが尊重され，そのうえで意向形成がなされることが重要な意味をもつ。このプロセスを経るなかにおいて，患者や家族は人生の最終段階に向けて心づもりができていく[7]。

▶ **アドバンス・ケア・プランニング**　患者・家族が医療者や介護提供者と繰り返し話し合い，意思を固め表明するまでのプロセスをアドバンス・ケア・プランニングといい，医療者は人生の最終段階における医療やケアのあり方について，患者が具体的にイメージして言葉として表現できるように支援しなければならない。

▶ **高齢者の特性**　2013（平成25）年の調査によると，人生の最終段階における医療について，意思表示の書面をあらかじめ作成しておくことに対して賛成である者が69.7%いるのに対して，家族とまったく話し合ったことがないと回答した者の割合が55.9%であった。さらに自分で判断できなくなった場合に治療方針を決定するものは，家族などの話し合いで決めることがふさわしいと考える者が78.6%に上ることが明らかになっている。事前指示は「自分のことは自分で決める」という自律志向が強い文化のほうが根づきやすい傾向にあるが[8]，日本では「老いては子に従え」という諺<ruby>諺<rt>ことわざ</rt></ruby>もあるように，人生の最終段階で主張を控えてしまう高齢者の特性が調査結果に影響しているとも考えられる。

　　また，事前指示を書くためには「死ぬときのことを考えなければならない」ことへの抵抗感や，作成したときと実際に必要となったときの希望が異なる可能性などの現実的な問題も生じている。

▶ **患者の意思の確認**　「人生の最終段階における医療の決定プロセスに関するガイドライン」（厚生労働省，2018年）では，患者の意思が確認できる場合には専門的な医学的検討を踏まえたインフォームドコンセントに基づく患者の意思決定を基本とし，多職種が協働して行うことが示されている。また，決定に際しては，患者と医療従事者が十分な話し合いを行い，患者が意思決定をし，その合意内容をまとめることが原則であり，患者の状況の変化に応じて，そのつど意思を確認すること，内容は本人が拒否しない限り家族にも知らせることを勧めている[9]。

▶ **事前指示の様式**　本人の判断のみで署名したのではなく，話し合いのもとに合意したことを明記し署名する。本人が熟慮の末に決断したことがわかるように記す必要がある。

❷ **患者の意思がわからないときの推定意思の尊重**

　　患者の急激な状態の悪化や認知機能の低下により，患者の意思が確認できないときには，それまでの患者の生き方や様子から，患者が何を望んでいるかを家族と共に推定し，それを尊重することとなる。家族がいない場合や家族の判断が難しいときには，医療者間

での議論をとおして患者にとって最もふさわしい方針を判断し決定していく。

❸患者と家族の希望が異なるとき

意思決定の倫理原則を踏まえると，患者の意向が最も優先されるべきであるが，家族に患者の希望が受け入れられないこともある。この場合，医療者は患者の意向を家族に伝えるとともに，限りある条件のなかでも患者の意思が尊重されるように医療者間あるいは「医療者－家族」間で検討し，その理解に最大限努力することが必要である。

❹意思決定を支えるコミュニケーション

高齢者は，心身の機能障害や療養場所など，身の上に起きることへの対応について，幾度となく選択や決断を迫られる。高齢者は，若者と違って聴力・視力の低下や認知機能の低下など，コミュニケーションの妨げとなる要因が多く，人生の最終段階における医療方針の意思決定は容易ではない。看護師は必要な情報（可能な選択肢）を具体的かつていねいに伝えるとともに，患者や家族の話に関心を向け，オープン・クエスチョンなどコミュニケーションの技法を適切に用いながら，できるだけ意思が表出できるように支援する必要がある。

また，患者や家族から「最期は家で過ごしたい」といった何らかの意思の表明があったときには，意思を正確に把握するためにも，看護師がその言葉を反復したり，具体的に尋ねるなど，確認作業をていねいにしていくことが重要である。

人生の最終段階について語ることは患者や家族にとって必ずしも気の進むことではなく，本人にとっては厳しい決断をせざるを得ないときもある。したがって，決断のプロセスへの努力そのものを評価するとともに，看護師はじめ地域包括ケアシステムにかかわる専門職者は，連携して患者や家族を継続的に支援していくことを伝えるのも重要である。

文献

1) 日本看護科学学会看護学学術用語委員会編：看護学学術用語，1995，p.6．https://www.jans.or.jp/uploads/files/committee/1995_yougo.pdf（最終アクセス日：2021/9/3）
2) 縄秀志：看護実践における"comfort"の概念分析，聖路加看護学会誌，10（1）：11-21，2006．
3) 日本看護科学学会看護学学術用語委員会編：日本看護科学学会第13・14期看護学学術用語検討委員会報告書，2019，p.42-43．https://www.jans.or.jp/uploads/files/committee/yougo_houkokusho2019.pdf（最終アクセス日：2021/9/3）
4) 土田武史：国民皆保険の軌跡，季刊社会保障研究，47（3）：244-255，2011．
5) 厚生労働省：チーム医療の推進について；チーム医療の推進に関する検討会報告書，2010．http://www.mhlw.go.jp/shingi/2010/03/dl/s0319-9a.pdf（最終アクセス日：2021/9/4）
6) 厚生労働省：人生の最終段階における医療の決定プロセスに関するガイドライン，2007．
7) 清水哲郎：事前指示を人生の最終段階に関する意思決定プロセスにいかすために，日本老年医学会雑誌，52（3）：224-232，2015．
8) 前掲書6）．
9) 厚生労働省：人生の最終段階における医療・ケアの決定プロセスに関するガイドライン，改訂版，2018．

参考文献

・川島みどり編：看護技術の安楽性，メヂカルフレンド社，1974.
・川島みどり：チーム医療と看護；専門性と主体性への問い，看護の科学社，2011，p.10.
・キャサリン・コルカバ著，太田喜久子監訳：コルカバ コンフォート理論；理論の開発過程と実践への適用，医学書院，2008.
・厚生労働省：地域社会における共生の実現に向けて新たな障害保健福祉施策を講ずるための関係法律の整備に関する法律について．http://www.mhlw.go.jp/stf/seisakunitsuite/bunya/hukushi_kaigo/shougaishahukushi/sougoushien/（最終アクセス日：2021/9/4）
・厚生労働省：平成 19 年版厚生労働白書；医療構造改革の目指すもの，2007.
・厚生労働省：平成 26 年版厚生労働白書；健康長寿社会の実現に向けて；健康・予防元年，2014.
・厚生労働省：平成 28 年版厚生労働白書；人口高齢化を乗り越える社会モデルを考える，2016.
・厚生労働省老健局：日本の介護保険制度について，2016. http://www.mhlw.go.jp/english/policy/care-welfare/care-welfare-elderly/dl/ltcisj_j.pdf（最終アクセス日：2021/9/4）
・酒井孝：日常生活の中のリスク；"ハインリッヒの法則"を知ろう，共済と保険，48（2）：43-49，2006.
・総務省統計局：日本の統計 2021，2021. http://www.stat.go.jp/data/nihon/index1.htm（最終アクセス日：2021/9/4）
・宮城雅子：大事故の予兆をさぐる；事故へ至る道筋を断つために，講談社，1998.
・Cutcliffe, J. R.，McKenna, H. P. 著，山田智恵里監訳：看護の重要コンセプト 20；看護分野における概念分析の試み，エルゼビア・ジャパン，2008.

人間科学としての看護学

看護の過去から現在まで

看護実践における重要な概念

4 看護の役割と機能

看護実践の方法

看護における倫理と法

看護実践を支えるもの

専門職としての看護

医療安全

グローバル社会と看護

第 **5** 章

看護実践の方法

I 看護技術

A 技術と看護技術

1. 技術

「技術」という言葉は，主に生産活動に用いられることが多く，そのため工程の手順や方法として受け止められがちである。しかし本来の**技術**は，客観的な知識のことであり，また，単なる知識や理論とは異なり，実践的行為につながるものである。

ここでいう実践的行為とは“対象を良い方向へ導く”といった性善説に基づく行為のことを意味し，実践は技術の効果的な活用によって生み出され，それを用いる人間によって，結果の是非が左右されるといえる。

また，技術は知識であるから，たとえ何かの手技が優れていたとしても，知識や理論が伴っていない場合は，必ずしも技術とはいえない。

人間は古くから技術を用いることで生活上の利便性を高めてきた。長い歴史のなかで技術革新を繰り返し発展した結果，現代の科学技術が生み出され，様々な形で私たちの生活を支えている。同じように，保健・医療や看護も人間の健康をつくりだす技術として社会に貢献してきた。

2. 看護技術

看護技術とは「看護の概念を具現化し，看護方法を実践する科学的原理に基づく看護行為の総称」であり，また「対象である人間への働きかけであり，その人との関係性の中で実施されるもの」とされている[1]。一般的に使用される技術と看護技術の異なる点は，対象が物ではなくて生きた人間であるということである。

対象者が人間である限り，看護の原理を踏まえた看護手順を設定したとしても，健康レベルや環境の変化によって臨機応変に対応しなければならず，また対象者との相互関係のなかで，専門家としての的確なアプローチを行わなければならない。対象者の状態を把握しただけでは，働きかけたことにはならず，技術を用いた有効な働きかけを行うことによって，ようやく看護を実践したといえるのである。

また，人間の相互関係という点においては，看護師も対象と同じ人間であるために，相互関係のなかで技術を提供することによって，受け手側に新しい変化が生まれるとともに提供した側にも影響したり，逆に課題が表面化したりというように，人間関係と深くかかわりをもつのが看護技術の特徴であるといえる。

B 技能と技術

1. わざと技能の違い

　経験によって，特定の法則性をからだに覚えさせ行為化することを「**わざ**」（技）という。さらに経験を反復するうちに個人のからだにきざまれた確かな「わざ」となり，やがて**技能**となる。

　技能を身につけるためには，単に訓練を繰り返すだけでは不可能で，関連する知識の習得が必要である。したがって，訓練と知識の2つの統合により，技能は成立すると考えられる。

2. 技術と技能の違い

　技術は言語化し記述できるといった客観的な性質をもち，知識として他者に伝達していくことができる。これに対し，技能はあくまでも個人が自分自身のなかで経験をもとに築きあげていく主観的なものであるために，目に見える形として伝達することは難しい。

　技術が書籍や研修など自分への投資によって手に入れることができる一方で，技能は自分で自分のなかに築くものであるから，自分への投資では手に入れることはできないし，すぐには身につかない。技能を身につけるためには時間も手間もかかるという特徴がある。

3. 科学的根拠に基づいた看護

　技術と技能は，どちらも同じ「わざ」に関連した語句でありながら，対照的な性質をもっている。ハンガリーの科学者であり哲学者でもあるマイケル・ポランニー（Polányi, Mihály, 1891 ～ 1976）の言葉「われわれは語ることができるより多くのことを知ることができる」は，**暗黙知**の存在を定義したものであり，知識，技能の統合として，からだに埋め込まれた暗黙知の重要性が示されている[2]。

　看護は実践の科学といわれるように，人々の健康の保持増進のために，科学的に裏づけされた実践による看護サービスを提供する役割をもつ。現在，私たちが学んでいる看護技術は看護の歴史のなかで積み重ねられた「わざ」の蓄積である。看護の対象が物ではなく，人間であることから，看護技術として表現されるものは，日常生活援助，フィジカルイグザミネーション，診療の補助，バイタルサインの測定，コミュニケーション，患者教育，相談など多岐にわたっている。そのなかには，科学的根拠の裏づけがきちんと説明された確かなものがある一方で，現状としては十分に科学的に立証されていないことも多い。

　今後は看護師の豊富な経験のなかで培われた技能や「わざ」を，言語化し，知識化する方法の開発や，現状で実施されている看護を科学的根拠に基づいた看護へと転換するこ

と，あるいは技術や「わざ」を身につけるために，看護に関する知識をより多く取り込むことによって技能化することが課題であるといえる。

C 手あて・アート

1. 手あて

看護を意味する英語 "nursing" は，ラテン語の「養育する，養う」という意味の "nutricia"（ニュートキア）からきた言葉である。一般の人々の間では，昔から傷や苦痛に対して手を使って治療的な処置を施すことは「**手あて**」という言葉で表現されていた。

欧米における20世紀前半までの看護は，主に病院内での病人のケアや子どもたちを対象としたケアであり，まだ医療技術が発達していなかった当時は，科学を重視するよりも看護者の直観や技術の訓練に基づいた「手あて」としてのケアリングが主であった。

ケアリングは，看護者の感性，患者と看護者の相互関係のなかで，患者が示す非言語的な痛みや不安を看護者が感じとり，実践につなげていったり，さらには看護者の独創的な看護を展開し，新たな看護の活動の場を広げたりするところから「アート（art）」として扱われることも多かった。

2. アート

看護における**アート**は健康に関連したケアリングの技能である。つまりアメリカの看護理論家マーサ・E・ロジャーズ（Rogers, Martha E., 1914 ～ 1994）のいう「人間へのサービスにおいて，創造的かつ想像的に知識を用いること」である。

アートとしての看護は，看護が直観や技術の訓練に基づいたケアリングであることやヒルデガード・E・ペプロウ（Peplau, Hildegard E., 1909 ～ 1999）がいう「看護師−患者」関係のかかわりのなかで，その独自の感性，想像力，知的な理解力によって，その人がもつ独自の能力を見いだし，伸ばすことができることで説明される。

時代の進展とともに医療技術は著しい発展を遂げ，現在では「看護」の領域も広がりを見せ，昔とは様子が大きく変化した。しかし，単なる知識や技術だけに偏らない，心や精神，また創造力など統合した対象者との相互関係のなかでの実践は，看護のなかの重要な「アート」の要素として現在でも引き継がれている。

バーバラ・A・カーパー（Carper, Barbara A., 1941 ～ 2021）は，看護の知の基本的なパターンとして，経験知（empirical），倫理知（ethical），個人知（personal）とともに，アートとしての審美知（aesthetic）をあげている[3]。そして**審美知**は「状況のもつ意味を深く理解する力をもって，即座に一瞬にして意識的に深く考えることなく，その場に，どんな風に存在し，どのように行為すればよいかを知らせてくれる知である。またそれは視覚に訴える力をもつ芸術作品に匹敵するほどの意味を表現できる手段である」と述べている。

豊富な知識をもち，優れた技術をもっていても，その場の状況にそぐわなければ看護実践とはいえない。したがって看護の「アート」の部分は，看護の知の一部でありながら，最終的に看護の質を決定づけるものとして，これから先も大切に伝承されるべき重要な要素であるといえる。

Ⅱ　看護過程

Ａ　看護過程とは何か

　看護過程（nursing process）とは，対象者のために適切なケアを選択し，提供するための専門的な看護師のアプローチである。**過程**（process）とは，仕事を進める手順や進行，道筋のことをいう。看護に置き換えると，患者や対象者の問題解決に向けて，データ収集から評価までの一連の流れを構造化し，理論的知識を用いて科学的にアプローチしていくことといえる。

　看護過程が開発される以前の看護は，ケアを受ける人間を対象にするのではなく，健康問題や特定の疾病によって生じる症状に焦点を当て，医師の指示に基づいて行われていた。しかし，看護の発展に伴い，科学の分野における問題解決思考，すなわち科学的な方法が看護実践のアプローチの手法として取り入れられるようになり，看護過程として体系化された。

　ロザリンダ・アルファロ＝ルフィーヴァ（Alfaro-LeFevre, Rosalinda）は「看護過程は，目標に向かって人間的なケアを効果的かつ効率よく行う組織的系統的な方法で，アセスメント，診断，計画，実施，評価の5段階が密接につながり，一定の枠組みとしくみを構成している」と定義している[4]。

　看護過程は，疾病を含む健康と対象者の状態を関連づけ，看護診断を下し，計画的に実践を行うために用いられるもので，アセスメント，看護診断，計画，実施，評価という5段階から構成されている。また，看護過程はこの5段階で終結するのではなく，評価によって，"看護ケアが対象者のニーズに適合しているか"または"目指しているゴールへの到達が可能であるか"を明らかにした後，再びアセスメントに戻り，より高い健康状態にもっていけるようにプロセスを構築していくという循環型のしくみを特徴とする（図5-1）。

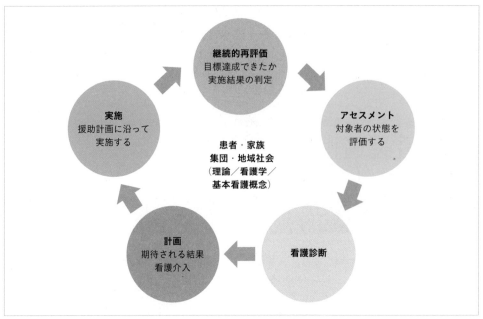

図5-1 看護過程の5つのステップ

1. 看護過程の利点

看護過程は，対象者の疾病と，疾病や治療によって影響を受けている生活の両方に目を向けることで，ほかの医療職が行うことができない対象者の健康にかかわる問題を抽出し，介入することを可能とする（表5-1）。

表5-1 看護過程を用いる利点

- 対象者中心の看護を実現することができる
- 個々の対象者に合わせて個別性の高い援助を実践することができる
- 援助の過程が記録として残る
  - 同僚間での意思疎通が改善し，エラーの防止や重複した業務の削減に貢献できる
  - 評価しやすくなることで，次の援助に活かし，さらに研究に発展させることができる
- 対象者の問題に対して適切な時期に対応することができ，入院そのものや入院期間の長期化を防ぐことができる
- 看護の効率化にも貢献し，看護に関する費用対効果を高めることができる
- 対象者の人間性にも焦点を当てることができるので，結果的に対象者の自立やQOLを高める
- 看護師の思考能力の開発や柔軟で自主的なものの考え方が身につくようになる
- 対象者や家族が自分たちのかかわりの重要性や自分たちのもつ強みの価値に気づくようになる
  - 看護師も結果に対して満足感が得られる

出典／ロザリンダ・アルファロ=ルフィーヴァ著，本郷久美子監訳：基本から学ぶ看護過程と看護診断，第7版，医学書院，2012，p.16，一部改変.

たとえば脳梗塞により半身麻痺をきたした対象者の場合，医師は再梗塞の予防的治療に焦点を当て，理学療法士は運動機能の改善に焦点を当てるが，看護師は医学的治療に目を向けながらも，その人の家族や生活，心理社会面も含むすべてに焦点を当て，対象者に合わせた介入へと調整を行う。

わが国において一般的に用いられる看護過程は，アセスメント，看護診断，計画，実施，評価の5段階で構成されている。また，2段階目の「看護診断」については共通言語としての看護診断名が使用されるようになってきている。

2. NANDA-I看護診断

看護診断に大きな影響を与えているのは，1973年に始まった北米看護診断協会（North American Nursing Diagnosis Association：NANDA）による「診断ラベル」（看護診断名）の開発である。NANDAは2002年にNANDAインターナショナル（NANDA International：NANDA-I）に拡大し，国際的な看護診断の普及に活動の幅を広げている。

NANDA-Iの活動は，それまでの曖昧で各看護師に任されていた看護問題の表現を，「看護診断名」として看護上の共通用語や診断基準を開発することによって看護体系を強化し，標準化した看護ケアの提供を推進するものである。この活動では，2年ごとに開かれる定例カンファレンスにおいて診断の修正が行われ，修正点は世界に発信されている。

現在，看護診断の技術は世界的に多くの地域に浸透し，対象者の健康状態，機能状態，そして現在のコーピング*のパターンに関するデータベースづくりに活用され，適正な看護ケアを導く指標となっている。

看護診断の開発によって，それまでの一時的な対症看護ではなく，看護過程が有効に機能するようになり，個々の対象者が抱える問題に対して，個別的な対応ができるようになった。

C 看護過程の展開

1. アセスメント

アセスメント（assessment）は「事前評価」や「査定」と訳され，目的達成のため介入前に客観的に評価することを意味する。医療では，診察や病歴聴取による疾病の診断として，これまでは医師が行うこととされていた。一方で，看護師も患者の心理的・社会的な側面について広く深くデータを集め，アセスメントする技術を開発し，看護診断として，その技術も向上してきた。その結果，臨床においては，看護診断を活用した患者中心のケアが実施されてきている。

＊ **コーピング**：ストレスを評価し，対処しようとすること。

看護過程を考えるケーススタディ

　看護過程は，対象者の健康状態をより向上させるために，現状を分析したうえで，目標を定め，問題解決に向けて看護ケアを提供することである。もしも看護過程を用いなければ，計画的に問題に取り組むことができずに，その場だけの対応に終わってしまうかもしれない。

　以下の事例を読んで，看護過程に沿った看護がどのようなものか，看護実践の流れについて理解しよう。

1）事例：狭心症をきっかけに外出しなくなった患者

　Aさん，女性，73歳。1年前に狭心症で入院し治療を受けた。現在の経過は良く，毎月病院を受診して内服を継続しながら，自宅で息子家族と一緒に暮らしている。

　しかし心臓を患ったことがきっかけとなり，からだへの不安からあまり出かけなくなった。時に，庭を散歩するだけで倦怠感（けんたいかん）を訴えてしまう。

　Aさんは「家事は息子の奥さんがしてくれるので，日常生活においては特に困ることはありません」と言い，どちらかというと，食事療法も家族任せで，本人は自己管理に興味をもっていないようである。

　心臓の検査では異常はなく，主治医からは体力を落とさないように，散歩や買い物などの毎日の活動を勧められているが，Aさんは気のりがしない様子で，家族も心配して受診に付き添い，看護師に相談している。

2）Aさんの看護過程

　看護師は，まず受診時にAさんの健康状態の把握を行い，次にAさんと家族を交えて，Aさんの現在の情報を整理した。

　そこでAさんが，①外出が減って活動量が以前と比べて減少している，②心臓の発作がいつ起こるかもしれない，という不安をもっていることがわかった。このまま経過すると，年齢的な影響も加わり，運動機能，筋力，食欲が低下し，それに伴って免疫力も落ちることが予想された。

　運動量の低下によって，全身に悪循環をきたすことが十分に考えられ，Aさんの生活は閉じこもりの状態に傾いていきそうであった。そこで看護師は，まずAさんの活動面に働きかけることにした。Aさん自身も元のような生活に戻りたいと望んでいた。

　看護師は，体力改善のための看護介入として，座位中心の生活になっているAさんの活動を，段階的に改善していく運動療法を選択した。

　ほかに心理的な問題も抱えているため，家族や周囲の人への協力を働きかけながら，広い視野でAさんを理解し，生活を支援していく必要性があった。

　具体的な看護計画として，Aさん，家族，看護師が一緒に目標を設定した。その一つとして身体面に関し，目指す結果を「1日2回，自宅周囲を2周散歩する」とした。家族とAさんは看護師とともに，この計画を共有し，次回の受診日に自宅での様子を評価することにした。

　次の受診日には，その結果をもとに評価し，新たな課題について検討（アセスメント）する予定である。

1 | クリティカルシンキング

看護過程において，対象者をアセスメントする場合は，ただ目の前にある状況をそのまま受け入れるのではなく，常に批判的な視点で考え判断することが必要である。この批判的思考のことを**クリティカルシンキング**（column 参照）といい，単なる批判とは異なり，対象者に関するデータをもとに，論理的に状況を分析・省察し問題解決に向かう思考をいう。

看護過程とクリティカルシンキングの違いは，看護過程は対象者に応じたケアを実践するための1つのツールであるのに対し，クリティカルシンキングは，そうしたツールをとおして行う思考のプロセスである。

クリティカルシンキングは，ほかの技能と等しく，訓練することができる能力であり，看護師が取り組む対象者の複雑な問題に柔軟に対応するためにも，看護師は実践のなかでクリティカルシンキングを習得しておく必要がある。

2 | データの種類

アセスメントのために必要となる情報（データ）の種類は，大きく分けて「主観的データ」（subjective data）と「客観的データ」（objective data）の2種類がある。

主観的データは対象者が話したことなど，対象者自らが提示したものであり，**客観的データ**は看護師が観察したことや測定したこと，また検査の結果も含まれる。

たとえば，主観的データは「息が苦しい」，客観的データは「呼吸数28回/分，努力様の浅い呼吸」となる。

Column ## クリティカルシンキング（critical thinking）

クリティカル（critical）という言葉はギリシャ語の「批判者」を意味する kritikos に由来する。批判とは，疑問をもち，理解し，分析することである。

クリティカルシンキング（批判的思考）はアメリカの教育改革運動から生まれた論理的思考のスキルで，特定の領域での知識が蓄積された場合，その領域において発揮されるといわれる。通常，私たちは，①自分自身の態度や価値観が，私たちの理解のしかたにどのように関係しているのか，②私たちの理解のしかたが，対象者との相互作用にどのように影響をしているか，についてあまり意識していない。しかし思考に注意を払うと，自分の態度や価値観が思考を左右していることや，思考のしかたによって物事の理解の程度に違いが出ることに気づくことができる。

また，批判的な視点をもつことは，自分自身の思考と他者の思考を比較検討することにも効果的に働き，「看護師－患者」の相互作用を高める作用をもたらす。

さらに，看護が人の生命にかかわるシビアな領域であることに目を向けると，クリティカルシンキングはヒューマンエラーを防ぐという，直接患者にかかわらない状況においても重要な役割を果たしているといえる。

3 | 情報収集の方法

　情報は対象者から直接聞いたり，観察したり，フィジカルアセスメントによって収集される。また，対象者以外の，医療スタッフや家族から聴取する場合や，検査によって得られたデータもアセスメントの対象とする（表5-2）。

　一方で，対象者の情報をまとめて記録に残した医師をはじめとする，ほかの医療者の記録や，チーム内での対象者に関する話し合いの内容も対象となる。

4 | 情報収集の枠組み

　対象者の情報を分析し，そこから看護の方針を決定し，看護ケアの具体的方法を導くためには，看護の枠組み（視点）を用いることが効果的である。看護の枠組みは一般的に看

Column

ヒューマンエラーを防ぐためのクリティカルシンキング
〜与薬における6R〜

　看護師が注射のオーダーを受けて患者に投与するときは，6R（アメリカでは7R）によりチェックする。

　チェックする点は，①正しい患者であるか（right patient），②正しい薬物であるか（right drug），③正しい目的であるか（right purpose），④正しい量であるか（right dose），⑤正しい方法であるか（right route），⑥正しい時間であるか（right time），である（表）。

　このように6Rに沿って考えていきながら薬を投与することも，臨床におけるクリティカルシンキングである。

　アメリカではこの6Rに，⑦患者が薬を拒否する権利（patient right to refuse medication）がくわわる。この場合は，なぜ拒否するのか患者から聞き出すことや，その薬についての教育，拒否しつづければ医師や薬剤師と相談して代わるものを提供するなどの工夫をする。安全に，かつ患者が納得する説明をし，看護を行わなければならない。

表　ヒューマンエラーを防ぐためのクリティカルシンキング：与薬における6R

6R	内容
right patient：正しい患者	● 投与する患者は間違っていないだろうか？ ● 患者にとってなぜ投与が必要なのだろうか？
right drug：正しい薬物	● 投与する薬剤は間違っていないか？ ● ほかに似かよった薬剤はないのか？
right purpose：正しい目的	● どうして患者に投与するのか？ ● 患者にとって必要な薬剤なのだろうか？
right dose：正しい量	● 投与量は適しているか？ ● 正しい量の薬剤が準備できたか？
right route：正しい方法	● 投与の部位や方法は間違っていないか？ ● 投与方法に応じた物品はそろっているか？
right time：正しい時間	● 投与の時刻と時間は間違っていないか？ ● 投与の時刻や時間を間違うとどうなるか？

表5-2 情報収集の方法

方法	定義	必要な手段
観察	見たり感じたりする技術	● 感覚：視覚，聴覚，嗅覚，触覚
面接	直接対面して，特定のことについて協議する	● 落ち着ける場所 ● プライバシーが守れる環境 ● コミュニケーションスキル
聴く	目的をもって聴く行為。人が自分の感情，信念，強み，ニーズを表すのを注意深く聞く	● すべての感覚 ● 落ち着ける場所 ● 居心地のよさ，プライバシーが守れる環境 ● コミュニケーションスキル
相談	特定の問題について，適切な助言や意見を求める	● 専門知識，文献，記録 ● 対象者と共に対象者を知る家族や友人
検査	視力や聴力の検査など綿密で目的のある観察。基準に照らして正常・異常を調べる	● 見る，聴く ● はかり，耳鏡，聴診器，体温計などの用具 ● 比較するための基準一覧表
触診	からだの内部の状態を推測したり外観を観察したりするために，体の表面を手や指を使って調べる	● 手 ● 感覚：触覚，視覚
打診	振動や共鳴を起こして音の程度や抵抗をみる。からだを軽く，素早くたたくことにより，からだ内部の状態を推測する	● 手 ● 感覚：触覚，視覚 ● 反射作用を調べるハンマー
聴診	気管や体内の腔の音を聴くために，聴診器やそのほかの道具を用いて聴く	● 手 ● 感覚：聴覚 ● ドップラー超音波検査装置，聴診器

護理論や看護モデルともよばれ，看護上の特定の現象を概念化して論理的に説明したものである。

　その枠組みのなかには，健康に関する視点を備えたものがあり，看護過程でのアセスメントツールとして用いることにより，対象者の看護問題，つまり身体的・社会的・心理的問題を取りこぼすことなく把握することができる。

　また，看護の目的に応じたアセスメントツールを使用することによって，データを特定の意味・共通の群に分類することができ，問題の抽出や優先順位の列挙，看護師間での対象者への視点を統一させることができる。

　たとえば，**ヴァージニア・A・ヘンダーソン**（Henderson, Virginia A., 1897 ～ 1996）の理論は，人間は14の「基本的ニード（欲求）」をもち，その人が必要なだけの体力と意志力と知識をもっていれば基本的ニードを自立して充足することができるというニード論をもとに構成されている。

　マージョリー・ゴードン（Gordon, Marjory, 1931 ～ 2015）の枠組みは，11の機能からみた「機能的健康パターン」によって分類されており，看護診断や看護問題を明らかにするためのモデルとして活用することができる。

　カリスタ・ロイ（Roy, Callista, 1939 ～）は，人間を健康と疾病の連続体上にあるものととらえ，行動が適応的か非効果的かを判断するための適応モデルを構築し，4つの適応の様式を示している。ロイの枠組みは，それぞれの様式に応じてデータを収集することで，対象者の行動に影響を及ぼす様々な刺激が明らかになり，問題解決の焦点を明確にすることができるとされている（表5-3）。

表5-3 アセスメントによく用いられる枠組み

ヘンダーソンの基本的ニード	ゴードンの11の機能	ロイの適応モデル
1. 呼吸	1. 健康知覚	1. 生理的ニーズ
2. 水分	2. 栄養－代謝	空気, 水, 栄養, 休息など
3. 食事摂取	3. 排泄	2. 自己概念
4. 排泄	4. 活動－運動	3. 役割機能
5. 適切な姿勢, 活動	5. 認知－知覚	4. 相互依存関係
6. 休息と睡眠	6. 睡眠－休息	■行動に影響を及ぼす刺激
7. 体温の調節	7. 自己知覚－自己概念	● 焦点刺激
8. 清潔と皮膚の保全	8. 役割－関係	● 関連刺激
9. 個人の安全	9. 性－生殖	● 残存刺激
10. 適切なコミュニケーション	10. コーピング－ストレス耐性	
11. 生産性, 達成感のある仕事	11. 価値－信念	
12. レクリエーションへの参加学習		
13. 信仰		
14. 学習		

2. 看護診断

　「診断」はこれまでの長い間，医学の専門用語として医師の特権と考えられていたが，最近は医療以外でも使用されるようになり，看護援助も「看護診断」に基づいて行われるようになった。医師が行う診断は，徴候や症状から疾病を見きわめる医師の行為やその方法を指すのに対し，看護診断は看護師として行う業務の範囲内で，対象者がもっている強みや問題を要約したものである。

　社会で機能している数々の専門化集団のなかで，看護が独自の領域として自律し，看護専門職としての立場を確立するためには，蓄積されている知識を体系化し，研究によってさらに発展させねばならない。そのために，NANDA（北米看護診断協会）をはじめとする看護の団体は，IT（information technology：情報技術）時代の医療ニーズを見すえて，将来にふさわしい知の分類体系を目指し，看護における共通の枠組みづくり（看護診断用語の開発など）を進めている。

1 │ 看護診断と共同問題

　看護診断は看護として独立して介入できる問題に焦点を当てている。一方，**共同問題**は看護師が，医師などと協働する際に共通する問題として扱うもので，必ずしも看護の問題であるとは限らない。

　対象者の多くは医学的診断を受けていること，顕在的な疾病の有無にかかわらず，様々な合併症を引き起こす危険性が考えられるなどの医学的問題を抱えている。こうした看護の領域の外にある問題は，共同問題として扱うことが適している。

　医師と看護師は相互依存的関係のなかで役割を遂行することも多いために，共同問題を取り上げることで，患者の問題解決に向けた適切な方向性について議論することができる。いずれにしろ，専門職としての看護活動のほとんどは，看護師が責任を負うべき問題に焦点を当てるため，その問題を明らかにする看護診断は看護活動にとって不可欠なもの

となる。

2 | NANDA-I看護診断

NANDAの第9回会議（1990年）では「看護診断とは顕在的または潜在的な健康問題や生命過程に対する個人家族地域についての臨床的判断である。看護診断によって看護師が責任をもつ看護介入を選択する根拠が得られる」と定義された。

NANDAは看護診断への関心の高まりのなか，看護にかかわる言語を統一し，異なる地域においても標準化した看護過程のもとで看護が行われるように，診断ラベル（看護診断名）の開発を進め，現在でも新たな看護診断名を開発しリストに追加し続けている。現在，13の領域（表5-4）と267の看護診断名が定義されている（2021-2023年版）[5]。

NANDAでは，看護診断を行うために，人間の側面を，身体面，心理面，社会面，行動面，統合的な面の5つに分類し，さらに領域を区分することによって，あらゆる問題に対応できるように，詳細な説明をしている。

また，アメリカでは，NANDA-I看護診断に加えて，看護ケアで期待される成果（アウトカム）の分類（看護成果分類：NOC）や看護ケアの分類（看護介入分類：NIC）が，看護にかかわる言語の標準化の推進活動として行われ，近年さらに，これらの共同開発が進められている。

看護診断は，健康問題に関する対象者の反応に基づく，有効な看護介入を導くための指標とならなければならない。したがって適正に診断するため表5-5に示した5つの要件を満たすことが必要である。

NANDA-I看護診断は「看護診断名」と「関連因子」もしくは「危険因子」によって構成されている。「関連因子」と「危険因子」は対象者のアセスメントデータから同定され

表5-4 **NANDA-I看護診断の13の領域**

ヘルスプロモーション	セクシュアリティ
栄養	コーピング／ストレス耐性
排泄と交換	生活原理
活動／休息	安全／防御
知覚／認知	安楽
自己知覚	成長／発達
役割関係	

出典／T・ヘザー・ハードマン，上鶴重美，カミラ・タカオ・ロペス編，上鶴重美訳：NANDA-I看護診断；定義と分類2021-2023，原書第12版，医学書院，2021，p.114より作成.

表5-5 **看護診断の要件**

❶対象者に焦点を当てている。
❷対象者に関するデータ収集に続いて行われる。
❸診断に至るまでの判断のプロセスが簡潔に記述されている。
❹結論は診断ラベルを用いて表現されている。
❺対象者にとって必要な看護介入が明確になる。

人間科学としての看護学

看護の過去から現在まで

看護実践における重要な概念

看護の役割と機能

5

看護実践の方法

看護における倫理と法

看護実践を支えるもの

専門職としての看護

医療安全

グローバル社会と看護

表5-6 NANDA-I看護診断と関連因子の例：高齢者虚弱シンドローム

領域	1 ヘルスプロモーション
類	2 健康管理
看護診断名	高齢者虚弱シンドローム（Frail elderly syndrome）
定義	健康の側面（身体，機能，心理，社会）の1つ以上が衰えた高齢者が，障害などの健康上の弊害が起こりやすい，不安定な均衡動態に陥っている状態
関連因子	● 転倒転落への恐怖 ● 栄養不良（失調） ● 坐位中心ライフスタイル
診断指標	● 栄養摂取バランス異常：必要量以下 ● 入浴セルフケア不足 ● 摂食セルフケア不足 ● 更衣セルフケア不足 ● 排泄セルフケア不足 ● 活動耐性低下 ● 記憶障害 ● 歩行障害
主なアウトカム	● 転倒恐怖心が弱まる ● 栄養状態が改善する ● 日常的な身体活動の増加
一般的な看護介入	● 自己肯定感を高める ● 適切な栄養摂取について指導する ● 日常での身体活動を増やすように励ます ● 外出の機会を増やすようにはたらきかける

出典／T・ヘザー・ハードマン，上鶴重美，カミラ・タカオ・ロペス編，上鶴重美訳：NANDA-I看護診断；定義と分類 2021-2023，原書第12版，医学書院，2021，p.160-161．をもとに作成．

た状態もしくは原因のことである。

「看護診断名」は可能な限り簡素な言葉で記され，「障害」「不足」「適応」などの説明が加えられている。「関連因子」は，①病理学的因子，②処置関連因子，③状況的因子，④成熟による因子，の4つに分類される。「関連する」という言葉は，問題に寄与もしくは関与している原因を示すものである（表5-6）。「危険因子」は，個人・介護者・家族・集団・コミュニティの好ましくない人間の反応に対する脆弱性を高める要因である。

3 │ カルペニートの看護診断

リンダ・J・カルペニート＝モイエ（Carpeneito-Moyet, Lynda J.）は，ゴードンの11の機能的健康パターンの枠組みとNANDAインターナショナルの定義を採用し，さらにNANDAインターナショナルの看護診断に認定されていない領域について追加している[6]。幅広い看護診断の視点，特に共同問題（後述）が設定されているため，急性期の患者など医学と看護学双方からのアプローチを必要とする患者への看護実践に適しているとされている。

カルペニートの看護診断の大きな特徴は，二重焦点臨床実践モデルをもとに構成されていることである。

❶ カルペニートの二重焦点臨床実践モデル

二重焦点臨床実践モデルでは，看護師が介入する2つの看護援助の形式に沿って看護診断と共同問題の分類を説明している。

看護診断は看護師が主体となって患者に直接介入する状況で活用されるが，共同問題は看護師以外の，たとえば医師などとの協働によって介入する状況において活用される。カルペニートは共同問題を「看護師が病態の発生や変化を知るために観察するある特定の生理学的な合併症である。看護師はその合併症の出現を最小限にするため，医師が指示した介入法や看護師が指示した介入法を用いて共同問題を管理する」と定義している[7]。

NANDA-I 看護診断とは異なり，看護診断とともに共同問題を設定することにより，医師や管理栄養士など，ほかの分野との区別が明確になり，看護の独自性が強調される。

❷ カルペニートの看護診断と共同問題の違い

カルペニートは共同問題を抽出することの重要性を述べているが，すべての生理学的問題が共同問題であるのではなく，合併症のうち，看護師が発生を予防できる場合や，主要なケアを行うことができる場合は看護診断であり，一方で生理学的な合併症の発現や状態を観察し，看護学と医学の両面から対処していく場合は共同問題となる（表5-7）。

看護診断と共同問題は，どちらも看護過程のステップをたどり患者へのケアとして実践がなされる。この過程での両者の違いは，看護診断が実在する問題と潜在的な問題の両方に焦点を当てていることに対して，共同問題は生理学的に安定しているか不安定になる危険性があるかに焦点を当てていることである。

したがって，共同問題の表現は，「潜在的合併症（または PC：potential complication）」から始まっている。看護診断と共同問題は互いに補うことによって，患者が抱えるニーズを取りこぼすことなく健康の向上に貢献する。看護診断と共同問題の優先性に優劣があるのではなく，患者は個別的で状況によってニーズが変化していくものであるため，患者の状況によって重要性が決まる（表5-8）。

表5-7 カルペニートの看護診断と共同問題の違いとその例

	看護介入	患者の状態（例）	看護診断名（例）
看護診断	看護師が予防できる	いらいらする・泣く	不安
		褥瘡	皮膚統合性障害リスク状態
	看護師が治療できる	便秘・残便感	便秘
		1～2度の褥瘡	皮膚統合性障害
共同問題	看護師が予防できない	外傷による出血	潜在的合併症：血液量減少
		肺炎による血中酸素飽和度の低下	潜在的合併症：低酸素血症

出典／リンダ・J・カルペニート＝モイエ編，新道幸恵監訳：カルペニート看護診断マニュアル，第4版，医学書院，2008，を参考に作成．

表5-8 カルペニートの看護診断と共同問題の例

	看護診断名	身体可動性障害
看護診断	定義	自力での意図的な身体運動や四肢運動に限界のある状態
	診断指標	**必須データ**（必ず存在：80〜100%） ● 環境内で意図的に動く能力の低下（ベッド上の運動，移動，歩行） ● 関節可動域（ROM）の制限 **副次的データ** ● 活動制限の強要 ● 動きたがらない
	関連因子（例）	**病態生理因子** 筋力と持久力の低下に関連するもの。以下に続発する（例） ● 神経筋炎の障害 ● 自己免疫疾患（例：多発性硬化症，関節炎） **治療関連因子** 歩行に必要な筋力や持続力に関連するもの ● 義肢，装具 **状況因子** 疲労，体調不良，憂鬱な気分状態 **発達因子** 〈小児〉歩行異常に関するもの ● 先天性の骨格異常
	一般的な看護介入	● 自己肯定感を高める ● 適切な栄養摂取について指導する ● 日常での身体活動を増やすように励ます ● 外出の機会を増やすようにはたらきかける
共同問題	PC：病的骨折	
	定義	様々な筋骨格系の障害をきたしている状態，または危険性の高い状態
	ハイリスク集団	骨減少症 骨粗鬆症 クッシング症候群 栄養不良
	看護目標	看護師は病的骨折の合併症を管理し，最小限にする
	指標	新たな骨折がない 身長の変化がない
	一般的看護介入と理論的根拠	病的骨折の徴候や症状をモニターする ● 持続し，やむことがない局所の疼痛（背部，頸部，四肢） ● 目でわかる骨の変形 ● 運動時の関節の摩擦音

出典／リンダ・J・カルペニート=モイエ編，新道幸恵監訳：カルペニート看護診断マニュアル，第4版，医学書院，2008，p.10-14，を参考に作成.

3. 看護計画

1 看護計画立案

　対象者の状態をアセスメントして看護診断を行った後は，看護計画を作成する（表5-9）。
　看護計画の立案では，看護診断で明らかになった問題に対して，個々の状態によって予防したり，進行を最小限にとどめたり，計画を修正するための方法や手順を具体的に記述する。

表 5-9 看護計画の記述の例（NANDA-I 看護診断による）

看護診断	看護診断名	活動耐性低下（領域 4. 活動／休息　類 2. 活動／運動）
	定義	必要な，あるいは希望する日常生活を完了するには，持久力が不十分な状態
	診断指標	倦怠感を示す
	関連因子	坐位中心ライフスタイル
目標 （期待される結果）	長期目標	日常生活のなかで倦怠感が出現することなく過ごすことができる
	短期目標	1 日 2 回，病棟の廊下を 2 周ずつ散歩する
看護ケアの 計画	O-P（観察計画）	● 自覚症状（倦怠感，労作時呼吸困難，労作時の動悸の有無） ● 脈拍，血圧，異常呼吸の有無，呼吸数 ● 日常生活や活動時の言動や表情
	C-P（ケア計画）	● 身の回りのことは自分で行う ● 会話の時間を多く確保する ● 午前と午後に家の周りを 2 周ずつ散歩する ● 歩行した距離をノートに残す
	E-P（教育計画）	● 散歩や活動の必要性について理解する ● 気分がすぐれないときは休息をとりながら，徐々に活動の範囲を広げる
評価日		● 次回受診日（2 週間後） ● 評価基準：①活動量の推移，②活動に伴う症状の有無，③活動量の増加に対する感想や意欲

出典／T・ヘザー・ハードマン，上鶴重美，カミラ・タカオ・ロペス編，上鶴重美訳：NANDA-I 看護診断；定義と分類 2021-2023，原書第 12 版，医学書院，2021，p.255．をもとに作成．

2 　看護計画の優先順位

　看護計画には，優先順位と期待される結果，看護介入（処置や看護ケア）が含まれていなければならない。優先順位を決めることにより，対象者にとって最も重要なニーズに取り組むことができる。

　優先順位をつける場合，対象者と看護師双方が納得できる優先順位を確立することが重要であり，疾病や重症度のみに基づいて優先順位をつけるのではない。

　一般に典型的な優先順位の高い看護診断は安全性，適切な酸素投与，安楽などが考えられる。たとえば患者によっては，その状態を放置することによって本人や他者に対して危害を及ぼすようなこともあり得る。このような自傷他害の危険性のある場合は，優先度は最も高くなり，ほかにも状況によっては心理的問題が最優先されるべきと判断されることもある。

3 　看護計画の「目標」と「期待される結果」

　「目標」と「期待される結果」は，対象の達成すべきゴールを指し，患者と看護師の同意のうえで患者中心の内容に設定することが重要である。同意がない看護計画を進めても双方による協力的な計画内容の遂行ができなくなり，結果的に目標に達することが不可能となる。

　具体的な目標の設定方法は，まず期間を**長期目標**と**短期目標**に設定し，最終的な目標（長期目標）に向かって段階的（短期目標）に進み，結果として達成できるようにする。

　看護計画で立案した内容は対象者がこなせる能力や心身の準備状態を考慮に入れ，また

人間科学としての看護学

看護の過去から現在まで

看護実践における重要な概念

看護の役割と機能

5
看護実践の方法

看護における倫理と法

看護実践を支えるもの

専門職としての看護

医療安全

グローバル社会と看護

表5-10 RUMBAの法則

R	: real　現実的な
U	: understandable　理解できる
M	: measurable　測定できる
B	: behavioral　行動的な
A	: achievable　到達できる

測定可能な行動レベルで設定する。その際，看護師の行動ではなく，①対象者の行動について記述していること，②対象者が抱いている望みや希望を踏まえたものであること，が重要である。

また，医療者が問題解決のために，共通した時間の枠組みをもって計画的にかかわることができるように，長期目標と短期目標それぞれの期日を設定する。

4 ｜ 「目標」と「期待される結果」の記述の方法

「目標」と「期待される結果」は，適正な評価を行うための基準として，RUMBAの法則（表5-10）を用いると記述しやすい。なお，記述に関しては，すべて患者中心の表現とする。たとえば「対象者は〜を維持する」「対象者は〜を行うことができる」となる。

RUMBAの法則に沿って記述する場合のポイントは以下のとおりである。

R：実現可能な内容であること
　対象者にとってふさわしいゴールであれば，対象者は目標を達成し，達成感をもつことができる。そして次のゴールに向けて，さらに意欲的に取り組むことができる。アセスメントをとおして，現実的に達成可能であるか，必要な資源も含め吟味したものでなければならない。
U：観察可能であること
　対象者の様子を記録に残す場合，評価しやすいように観察可能な表現を用いなければならない。たとえば「7月21日までに肺音聴取で雑音が消失する」や「7月15日までに対象者がトイレに介助なしで歩行できる」などである。
M：測定可能であること
　対象者の目標達成の評価を確実にするために，ゴールは測定できる表現にする。適正な測定と評価によって，その後の計画修正や計画の追加など，対象者の変化に柔軟に対応していくことができる。
B：期待される結果を「行動」で表現する
　看護診断や計画が対象者にとって適切であったかどうかを評価する際には，行動を厳密に見ていかなければならない。
A：到達可能な期限を設ける
　期限を設定することによって，実施が合理的に進んでいるのか，不足しているものは何かを同定しやすくなる。

▌4. 実施

看護計画作成後，実際に対象者に看護介入することになる。

▶ **看護介入**　対象者の身体機能の維持，増進に向け，対象者の強みを生かして看護師が行う行為，処置のことである。

看護の成果をより良いものにするためには，看護計画の確実な実行とともに実施のため

の準備と実施記録（看護記録）を行うことが必要である。

1 効果的な介入のための準備

看護計画の実施は，看護の最も重要な目的である。実施する際には看護ケアが正確かつ安全，効率的に行われるように準備をしておく必要がある。

❶ **実施前に患者の状態をアセスメント**

実施の初期段階において，まず対象者の状態をアセスメントする。このときのアセスメントは部分的なものとなる可能性があるが，優先性を考え，実行しようとしている看護計画が現在の対象者の状態にふさわしいものかを判断し，必要な人員の確保や，場合によっては実施の保留を判断する。

❷ **看護記録の書き方を統一する**

看護過程において，看護記録は対象者に対して質の高い統一したケアを施す基準となるとともに，実施したケアの評価の資料として活用できるものでなければならない。そのため看護師のだれでもがアセスメントから評価までの一連の看護過程が実施できるように，様々な記録様式が開発されてきた。

現在，一般的に活用されている記録システムは，フォーカス記録としての POS（problem oriented system, 問題解決型）による SOAP（subjective data, objective data, assessment, plan）や CBE（charting by exception），PIE（problem, intervention, evaluation）などがある。これらは，以前になされていた経時的記録とは異なり，患者の問題に焦点を当て，看護過程に沿った援助が表現されるようになっている。

▶ **SOAP** 対象者の訴えを示す主観的データ（subjective data）の S，医療者側の観察・測定で得られる客観的データ（objective data）の O，アセスメント（assessment）の A，看護計画（plan）の P の順で問題ごとに記述する（SOAP と略される）。個々の記述については看護師個人に任されており，叙述的であるといえる。

▶ **CBE** クリティカルパス（治療計画書）などの規範を使用している場合に，患者に例外的（exception）な事象（問題）が生じた場合，例外だけを抽出して SOAP の様式で記録していくシステムである。

▶ **PIE** 患者の問題ごとに記録していく点においては SOAP と似ているが，あらかじめ用意されたアセスメントフローシートで患者の状態をスクリーニングしたうえで，問題（problem）を取り上げ，介入（intervention），評価（evaluation）へとケアを展開する流れになっている。アセスメントの方式が看護過程とは異なることから，長期入院患者への継続的なケアに活用するというよりも，急性期領域での単発的な看護に適しているといえる。

表 5-11 は SOAP による記述例である。

❸ **緊急時によく用いられる状況報告の方法：SBAR**

主に患者の急変などの緊急時に，重要な情報を確実に報告する方法として SBAR（エス

人間科学としての看護学　現在まで

看護の過去から

看護実践における重要な概念

看護の役割と機能

5

看護実践の方法

看護における倫理と法

看護実践を支えるもの

専門職としての看護

医療安全

グローバル社会と看護

表5-11 SOAPの記述例

8/2 10：00 場所：面接室	S：1人で外に出るのは恐いので，家族がいつも散歩に連れ出してくれています。散歩が終わったらソファの上で過ごしています。家事は家族に任せています。 O：笑顔で話す。血圧 116/72mmHg，脈拍 78 回 / 分（整），呼吸数 16 回 / 分，SpO_2 98％，体温 36.6℃，呼吸の乱れなし，胸部苦悶なし。 外来での検査初見：心電図（正常洞調律），胸部 X 線検査（異常なし）。 A：自覚症状，観察所見ともに問題はなく，身体活動への影響は生じていない。 P：プラン続行。

表5-12 SBARのステップと内容

ステップ	内容
事前の準備	• 緊急性，報告・相談の区別 • 対象患者の氏名，部屋番号
S（situation）： 患者に何が起こっているか	• 患者の現在の状況 • 何を報告したいのか
B（background）： 臨床的背景と状況は何か	• 患者の疾患名 • 患者が現在受けている治療または検査 • 患者の訴え・症状の程度 • 現在測定し得るデータとデータの推移
A（assessment）： 何が問題なのか	• 患者の状態に対する報告者の判断・結論 • 緊急度と重症度
R（recommendation）： それを解決するには何をすればよいか	• 報告者が適切だと考える処置の提案や依頼 • ほかの職種（医師）への要請事項

バー）がある。これは，アメリカ軍でチームワークの研究から開発されたチームワークシステム「チーム STEPPS」（Team STEPPS：Team Strategies and Tools to Enhance Performance and Patient Safety：患者の安全を高めるためのチーム戦略と方法）に含まれるコミュニケーションツールの一つで，定型化された伝達技術を用いることによって，伝達エラーを防止するとともに，報告者の判断や提案（アセスメント）の確実な伝達を可能とするものである（表5-12）。

5. 評価

1 評価の目的

　評価（evaluation）は看護過程の最終段階である。看護師は「期待される成果」が達成されたかどうかを判定するために評価を実施する。それは看護介入が終了したことを判定することではなく，期待された成果がゴールに到達したか，ケアが成功だったかの判定を行う評価である。

　状況によって，看護師と患者の関係は，どちらかの立場が上に見えてしまう危険性がある。そのときは正当な評価をすることができない。評価は今後のケアの方向性を看護師と患者が協働しながら，一緒に決めることを原則としなければならない。

2 評価の時期

　評価は看護過程の最終段階に位置するといっても，実際には看護計画の実施時から始

まっているといえる。看護師はケアを提供する前に，ケアが実施できる状態であるかどうかを考え，実施しているときは常に対象者の目標設定が適正であり，援助するための効果的な計画になっているかどうか考えているからである。

看護介入を開始する前の対象者の行動や反応と，実施後の対象者の反応と行動を比較することは，評価と修正を適正な方向へ導いてくれる。

3 | 評価の基準

SOAP で評価する場合は毎日書かれている「S：対象者の発する言葉」が，成果の判定の大きな基準となる。対象者の「S」の推移をとらえて，目標に向かって対象者は進んでいるのか，停滞しているのか，あるいは後退しているのかを追ってみることができる。

したがって，評価する段階で，それまでの記録が重要な意味をもつことになる。対象者の問題に焦点を当てた詳細な記録があれば，さらに，そこから新たな問題の抽出が可能となり，適正な評価をもとに，対象者の新たなゴールに向かった看護過程が展開されることになる。

III 臨床判断

A 臨床判断とは

臨床判断は患者のニードおよび健康問題や患者の状況に気づき，それを解釈してその反応として行為（介入）し，結果を出すプロセスである。行為中の省察，行為後の省察をすることで，臨床的な学びにつながり，そのような学びの集積がより気づきの感受性を高めていく。

看護師が臨床でどのようなプロセスを経て判断しているのかということを説明するモデルが，2006年にクリスティーン・A・タナー（Tanner, Christine A.）によって示された（図5-2）。そして，論文のタイトルにもなった「看護師のように考える（Thinking like a nurse）」プロセスを明確にした。

B 臨床判断の展開

1. 「気づき」

このタナーのモデルにある「気づき」とは，患者が置かれている状況を直観的に把握することである。つまり，看護師は確実ではないが，患者の今の状況を認識し，今後のこと

人間科学として
の看護学

看護の過去から
現在まで

看護実践におけ
る重要な概念

看護の役割と
機能

5
看護実践の方法

看護における
倫理と法

看護実践を
支えるもの

専門職としての
看護

医療安全

グローバル社会
と看護

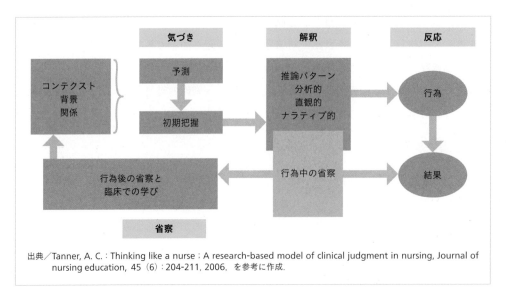

出典／Tanner, A. C.：Thinking like a nurse；A research-based model of clinical judgment in nursing, Journal of nursing education, 45（6）：204-211, 2006, を参考に作成.

図5-2 タナーによる臨床判断プロセスモデル

の予測を行い，患者の臨床像を把握する必要がある。このような「気づき」ができるためには，患者の反応パターンやそれに対する看護師の対処パターンを数多く経験し，知っていることが必要となる。

2.「解釈」

「気づき」で把握したことを「解釈」によって，情報として意味づけし，最適な看護介入（行為）を決定する。解釈するための推論パターンとして，タナーは3つのパターンをあげている。

❶**分析的推論**；状況を要素に分解するパターンで，臨床データや達成すべき成果の見込みに基づいて代替案を出して，合理的な重みづけをする。
❷**直観的推論**；類似状況の経験から，臨床状況を即時的に理解すること
❸**ナラティブ的推論**；重要な出来事をストーリーとしてまとめ，語りをとおして，それらの経験を意味づける。

3.「反応」

解釈に基づき適切な行為（看護介入）を決定し，実際に行動することである。行為（看護介入）後の患者の反応を行為（看護介入）の結果として認識することで，省察へとつながる。

4.「省察」

臨床判断プロセスにおいて一番重要となる。「省察」によって，行為（看護介入）と結果の関連づけを行い，行為（看護介入）の評価につなげる。

人間科学としての看護学

看護の過去から現在まで

看護実践における重要な概念

看護の役割と機能

5 看護実践の方法

看護における倫理と法

看護実践を支えるもの

専門職としての看護

医療安全

グローバル社会と看護

C 臨床判断の重要性

「コンテクスト・背景・関係性」から始まった臨床判断サイクルは，患者の今置かれている状況，今までの経過や患者を取りまく周囲の状況の関係性を知ることで，より深くその患者について知ることにつながる。「気づき」によって，数多くの行為（看護介入）に対する患者の反応に関心を向け，さらなる臨床判断を含む看護実践能力獲得へと看護師自身が発展する機会となる。

このように，臨床判断モデルは看護師の思考のプロセスを分かりやすく示すものであるが，このプロセスを踏むことが臨床における看護の質を保証したり，適切な看護過程に直接結びつくものではないことは理解しておく必要がある。

地域包括ケアシステムでは看護職の活動が地域に広がり，地域・在宅での適切なケアを提供するためにこの「臨床判断能力」が強調される。患者や家族が安心して在宅療養ができるには，臨床判断能力のある看護職がケアを提供することで，その場で適切な介入を行い，また必要に応じて医師をはじめ多職種者との連絡・相談・調整をスムーズに行うことが可能になる。

卒業後，臨床での経験を蓄積して，的確な臨床判断ができるように基礎的能力を育成することが看護学基礎教育の目標となる。

IV 「看護師−患者」の援助関係と信頼関係

A 人間関係と看護

1. 人間関係とは

人間関係とは，社会や集団における人と人との関係であり，心理的・情緒的なかかわりのことでもある。人間関係で生じる感情には，信頼，愛情，期待など好意的なものもあれば，反対に嫌悪，拒絶など否定的なものもある。また，人間関係は時間的特性をもっており，関係が持続するに従って，双方の絆を強くしたり，あるいは変容したりして，相互の関係性や立ち位置に変化を生じさせるなど，社会生活と深く関連する。

人間関係がもたらす大きな成果は，目標の達成や人としての成長・発達を促進することであり，支援関係のなかでの信頼，共感，ケアリング，自己理解，他者理解などは互いの意欲や行動を生み出し，人としての成長へと発展していく。このように人間関係は，人生において欠かすことのできない人と人とのつながりである。

2. 看護における人間関係

看護に関しても同様で，看護ケアは，看護師と患者の関係を構築するなかで，互いが成長しながら成立していく相互作用である。患者が看護師に求めるものが安全と安楽であることは，たとえ医療技術が発達し，高度な治療が行われるようになったとしても，これからも変わりなく，これらは科学技術だけでとらえるものではない。したがって，看護師と患者の信頼に基づく援助関係は普遍的な看護の意味として，今後も医療サービスの要であり続けるといえる。

B ペプロウ「人間関係の看護論」

「看護師−患者」関係について，初めて理論展開したのはペプロウである。ペプロウは精神科での看護経験をもとに，対人関係論の立場から患者と看護師の間に生じる関係性を理論化した。そして患者と看護師の関係は段階的に発展していくことを明らかにし，関係の変容を連続線で示した。さらに患者と看護師の関係は，個人的な関係でなく専門的な関係であることも強調している。

ペプロウの理論が世に出る前の看護実践は，単に患者に対する行為を意味するものにすぎなかった。患者は看護師の行為の対象であり，看護師は患者のために行為する存在として「一方通行の関係性である」ととらえられていた。また，当時の精神科医療は，向精神薬の開発も十分ではなく，激しい症状を呈する患者には電気ショックが容易に与えられるという医療者側の意図を重視する環境にあった。

このように看護も医療も場当たり的な対処が行われていたなか，ペプロウは看護師の専門職化の必要性と，社会科学の理論に視点を置いた「看護師−患者」の関係に焦点を当てて，新たな看護のありかたを模索した。この結果，看護の基本をなす「人間関係の看護論」[8]を著した。この理論は看護師が専門的な立場を保持したうえで展開する「看護師−患者」の信頼関係の構築こそが，本来の看護のありかたであることを明確にしている。

また，患者のみならず，看護師のパーソナリティにも焦点が当てられ，看護師が自身の発達過程に向き合うことを求め，そのうえで専門家として成長することが，患者の回復に影響を与えることを示した。

1. ペプロウの理論の概要

1 理論の前提

病気で看護を受けたあるいは提供した経験をとおして各人が何を学ぶかは，看護提供者の人となりによって本質的に異なる。パーソナリティの発達を促し，それを成熟の方向に育てていくのは，看護および看護教育の役割である。そこでは日常の人間関係の諸問題や

困難と取り組むプロセスを導いていく原則と方法を活用することが必要である[9]。

2 看護の定義

看護とは，有意義で治療的な対人関係のプロセスである。看護とは，看護師と患者のパーソナリティの成長を助ける教育的手立てであり，成熟を促す力である[10]。

2. 「看護師−患者」関係の変容

ペプロウは，看護の役割は「看護師−患者」関係の展開によって変化していくものであると述べている。

看護師と患者の関係は，一方の端にそれぞれ異なる目標と関心をもった2人の人間がおり，もう一方の端には共通の理解をもつ当面の問題を解決するために働いている2人の人間がいる。この間で看護師と患者の関係が変化するにつれて，看護師の専門的な働きが求められることを表している。

3. 「看護師−患者」関係を構成する4つの局面と役割の変遷

ペプロウは，看護師と患者の人間関係には，患者が入院して退院に至るまでの一直線上において重なり合う4つの局面（①方向づけ，②同一化，③開拓利用，④問題解決）があり，患者は各局面を行きつ戻りつしながら，最終的に問題解決の局面を乗り越え，退院へと向かうというプロセスを示した。

この看護師と患者の関係を通じて，看護師には各局面の変化に柔軟に対応する役割が求められる（図5-3）。

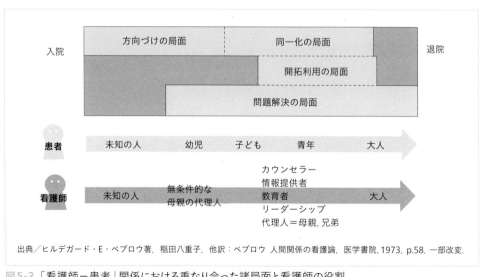

出典／ヒルデガード・E・ペプロウ著，稲田八重子，他訳：ペプロウ 人間関係の看護論，医学書院，1973，p.58．一部改変．

図5-3 「看護師−患者」関係における重なり合った諸局面と看護師の役割

人間科学としての看護学
現在まで
看護の過去から
る重要な概念
看護実践における
機能
看護の役割と
5
看護実践の方法
倫理と法
看護における
支えるもの
看護実践を
看護
専門職としての
医療安全
と看護
グローバル社会と看護

1 ┃ 4つの局面

▶ **方向づけ**　患者が自分の現状から目をそらさず問題を見きわめ，理解し，必要な援助を求めることができるように支援していく局面である。

▶ **同一化**　患者が抱える恐怖心と対峙するなか，自分のニーズを充足してくれそうな看護師を求め，近づき，関係を結ぼうとする局面である。患者は看護師を母親や兄弟姉妹と見立てたりするなど，自分の安全や安楽を脅かす恐怖心を和らげる存在としてとらえる。

▶ **開拓利用**　患者が看護師からのサービスを有効に利用しながら，自分で自分の問題を解決しようと努力し，目標を達成する方向に向かう局面。この局面での患者に必要な医療サービスは，看護だけに限定されるものではなく，新たな援助者と人間関係を築きながら問題解決に向かっていく。

▶ **問題解決**　患者の問題が解決され，新たな目標に向かって進んでいく局面であり，援助者との同一化から抜け出し，自立に向かって力を強めていく。

2 ┃ 看護師の役割

▶ **未知の人**　看護師と患者の人間関係の始まりは，未知の間柄である。したがって，看護師が患者とかかわりをもつ際には，日常で出会う初対面の人と等しく，先入観を排除し，患者をありのままに受け入れなければならない。特別な根拠がない限り，患者は精神的に正常であるということを前提に接していかなければならない。

▶ **情報提供者の役割**　患者からの問いかけには看護の専門家として，明確な説明をもって答えていかなければならない。答える方法に関しても，患者の理解度と状況を踏まえたものである必要がある。

▶ **教育的役割**　看護師が患者にケアを提供することは教育をすることでもあるといえる。患者の健康レベルの維持・向上に必要となる資源や健康管理の方法について，患者が求めていること，あるいは患者は気づいていないが提供すべきことについて，知識や方法を提供していかなければならない。

▶ **リーダーシップの役割**　看護師としての倫理的価値観をもって，患者が適正な生活が保てるように民主的な統制を図らなければならない。

▶ **カウンセラーの役割**　患者が自分の身に起こっていることを正しく認識し，意味づけをしていくことができるように支援していかなければならない。患者が病気体験を人生に統合できるようになることで，次のステップへと移行することができる。

▶ **代理人の役割**　患者は看護師とのかかわりのなかで代理人の役割を求めることがある。特に障害が重度で自分のことができなくなった場合に，代理人は無条件にケアを提供する母親のような役割をする。その際には，患者が思い起こした人と看護師の類似点や異なる点を認識し，看護師の役割が理解できるように援助していかなければならない。また，看護師はたとえば母親の役割を果たしているとすると，子どもが成長し自立するように，患

者が依存から脱して自立の方向へ向かうように導かなければならない。

人間科学としての看護学

看護の過去から現在まで

看護実践における重要な概念

看護の役割と機能

5 看護実践の方法

看護における倫理と法

看護実践を支えるもの

専門職としての看護

医療安全

グローバル社会と看護

Ⅴ 対人コミュニケーション

Ⓐ 看護師にとって必要なコミュニケーション

1. コミュニケーションが注目されるようになった理由

1 コミュニケーションとは

コミュニケーションとは，社会生活を営む人間の間で行われる知覚・感情・思考の伝達をいう[11]。ジョイス・トラベルビー（Travelbee, Joyce, 1926 〜 1973）は**看護におけるコミュニケーション**について「看護師が人間対人間の関係を確立し，患者や家族が病気に立ち向かうように援助すること，そして苦難の体験のなかに意味を見いだすように援助すること」と述べている[12]。

医療現場では，病気や治療など人の生命に関する重要な情報が日常的にやりとりされるなか，患者の検査データだけではなく，治療選択や支援に関する患者の意思や感情までも貴重な情報として，サービスへ反映されている。

2 注目を浴びる医療者のコミュニケーション

近年，医療者のコミュニケーションに注目が集まっているが，その背景には，①医療構造の複雑化に対応できない医療体制を誘因とした医療事故の頻発，②急速な高齢化に伴う疾病構造の変化，③診断・治療法の発展と医療資源の枯渇という相反する現状があり，これらのなかでの効率的な医療のありかたが求められるようになったことがあげられる。

様々な社会情勢の変化に伴い，国民は以前よりもいっそう，医療者に対して安全で確実な医療を求めるようになり，医療者も患者の求めに応じるように，情報提供や入念な安全対策，患者の視点を尊重した医療に力を注ぐようになっている。

2. 医療者のコミュニケーションの特徴

医療サービスの提供者である看護師にとって，医療施設における医療者と患者，あるいは医療者間のコミュニケーションが，一般社会におけるコミュニケーションと，どのように異なるのかを理解しておくことは，サービスの質向上にとって重要な意味をもつ。

1 | 医療は人間の「生命」に直接かかわっている

医療者が行うコミュニケーションの最も大きな特徴は，医療は人間の「生命」に直接かかわっているという点である。医療現場では命の誕生から「生と死」の境界，「死」の瞬間など，一般社会ではまれにしか遭遇しない状況が毎日のように繰り広げられている。

特に自分自身の「死」を意識した患者や，大切な身内の「死」に直面している家族は，心理的に混乱をきたし，うまく他人と意思疎通が図れない状況に陥ることが珍しくない。そのため医療者には，そうした患者側の事情をよく踏まえたうえでの対応が求められる。

2 | 患者は情緒的に不安定になっている

医療現場では，患者は一時的にでも情緒的に不安定になっている。患者は，それまでの生活が何らかの障害によって妨げられ，不安・恐怖といった否定的な感情が，通常よりも心のなかに起こりやすくなっている。このような感情は，なじんだ家での生活や，人との親交が隔てられた医療施設という非日常的な環境において，さらに増幅するおそれがある。私たちにとって医療現場は日常的な場所であっても，患者にとってのそれは非日常的な空間である。

コミュニケーションは，人と人との相互作用のなかで育まれるものであるという点において，一方が日常で，もう一方が非日常の場であるということは，コミュニケーションをとる初期段階においてすでに立場の違いが生じているといえる。

3 | 医療現場は人間中心の場である

医療現場は，人と人が直接触れ合う人間中心の場である。医療者の本来の対象は機械でも検査データでもない生身の人間としての患者である。患者も医療者も同じ人間であることで，良好な関係性のもと，互いに成長していくという，良い結果を生み出すこともあるが，反面，感情的な摩擦が生じることも考えられる。

特に患者は何らかの医療を必要としている状況にあるため，感情が容易に負の状態に傾きやすくなっている。

＊

以上のように，医療現場という特殊な環境下においては，一般社会とは異なる特別な配慮がなされたコミュニケーションが必要となる。医療現場では，健康状態や治療に関する情報を交換し合うため，医療者と患者の言葉のやりとりが多くなされているが，そこでは当人しか知り得ないようなプライベートな話をすることも多い。一般では，ほとんど語ることも聞くこともない個人情報が氾濫している環境において，医療にかかわる者は情報への向き合い方に真摯な姿勢が求められている。

ボニー・M・ハガティ（Hagerty, Bonnie M., 1987 ～ 2020）とキャサリン・L・パタスキー（Patusky, Kathleen L.）は，近年の医療環境下で看護師と患者の過ごす時間が減少している

ことが，必ずしも患者とのつながりの障害になるとは限らないと結論づけている[13]。どのような環境においても，コミュニケーションは好ましい結果をもたらす場合もあれば，好ましくない結果をもたらす場合もある。しかし，コミュニケーションがうまくいくと患者に力を与え，患者が自分自身を理解し，自分自身で選択ができるようになる。反対に計画したとおりにいかない状況であっても，看護師と良好な関係性を維持して状況を変えようと努力する限り，その状況から学ぶことができる。

　コミュニケーションは看護を実践するうえでの道具ともいわれるように，制約のある環境にあっても看護師が常に患者に関心を向け，患者のニーズに応えようとする姿勢を保つことによって，患者との良好な相互作用が発生し，そのプロセスのなかで互いの能力を高めていくことができるのである。

　したがって，看護師は目的をもって患者に向き合うとともに，患者との時間が健康の向上にとって有効な機会となるようなコミュニケーションの技術を習得しておくことが重要である。

▋ 3. 看護職と多職種とのコミュニケーション

　看護師は対象者に最適なケアを提供するために多くの医療職者とコミュニケーションをとる必要がある。基本的には多職種との協働を円滑に進めるためにそれぞれの専門的役割と責任をもち，コミュニケーションをとることが必要である。コミュニケーションのスキルでは，傾聴すること，専門的立場から発信することがある。目標としては，コンフリクト・リゾリューション（対立する事項の解決）および情報の共有化があげられる。それぞれの専門職には，倫理規定があり，価値観や考え方の違いがあることを相互に理解することを前提とするが，対象者の尊厳や価値観を尊重する「対象者中心」のケアを提供する目的は同じである。対象者のケアについて，それぞれの立場で積極的にコミュニケーションをはかる機会をつくることも対象者の一番身近にいる看護師の役割である。

▋ 4. どのようにコミュニケーションを学ぶのか

　だれしもがコミュニケーションの重要性はわかっているが，知識だけで学べるものではなく，実際の場面においては思うようにはいかないことが多い。その理由は，前述したようにコミュニケーションがメッセージの送り手と受け手の相互作用であることと，コミュニケーションが様々な環境に影響を受けやすいことがあげられる（図5-4）。

　したがって，医療者として患者と良好な相互作用を生み出すためには，コミュニケーションを1つの技術として受け止め，よく理解したうえで，様々な技法を習得すること，さらに実際の状況に身を置いてトレーニングとして実践を重ねることが重要となる。

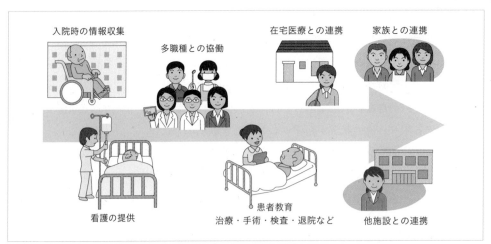

図5-4 コミュニケーションが必要となる場面（医療機関の場合）

B コミュニケーションに影響する要因

　コミュニケーションに影響する要因としては，生物物理学的要因，心理的要因，社会文化的要因，環境要因がある（表5-13）。

　これらの要素を踏まえて患者に向き合うことで，あらかじめコミュニケーションを成立させるための準備を整えることができる。また関係性を築く過程においては，相手の意図していることへの理解を深めることができ，信頼関係の構築や問題解決へとつなげていくことができる。

表5-13 コミュニケーションに影響する要因

内的要因	生物物理学的要因	● 意識レベル ● 感覚障害：視覚・聴覚 ● 運動機能障害 ● 認知機能 ● 疲労
	心理的要因	● 現在抱えている心配事 ● 感情（不安・好意・嫌悪） ● 価値観 ● 先入観 ● 自尊感情 ● 精神的な発達状態
	社会文化的要因（養育環境）	● 教育レベル ● 言語と自己表現のパターン ● 慣例・風習 ● 対人的な印象
外的要因	環境要因	● 安楽と安全な環境 ● プライバシーの保持 ● 騒音 ● 気を散らせるもの ● 相手との距離と位置

C コミュニケーションの種類

人は相手にメッセージを送ろうとするとき，言語を用いる場合と言語を用いない場合，または具体的に伝える場合と抽象的に伝える場合がある。

1. 言語的コミュニケーション

言語的コミュニケーションは「書く」「話す」または手話など，言葉を伝達の手段に用いることをいう。障害や治療の影響で言葉を発することができない人が文字盤を利用する場合も，これにあたる。話す場合の言語的コミュニケーションの重要な要素には，語彙，口調，抑揚，明瞭さ，タイミングがある。

▶ 語彙　言語はそれぞれの育った文化のもとで育まれる。日本語以外の母国語を話す患者の場合は，医療者側が患者との共通言語をもたない限り，必要なメッセージを言葉だけで伝えることは不可能である。また，日本語でも，それぞれ生きている環境や文化によって用いる言語に特殊性が出ることもある。特に医療者間で用いる専門用語は患者にとってなじみのないものであるため，コミュニケーションの障害となり得る。

▶ 口調　話の間のとり方や話すスピードの違いによって，話の印象が変わることがある。重要な内容は，明瞭に発音しながら，ゆっくりと強調することによって，相手に理解する時間を与え，互いの齟齬(そご)を防ぐことができる。

▶ 抑揚　声の調子はメッセージに意味をもたせ，伝わる内容に大きく影響を与える。意図しないメッセージを送ってしまわないように，抑揚に気をつけることが望ましい。

▶ 明瞭さ　効果的なコミュニケーションのためには簡潔であることが重要である。回りくどい言い回しを繰り返すことにより，伝えるべき内容がぼやけてしまうおそれがある。確実に伝えるためには，簡潔な文や言葉，または例を用いることも効果的である。

▶ タイミング　タイミングは，コミュニケーションにとって最も重要な要素であるともいえる。たとえば患者に説明を行う場合，患者がひどい痛みに苦しんでいたとすると，こちらのメッセージをほとんど受け止めることはできないと考えられる。同様に手術を目前にしている患者に術後の食事指導をしても，手術のことが気がかりで効果を得ることは少ない。患者との相互作用を生み出し，効果的なかかわりをもつのに最も適しているのは，患者がそのことに関心を示しているときである。したがって，患者がメッセージを受け止められる時期を踏まえて計画的にかかわる必要がある。

2. 非言語的コミュニケーション

非言語的コミュニケーションの形態には，表情，合図，視線，身ぶりの合図，タッチング，におい，外見，服装などがある。また，非言語的コミュニケーションは言語的コミュニケーションに意味を加える役割ももっている。

たとえば身ぶりや表情は話を強調するときによく用いられ，言葉の意味を補足している。非言語的コミュニケーションを考えるうえで重要な要素となるものには，外見，立ち居振る舞い，表情，アイコンタクト，テリトリーと空間，タッチがある。

▶ **外見** 人は自分を表現する一つの手段として，服装や髪型を用いることが多い。それらは文化によって影響を受けることもあるが，個人の物事へ向き合う心構えとして受け止められることもある。

　一般的に患者は看護師に対して「簡素で清潔」という先入観をもっていることが多く，その先入観は現実的に排除することは難しい。したがって看護師は，コミュニケーションに，外見も有意に影響することを十分に認識し，患者がもつ印象にも気を配る必要がある。具体的には，ヘアスタイル，メイク，ユニフォーム，ナースシューズなどの身だしなみを整え，自分の服装・外見を客観的に評価することが必要である。

▶ **立ち居振る舞い** 自己表現の一つであり，姿勢と歩き方は感情や健康状態をも表す。良い姿勢と機敏な足どりは健康と自信を表し，逆に背中を丸めた姿勢や引きずるような足どりは憂うつさや疲労感を表す。また，椅子にもたれかかった緊張感が薄れた様子は，周囲のことにあまり関心がないような印象を与えてしまう。

▶ **表情** 顔は，からだのなかで最も感情を表す場所で，喜び，悲しみ，恐れ，怒りといったあらゆる感情を表すとともに，細やかな変化によって感情の繊細な移り変わりも明らかにする。メッセージの受け手にとって，送り手の表情は重要な判断基準の一つともなり得るため，看護師が患者に向き合うとき，言葉だけではない患者の視覚に入るすべてを意識する必要がある。

　また，表情は個別的なものでもあるため，必ずしも表情だけで送り手の意図がすべて伝わるわけではなく，コミュニケーションにおいては表情が読み取りにくい場合も多々ある。たとえば患者の意思や感情をとらえようとするとき，必ずしも表情だけでは判断できない。その場合，看護師側から言語による伝達を行い，患者から正しい情報を，言葉をはじめとする表情以外で発信されたものによって受け取る必要がある。

▶ **アイコンタクト** 視線を合わせることは，コミュニケーションを始めてもいいという合図になる。会話中には目をそらさないようにすることで，こちらの敬意を伝えることができる。また，視線を合わせないことで，不安，防御的な態度，居心地の悪さ，自信のなさなどが相手に伝わる。

　目の動きや開き方に関しても，目を見開くことは実直さ，恐怖，潔白を表し，伏し目がちであることは，つつましさを表す。ほかにも視線が高く，相手を見下ろすのは権威を高め，目の高さを同じにするのは対等の立場での交流を促す。「目は口ほどにものを言う」というように，アイコンタクトは様々なメッセージを含むことができる。

▶ **テリトリーと空間** コミュニケーションを図るうえでは，相手との距離や空間も意味をもつ。アメリカの文化人類学者エドワード・T・ホール（Hall, Edward T., 1914～2009）は，対人関係における空間について「プロセミクス」という言葉を使い，人と人との距離を4

人間科学としての看護学

看護の過去から現在まで

看護実践における重要な概念

看護の役割と機能

5 看護実践の方法

看護における倫理と法

看護実践を支えるもの

専門職としての看護

医療安全

グローバル社会と看護

表5-14 コミュニケーションと距離の関係

距離	距離のもつ意味
～45cmまで	特に認められたタッチングのための親密な距離
45～120cm	親しい人との相互作用のための個人的距離
120～360cm	非個人的なビジネスのための社会的距離
360cm以上	公式的な会話のための公的距離

出典／エドワード・T・ホール著, 日高敏隆, 佐藤信行訳：かくれた次元, みすず書房, 1970.

つに分類している（表5-14）[14]。

▶ **タッチ**（触れること）　看護の仕事の特徴は，ほかの職種よりも患者のからだに直接触れるという行為を，より体験することである。タッチングはコミュニケーションの強力な方法である。

パトリシア・ベナー（Benner, Patricia, 1942 ～）は，生命の危機にある聴覚障害を伴った患者に気管挿管が施される際に，看護師が手を握ることによって緊張と不安をほぐし，患者が重大な処置を受け入れられるようにしている場面を取り上げ，触れることを治療的に用いることの重要性を示している。

このように，タッチは患者の不安を除き安楽へ導くために，あるいは眠っている患者を起こすためや，注意を喚起するためなど，患者の安楽や安全のために用いることが多い。しかし一方で，文化的な影響を受ける行為であり，なかには触れられることによって違和感を抱く場合もあり，慎重に行う必要がある。

D コミュニケーション技法

患者により良いケアを提供するためには，患者の情報を的確に収集する必要がある。入院時の健康歴の聴取から看護計画の立案と実施，さらに入院から退院までの教育的なかかわりなど，患者の療養における全般にわたって，患者のことをよく知ったうえでかかわらなければならない。そのためには，適切な質問を適切な方法で行う技術を身につけることが重要である。

コミュニケーション技法において，質問の種類には「開かれた質問」（open question）と「閉ざされた質問」（closed question）がある。

1. 開かれた質問と閉ざされた質問

1 開かれた質問

開かれた質問は，「今日の具合はいかがですか？」のように患者が自由に返答できる聞き方のことである。

この形式で聞かれた場合，患者は「イエス」「ノー」で返答することは難しい反面，自

分の言葉で自由に語ることができる。また，患者の考えが自由に表現されるため，質問に関する患者の思いや希望など様々なニーズを引き出すことができる。また，医療者が気づいていなかった問題に焦点を当てた新たなアプローチが生まれる可能性も出てくる。

　一方で，デメリットもあり，質問のしかたが具体性に欠け，「今までどのように過ごしてきましたか」など聞きたいことに焦点が絞られていない場合は，患者はどのように返答したらよいかわからず，結果的に看護ケアに活用できる情報が得られなくなる可能性が出てくる。また，患者の機能障害の程度によっては，質問がかえって患者の心理的負担を招くことになる。

2 │ 閉ざされた質問

　閉ざされた質問は，「昨夜は眠れましたか？」など「イエス」「ノー」で返答できる形式の質問である。

　この聞き方は特定の話題に焦点を当てることができるために，質問に対する正確な情報を得ることができる。また，緊急時など時間的な余裕がないときに，患者は返答しやすく，医療者側も正確な情報のもと適切な処置の実行に活用することができる。

　しかし，状況によっては，たとえば会話ができる患者の場合などで，閉ざされた質問に限定してしまうと，質問に関連する伝えたいことを言う機会を患者から奪ってしまうことになる。

　患者の身体的状態，心理的状態が変化し続けるなかで，看護師は目の前の患者にどのように質問をしたらよいかを判断し，適切なタイミングに，適切な技法を用いる技術を習得しておくことが必要であり，それが患者中心のケアの実践を可能にする手段でもある。

2. 積極的傾聴

　積極的傾聴とは，単に耳で聞くのではなく，対象者の話をじっくりと聴いて，言葉や言葉以外の非言語的な表現からの意味を引き出す高度な技術である。**聞くこと**（hearing）が耳による受け身的な音波の受信であるのに対し，**聴くこと**（listening）は意欲的に注意を集中し，すべての感覚を使って相手のメッセージをとらえようとすることである。

　看護において，患者の話をじっくりと聴くことは，何よりも大切なことである。患者が心ゆくまで語り，医療者がじっくり聴く姿勢を見せたときに，患者のニーズに近づけたことになる。

　健康上の問題を抱える患者が個人的問題を打ち明けられる機会は，さほどないといってよい。したがって，医療者の姿勢が患者に「聞いてもらえた」「自分の思いが伝わった」という形で伝わることは，後の患者の勇気や意欲を引き出すことにもつながる。患者の話を聴くことも立派な看護行為である。

　積極的傾聴に伴う技術には，正確な観察，共感，SOLER がある。

1 | 正確な観察

　これは単に対象者を見るだけではなく，対象者の非言語的な行動について重大な事実を明らかにすることでもある。観察したことから一方的に解釈したり結論を出したりするのではなく，正確に観察し，その状態を対象者に伝えることで，さらに対象者の語りを引き出すことができる。

2 | 共感

　相手の現実を理解し受け入れる能力であり，感情を正確に読み取り，その理解を他者に伝える能力のことである。

　すべての状況に看護師が共感することはできないが，共感は患者の不安に閉ざされた心を開き，患者が感じる疎外感や孤独感から解放することができる。

　共感（empathy）と**同情**（sympathy）は似たような意味合いに受け取られることがあるが，同情は共感とは異なり，患者のニーズを個人的に感じる悲しみや憐みのことで，その人が直面している問題すべての側面を明確に見通すことを妨げてしまう。共感の主体が患者側にあるのに対し，同情の主体は看護師側にあることになる。同情にも，相手と絆が芽生えたり，相手との溝を埋めたりと，ある一定の相互作用は生まれるものの，共感ほどには治療的効果は得られない。

3 | SOLER

　アメリカの心理学者ジェラード・イーガン（Egan, Gerard, 1930〜）は人とかかわるときの基本動作を"SOLER"で表し，それぞれ次のような意味があるとしている。
- S（Sit squarely）：患者と向き合って座る。
- O（Open posture）：開かれた姿勢をとる。腕組みをしない。
- L（Learn towards the other）：患者に向かって身を乗り出すようにする。相手に関心をもっていることを示す。
- E（Eye contact）：時々間を取りながら視線を合わせる。
- R（Relax）：緊張していないという感覚，患者と共にいて気持ちいいという感覚を伝える。

文献
1) 永井良三，田村やよひ監修：看護学大辞典，第6版，メヂカルフレンド社，2013.
2) マイケル・ポランニー著，佐藤敬三訳：暗黙の知の次元，紀伊国屋書店，1980，p.15.
3) Carper, B.：Fundamental patterns of knowing in nursing, Advances in nursing science, 1 (1)：13–23, 1978.
4) ロザリンダ・アルファロ・ルフィーヴァ著，江本愛子監訳：基本から学ぶ看護過程と看護診断，第3版，医学書院，1996，p.11.
5) T・ヘザー・ハードマン，上鶴重美，カミラ・タカオ・ロペス編，上鶴重美訳：NANDA-I看護診断；定義と分類2021-2023，原書第12版，医学書院，2021，p.120-130.
6) リンダ・J・カルペニート＝モイエ編，新道幸恵監訳：カルペニート看護診断マニュアル，第4版，医学書院，2008.
7) 前掲書6)，p.8.
8) ヒルデガード・E・ペプロウ著，稲田八重子，他訳：ペプロウ　人間関係の看護論，医学書院，1973.
9) アニタ・W・オトゥール，シェイラ・R・ウェルト編，池田明子，他訳：ペプロウ看護論；看護実践における対人関係理論，

医学書院, 1996.

10) 前掲書 8).
11) ジャニス・B・リンドバーグ, 他著, 内海滉監訳：看護学イントロダクション, 医学書院, 1997, p.164.
12) ジョイス・トラベルビー著, 長谷川浩, 藤枝知子訳：人間対人間の看護, 医学書院, 1974.
13) Hagerty, B. M., Patusky, K. L.：Reconceptualizing the nurse-patient relationship, Journal of nursing scholarship, 35 (2)：145-150, 2003.
14) エドワード・T・ホール著, 日高敏隆, 佐藤信行訳：かくれた次元, みすず書房, 1970.

参考文献

・石川雅彦：臨地実習に活用する医療安全トレーニング・後編；"SBAR" でコミュニケーションスキルアップ！；実践的な報告トレーニングの提案, 看護教育, 51 (12)：1074-1079, 2010.
・江川隆子編：ゴードンの機能的健康パターンに基づく看護過程と看護診断, 第5版, ヌーヴェルヒロカワ, 2016.
・黒田裕子：看護過程の教え方, 医学書院, 2000.
・黒田裕子編：NANDA-I-NIC-NOC の基本を理解する；最新の動向と看護計画への活用の仕方, 医学書院, 2016.
・篠崎惠美子, 藤井徹也：看護コミュニケーション；基礎から学ぶスキルとコミュニケーション, 医学書院, 2015.
・中木高夫：叙述的記録, CBA, PIE などの記録システム, 月刊ナーシング, 22 (5)：83-84, 2002.
・三浦友理子：臨床判断能力の育成, 看護基礎教育における授業づくりのヒント, 看護展望, 45 (8)：6-10, 2020.
・メアリ・A・ミラー, ドロシー・E・バブコック著, 深谷計子, 羽山由美子監訳：看護にいかすクリティカルシンキング, 医学書院, 2002, p.7.
・ロザリンダ・アルファロ・ルフィーヴァ著, 本郷久美子監訳：基本から学ぶ看護過程と看護診断, 第7版, 医学書院, 2012, p.16.
・Benner, P.：From novice to expert；Excellence and power in clinical nursing practice, Addison-Wesley, 1984, p.55.
・Rogers, M.E.：An introduction to the thoretical basis of nursing, F.A. Davis, 1970.
・Tanner, A.C.：Thinking like a nurse: a research-based model of clinical judgment in nursing. J Nurs Educ. 45 (6)：204-211, 2006.

第 **6** 章

看護における倫理と法

この章では

- 看護における法について理解する。
- 看護における倫理について理解する。
- 看護における安全・安心を法的・倫理的視点から理解する。
- コミュニケーション・プロセスとしてのインフォームドコンセントを理解する。

Ⅰ 看護と法

Ⓐ 生老病死にかかわる医事法

　看護師を取り巻く社会状況を認識し，法とのかかわりについて考え，法律を学ぶことは極めて重要である。看護職者が仕事をするうえで深いかかわりをもつのが**医事法**であるが，これは人の生老病死にかかわる医療・保健・福祉に関する法律の総称である（**巻末資料5「医療関係法規」**参照）。

　人間にとって「生・老・死」は必須の経験であるが，近年は「生・死」は病院で迎えることが多く，超高齢社会のわが国では「病」を抱えながら生きていく頻度が極めて高い。したがってだれもが経験する生老病死にかかわる医事法には，公共的な意味合いが強く，その目的は医療を受ける患者を保護するとともに，医療システムを保護し，円滑に機能させることである。さらに，近年の医療技術の発達に伴い生じている生命倫理の問題にもかかわってくる法律である。

Ⓑ 法と看護職者の義務

1. 時代を反映した保健師助産師看護師法の改正

　わが国の法体系には，憲法，法律，政令，省令，条例がある（図6-1）。

　保健師助産師看護師法（保助看法）は看護職者に最も関係が深い法律であるが，1948（昭和23）年に制定以来，抜本的改正はされていないものの，①「看護婦」から「看護師」への呼称変更，②守秘義務規定，③保健師，助産師，看護師，准看護師の名称独占，④大学卒業者の国家試験受験資格の明記，⑤保健師・助産師の教育年限の変更，⑥卒後臨床研修の努力義務化など，時代の変化を反映した一部改正が行われている（表2-8参照）。

2. 業務独占と名称独占

　保健師助産師看護師法は，その免許がなければ規定された行為をしてはならないとする行為を規制した法である。看護職者が行う業務に関しては，業務独占と名称独占がある（表6-1）。

▶ **業務独占**　有資格者だけに定められた業務を独占することが認められており，免許をもたない無資格者がその業務を行った場合は違法行為すなわち刑罰の対象になる。

▶ **名称独占**　資格がなくてもその業務を行えるが，資格がなければその名称を使用することはできない。たとえば保健師の免許がないにもかかわらず「保健師」として仕事をする

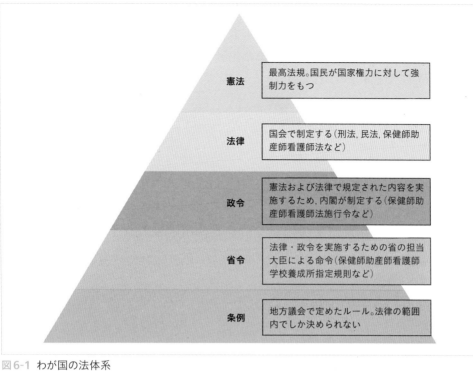

図6-1 わが国の法体系

表6-1 保健師助産師看護師法における看護職者

	保健師	助産師	看護師	准看護師
定義	厚生労働大臣の免許を受けて，保健師の名称を用いて，保健指導に従事することを業とする者（第2条）	厚生労働大臣の免許を受けて，助産又は妊婦，じよく婦若しくは新生児の保健指導を行うことを業とする者（第3条）	厚生労働大臣の免許を受けて，傷病者若しくはじよく婦に対する療養上の世話又は診療の補助を行うことを業とする者（第5条）	都道府県知事の免許を受けて，医師，歯科医師又は看護師の指示を受けて，前条に規定することを行うことを業とする者（第6条）
免許要件	保健師・看護師国家試験合格（第7条）	助産師・看護師国家試験合格（第7条）	看護師国家試験合格（第7条）	各都道府県実施の准看護師試験合格（第8条）
業務独占		○（第30条）	○（第31条）	○（第32条）
名称独占	○（第42条の3）	○（第42条の3）	○（第42条の3）	○（第42条の3）
守秘義務規定	○（第42条の2）	刑法による（刑法第134条-1項）	○（第42条の2）	○（第42条の2）

ことは違法行為にあたる。

3. 看護業務における注意義務と過失

業務とは継続・反復して行われる行為であり，看護職者の場合は患者の危険を防ぎ，死亡や障害などに至らしめないという高度の業務が課せられている。業務を遂行するうえでは**注意義務**がある。

過失は，通常その結果として起こり得るであろうことを認識できるにもかかわらず，認

人間科学としての看護学

看護の過去から現在まで

看護実践における重要な概念

看護の役割と機能

看護実践の方法

6 看護における倫理と法

看護実践を支えるもの

専門職としての看護

医療安全

グローバル社会と看護

識せずに行為をすることである。つまり注意義務を怠った場合に起こり得ることである。

業務において起きた過失（**業務上過失**）は刑事上の責任を問われる。患者に悪い結果が起こった場合，**注意義務違反**，すなわち過失の有無があったか否かが焦点となる。

注意義務違反は民事上の責任を問われるが成立要件は下記のとおりである。

> ❶看護師に過失がある。
> ❷患者の生命・身体に対する権利侵害がある。
> ❸❷の結果，患者に損害を与えている。
> ❹これらの因果関係が証明されている。

注意義務には，結果の発生を予見すべき**予見義務**と，予見の可能性があることを前提に結果を回避する**回避義務**がある。

通常，平均的な看護師であれば予見することが可能な状況であるにもかかわらず予見しなかった場合は**結果予見義務違反**となる。医療事故が起きた場合，予見の可能性があったか否かが重要な争点となる。

また，悪い結果を予見し回避するための有効な方法（手段）があり，それを実施できたと判断される状況であるにもかかわらず怠った場合は，**結果回避義務違反**が問われる。

▌ 4. 看護業務と法的責任

1 ┃ 医療者と患者の診療契約

病院における医療者と患者の診療契約は伝統的には準委任契約と解されてきた。

▶ 準委任契約　事実行為を任せる契約であり，医療の場合は，病気を治すというのが事実行為の契約となるが，病気は治療しても治るかどうかわからないため，病気を治すところまで義務を負わないということである。しかし，患者の生命，身体の安全について配慮すべき診療契約上の義務がある。したがって，手術後で認知機能が低下している高齢の患者の場合，転倒・転落を予見することは可能であり，それを回避するためには解決策を講じて転倒・転落を回避しなければならない。

2 ┃ 看護業務における法的責任

法的責任は，次のように刑事上，民事上，行政上の責任がある。

▶ 刑事上の責任　過失により患者に障害を与えたり，死亡させた場合。「業務上過失致死罪」「業務上過失傷害罪」などに問われ，罰金刑，禁固刑などがある。

▶ 民事上の責任　賠償責任を負う。損害賠償は与えた損害に対する賠償で，「訴訟」「示談」「調停」「斡旋（あっせん）」「仲裁」により請求される。

▶ 行政上の責任　免許の取り消しまたは業務の一時停止がある。免許交付後に，①罰金以上の刑に処せられる（保助看法9条1），②業務に関する犯罪または不正行為があった（保助看法9条2），③能力的な業務遂行困難になる（保助看法9条3），④大麻・麻薬等の中毒が生

じた（保助看法9条4），場合に問われる。その結果，戒告，3年以内の業務停止，免許の取り消しの処分を受けた者，また再免許を受けようとする者は保健師等再教育研修受講が義務づけられている。

＊

　以上，看護と法について述べてきたが，保健師助産師看護師法は看護職者の行為を規定しているものであり，「看護とは何か」ということについては言及していない。そこで，次に必要とされるのが倫理である。すなわち専門職としての「質の高い」看護を提供する責任を果たすためには，身分と業務を規定する「保健師助産師看護師法」とともに，善い行為の指針となる「倫理綱領」が不可欠なのである。

II　倫理とは何か

A　「善い行為」を求められる看護

　「倫理」（ethics）と聞くと「難しそうだ」「大切なことのように思うけれど，よくわからない」といったイメージをもつ人が多い。しかし，医療に従事する者として「倫理」と向き合わないでいられる日は1日たりともないのが現実である。「医療における倫理的問題」というと，生殖医療，臓器移植といった日常診療とは遠いところの話だと考えるかもしれないが，倫理は日常の看護実践に内在しているのである。

　フロレンス・ナイチンゲール（Nightingale, Florence, 1820 ～ 1910）の著書『看護覚え書』（1860年）には「What It Is, What It Is Not」という副題がついている。これは「看護であること看護でないこと」といった訳が示すように看護には真の看護とよべるものとそうでないものがあり，それを見きわめることが必要だということだろう。

　「業務が忙しくて看護ができない」ことを理由に看護師が離職したり，看護学生が患者のためのケアを提案すると，看護師から「業務が忙しいから，そのケアはできない」という答えが返ってきて，学生を混乱させることがある。

　看護師は「看護」と「業務」という言葉をどのように使い分けているのだろうか。それはナイチンゲールがいうところの「看護であること看護でないこと」と関係があるのだろうか，ということを意識したうえで，倫理について学んでみよう。

　いずれにせよ医療に関連する仕事に就くのであれば「倫理は苦手」などとは言っていられないのである。倫理に無関心な看護師は，何が看護であり看護でないのかを見きわめることもできないし，それ以前に考えようともしないだろう。「倫理について学ぶこと」の意味について学生が書いたレポートが学習の動機づけに役立つだろう（column 参照）。

学生のレポート「倫理的に問題を考えるということ」

　この4年間，倫理の授業は何度かあった。その時，その時の講義や事例検討をとおして，自分なりに考えたことや思ったことがあったはずだが，ありのままの思いを言葉や文章にすることが難しいと，あきらめていたように思う。しかし，自分の「思い」や「感じたこと」と正面から向き合うことから逃げていたために，それを「意見」にすることもできなかったのではないかと思うようになった。大学最後の授業が，なぜ「生命倫理」だったのか。生命倫理の授業の「倫理問題に答えが出ないからといって，より良い倫理を求めなくていいわけではない」という先生の言葉が今も心に残っている。このレポートでは，倫理問題を考える意味について，実習での経験とともに述べていきたいと思う。

　1年生の頃，基礎看護学の授業で「人間とは何か」について学んだ。当時の私は大学に入ったばかりで「何て抽象的なことを勉強するのだろう，もっと血圧測定や注射といった看護師らしい勉強するのかと思った」と感じていた。2年生の看護倫理の授業では，倫理の事例を検討しても，いま一つ現実味がなく，いつか役に立つかもしれないという程度に考えていた。しかし，3年生の臨床実習で私は1つの問題にぶつかった。それは「患者さんが私に何を求めているかがわからないから何をしたらいいのかわからない」という問題である。

　3年生の実習は期間が長い。実習記録に毎日，今日の反省と明日の目標を書くのだが，日がたつにつれて明日やることがなくなった。「なぜだろう」と思い，自分の記録を読み返すと，目標がすべて「私」が主語になっていることに気づいた。「（私が）バイタル測定をする」「（私が）清潔ケアをする」などである。これらは実習を難なく終えるために私がやりたいことである。ネタ切れになるのは当然だと思った。では患者さんは「私に何を求めているのだろう」と考えたが，何一つ思いつかなかった。

　ここで初めて，看護学原論や看護倫理の授業で「人間とは何か」を学んだ意味を理解した。患者さんは，どんな人間で，どんな営みのなかで生きているのか，それを知ったうえで私にもできる最善は何かを考えることこそが，患者さんと私をつなぐ架け橋であり，看護倫理そのものであると気づいたのである。

　当時，私は実習で小学生のA君を担当していた。A君は入院したばかりで気持ちが不安定になり，検査前の禁食や苦い薬の服用の前にはヒステリーを起こしては泣き叫んでいた。学生の私にも反抗的で「触らないで，来ないで」と言われることもあった。私は，A君が何を求めているのかわからず途方に暮れていた。しかし，2年生で学んだ倫理の授業を思い出し，病気で入院しているA君ではなく「A君という人間」を見つめる努力をした。そして，次の日の実習の目標に「（A君が）ごはんを食べるときに寂しい思いをしない」「（A君が）テレビを楽しく見ることができる」などと書いてみた。

　入院するまでは，学校で友達と給食を食べたり，お母さんに好物をつくってもら

って楽しくごはんを食べていたＡ君が，突然ベッドの上で病院食を一人で食べなければいけない状況になったのである。それでも，Ａ君は検査のために禁食になると，泣いて怒るほど食べることが一日のなかで楽しみだった。そこで，私はＡ君が昼食を食べるとき横にずっと付いているようにした。

　私が「今日のメニューはどう？」「ふりかけは何味が好き？」といった他愛のない話をしているうちに，Ａ君がはにかんだ笑顔で私の名前を初めて呼んだのである。Ａ君が求めていたことは，こんなに簡単なことだったということに気づかされた。人間は常にだれかとかかわりながら生きている。楽しいことも，つらいことも他者と共有し，自己を見つめていくなかで生きる意味を探っていく存在なのである。Ａ君という人間を見つめ，Ａ君の営みを考え，Ａ君が楽しみにしている時間を共有すること，そして私にできる最善のことをすること，これが看護倫理なのだと納得した瞬間であった。

　Ａ君の事例をあげたが，世の中にはもっと難しい倫理的問題も存在している。しかし，すべての倫理的問題の根底にあるのは，人間に関心をもつこと，相手が求めていることを知ろうとすることではないかと思う。友人から実習の最後に「患者さんから泣きながら，ありがとうと言ってもらった」「感謝の手紙をもらった」という話を聞くことが何度もあった。そのような患者さんのなかには難しい倫理的問題を抱えた方もいたはずである。

　知識も技術も，まだまだ未熟な20歳そこそこの学生が，自分の命を左右する問題を抱える患者さんに，なぜそこまで感謝されたのだろうか。それは相手に「関心」をもって接していたからだろう。患者さんと長い時間を共有し，実習期間中はずっと患者さんのことを考え続けたこと，自分にできる最善を尽くしたこと，そうした学生の思いや態度が患者さんに伝わったからではないだろうか。人はだれかに関心を向けてもらったり，だれかと関係を築いていくなかで生きる意味や楽しさを知るのである。

　看護師は忙しい。就職したらまず覚えることや習得することに追われ，患者さんという人間を見る余裕もなくしてしまうかもしれない。しかし，それではいずれ私が実習中に経験したような「だれのために，何をしているのだろう」という問題にぶつかり，難しい倫理的問題を抱え，悩む患者さんを前に何もできなくなってしまうだろう。そうならないために，そうなる前に，忙しいなかでも立ち止まって「何が一番大切かを考えなさい」というメッセージを含んだ大学最後の授業としての「生命倫理」だったのではないかと，私は考えている。

　倫理問題に答えを出すのは難しい。しかし，難しいからといって考えるのをやめてはいけない。その時々の自分の価値観と倫理観に従って，思ったこと，感じたことに正面から向き合い，自分の「意見」をもち，それを言葉にして患者さんに伝えること，一緒に考えること，「私はあなたに関心をもっているのです」という姿勢で向き合うことが，広い意味で患者さんの抱える倫理的問題への解決につながるのではないかと思う。

B 法・道徳・倫理

　看護は人が人にかかわる営みであることを本質とするために，看護師は人間関係における倫理について学ぶ必要がある。初めに倫理の概念に近い「法」と「道徳」との違いについて整理しておこう（図6-2）。

1. 道徳と倫理

1 道徳

　道徳とは何かについて考えてみよう。あなたは生まれてから今日まで，家族，学校，地域といった社会のなかで，他者とかかわりあいながら生活してきたと思うが，その過程でどのようなことに配慮することが「善い行い」だと教わってきただろうか。またそれはなぜだろうか。たとえば次のようなことだろう。

- 嘘をついてはいけない，真実を知らせるべきだ。
- 約束を守る，時間を守る。
- 挨拶をする，笑顔で接する。
- 困っている人がいたら助ける。
- 人を傷つけてはならない，苦痛を与えてはならない。
- 自分がされて嫌なことは人にしない。
- 人を公平，平等に扱う。
- 人の自由や楽しみは奪わない。

　人間として大切なことは，ただ生きるのみではなく，より良く生きることである。これらは社会生活を営むうえで，人間に共通する道徳，行為の規範（行動や判断の基準）である。あなたは家庭や学校生活をとおして，自身の良心に従い，善悪をわきまえて善いことを行

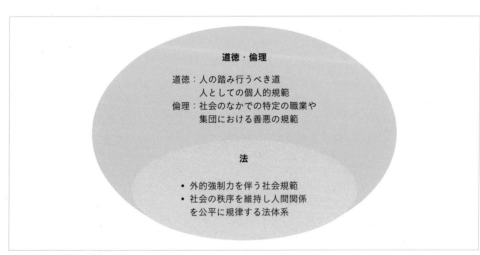

図6-2 法・道徳・倫理

い，悪いことは行うなといった，人として守るべきこと，ルールを教わってきたのではないだろうか。

このように，道徳は他者と生活するうえで，個人としてとるべき善悪をわきまえた正しい行為を求めるものである。前述したように，法律は，たとえば「振り込め詐欺」のように，人をだまして法に違反した場合，強制力をもって何らかの制裁を科す外的な強制力（他律的規範）を伴っているが，道徳は内面的なルール（自律）として，正しい行為を自発的に体得することを目的としている。

2 倫理

倫理の倫は「ともがら」「仲間」，理は「ことわり」「筋道」「ルール」「決まりごと」といった意味をもつ。すなわち倫理は仲間の間で守るべき道，あるいは道理で，内面的に存在するものであり，道徳と同様，法律のような外的強制力はない。

倫理は，人間関係において他者の行為について何が善いことであり，何が悪いことなのか，また何が正しいことであり，何が正しくないことなのかといった規範について記述し，その根拠（正当化できる理由）について考える。

法は，「正しくない」行為は公権力によって制裁を受けるという他律的な規範であるが，倫理は「正しい」あるいは「善い」行為とは何かを自分自身に問うという自律的規範である。このように，法と倫理は，人が安全に安心して社会生活を送るうえで必要な善悪の基準となるものであり，そこに倫理の内容的な矛盾があってはならない。

3 道徳と倫理

これまで述べてきたように，道徳と倫理は，ほぼ同義語と考えてよく，互換性の高い用語である。強いていえば，**道徳**は人としてどう生きるかという，人間としての生きることに関する価値観とかかわっている。一方，**倫理**は，看護師，教師，警察官といった特定の集団・職業が自身の役割をとおして社会的責任をどのように果たしていくべきかということが問われるものであり，教育倫理，医療倫理，看護倫理，政治倫理，企業倫理などがある。

＊

では，専門職としての倫理に入る前に，看護学生としての生活を送るうえでの倫理について考えてみよう。行為の善悪を判断するうえでのヒントは，該当するすべての人が自分と同じ選択をしたら，それは「自分が望む世界」なのかということを考えてみるとよい。

▶ カンニング　学生がテストを受けるのであればよい評価を望むのは当然であるが，カンニングは倫理的に問題であり，公平の原則に反する不正行為である。もし，受験生の数人ではなく多数あるいは全員がカンニングをした場合，テストをする意味がなくなる。

▶ レポート・論文　看護学生は，多くの科目でレポート提出を求められ，卒業時には卒業研究として論文を作成することもある。その際，倫理的に問題になる行為がある。

レポートや論文で求められているのは，何かを書き写すことではなく，文献を検討し，「自分で考えたこと」を「自分の文章」で書くことである。また，自分で書いたとしても，検討した文献は，他者の考えなので，引用あるいは参考文献として明示する必要がある。このルールを守らなかった場合，「盗用・剽窃行為」とみなされ，カンニングと同様に処分の対象となる。ウェブ上の文章をコピー・アンド・ペーストすることは，盗用・剽窃にあたり，引用する場合は，アドレスとアクセスした日付を明記する必要がある。もちろん，レポートを自分で書かず，他の人に作成してもらったものを提出した場合も不正行為となる。盗用・剽窃とは出典を明示せずに他者の論文やレポートから部分的に文章や語句などを盗み，あたかも自分が考えて書いたかのように発表する行為である。

　このほかにも，研究過程で存在しないデータや研究結果などを作成する「捏造」，研究資料や研究活動によって得られた結果を意図的に加工する「改ざん」などがある。

▶ **出席**　授業の出欠確認で使用する出席カードを他者に書いてもらい提出する，呼名の代返，出席確認のカードリーダーの読み取りを他者に依頼するなどの行為も不正にあたる。

▶ **個人情報**　学生の個人情報，また臨地実習においては患者の個人情報が漏えいするリスクがある。これは，個人情報保護，学生や患者のプライバシーにかかわる倫理的問題となる。

▶ **学生と教員間の関係**　学生と教員は評価される者と評価する者という関係性でもあるため，教員のパワーハラスメントにより学生の尊厳が傷つけられることもある。また，教員による学生に対する無関心あるいは支配的なかかわりによって学生の学習する権利が脅かされることもある。

2. 専門職としての倫理

1 ｜ 倫理綱領

　職業としての倫理を考えたとき，たとえば医師が患者は自分のいうことに従うべきだという倫理観をもっていたり，看護師が意識のない人は物のように扱ってもよいという倫理観をもっていたとしたら，どうなるだろう。これでは安心して医療を受けることはできない。

　このように，医師，看護師といった生命にかかわる職業に対して，社会はより高い倫理観を求めている。すなわち，特別な役割を課せられた人（専門職）には，特別な道徳義務がある。専門職としての看護職者には，看護職の職能団体である国際看護師協会（ICN，2012年）および日本看護協会（2021［令和3］年）から公表された倫理綱領がある。倫理綱領には，看護職者が理想とする道徳的行動指針と，社会に対して引き受けるべき専門職としての責任と責務が明示されている。

▶ **ICN看護師の倫理綱領**　「看護師と人々」「看護師と実践」「看護師と看護専門職」「看護師と協働者」という4つの基本領域を設け，それぞれにおいて倫理的行為の基準が示されている（表6-2）。なかでも「看護師と人々」の筆頭に「看護師の専門職としての第一義的

表6-2 ICN看護師の倫理綱領*(2012年版)

前文

　看護師には4つの基本的責任がある。すなわち，健康を増進し，疾病を予防し，健康を回復し，苦痛を緩和することである。看護のニーズはあらゆる人々に普遍的である。

　看護には，文化的権利，生存と選択の権利，尊厳を保つ権利，そして敬意のこもった対応を受ける権利などの人権を尊重することが，その本質として備わっている。看護ケアは，年齢，皮膚の色，信条，文化，障害や疾病，ジェンダー，性的指向，国籍，政治，人種，社会的地位を尊重するものであり，これらを理由に制約されるものではない。

　看護師は，個人，家族，地域社会にヘルスサービスを提供し，自己が提供するサービスと関連グループが提供するサービスの調整をはかる。

倫理綱領

「ICN看護師の倫理綱領」には，4つの基本領域が設けられており，それぞれにおいて倫理的行為の基準が示されている。

倫理綱領の基本領域

1. 看護師と人々

- 看護師の専門職としての第一義的な責任は，看護を必要とする人々に対して存在する。
- 看護師は，看護を提供するに際し，個人，家族および地域社会の人権，価値観，習慣および信仰が尊重されるような環境の実現を促す。
- 看護師は，個人がケアや治療に同意する上で，正確で十分な情報を，最適な時期に，文化に適した方法で確実に得られるようにする。
- 看護師は，個人情報を守秘し，これを共有する場合には適切な判断に基づいて行う。
- 看護師は，一般社会の人々，とくに弱い立場にある人々の健康上のニーズおよび社会的ニーズを満たすための行動を起こし，支援する責任を社会と分かち合う。
- 看護師は，資源配分および保健医療，社会的・経済的サービスへのアクセスにおいて，公平性と社会正義を擁護する。
- 看護師は，尊敬の念をもって人々に応え，思いやりや信頼性，高潔さを示し，専門職としての価値を自ら体現する。

2. 看護師と実践

- 看護師は，看護業務および，継続的学習による能力の維持に関して，個人として責任と責務を有する。
- 看護師は，自己の健康を維持し，ケアを提供する能力が損なわれないようにする。
- 看護師は，責任を引き受け，または他へ委譲する場合，自己および相手の能力を正しく判断する。
- 看護師はいかなるときも，看護職の信望を高めて社会の信頼を得るように，個人としての品行を常に高く維持する。
- 看護師は，ケアを提供する際に，テクノロジーと科学の進歩が人々の安全，尊厳および権利を脅かすことなく，これらと共存することを保証する。
- 看護師は，倫理的行動と率直な対話の促進につながる実践文化を育み，守る。

3. 看護師と看護専門職

- 看護師は，看護実践，看護管理，看護研究および看護教育の望ましい基準を設定し実施することに主要な役割を果たす。
- 看護師は，エビデンスに基づく看護の実践を支援するよう，研究に基づく知識の構築に努める。
- 看護師は，専門職の価値の中核を発展させ維持することに，積極的に取り組む。
- 看護師は，その専門職組織を通じて活動することにより，看護の領域で，働きやすい労働環境をつくり出し，安全で正当な社会的経済的労働条件を維持する。
- 看護師は，自然環境が健康に及ぼす影響を認識し，実践において自然環境の保護と維持を図る。
- 看護師は，倫理的な組織環境に貢献し，非倫理的な実践や状況に対して異議を唱える。

4. 看護師と協働者

- 看護師は，看護および他分野の協働者と協力的で相互を尊重する関係を維持する。
- 看護師は，個人，家族および地域社会の健康が協働者あるいは他の者によって危険にさらされているときは，それらの人々や地域社会を安全に保護するために適切な対応を図る。
- 看護師は，協働者がより倫理的な行動をとることができるように支援し，適切な対応を図る。

出典／国際看護師協会（ICN），日本看護協会訳：ICN看護師の倫理綱領，2013.

＊ ICN看護師の倫理綱領については2021年版が公表されている。https://www.nurse.or.jp/home/publication/pdf/rinri/icncodejapanese.pdf

な責任は，看護を必要とする人々に対して存在する」ことが明記されたことは意義深い。なぜなら，一見当然のように思える条文であるが，長い歴史のなかでは看護師の第一義的な責任は医師や病院に対して存在していたからである。ナイチンゲールが患者の利益を第一とする看護師であることを宣言したのは，看護師の自律を意識したからであるといえる。

▶日本看護協会の「看護職の倫理綱領」　1988（昭和63）年に策定された「看護婦の倫理規定」は，社会の変化に対応するべく，2003（平成15）年「看護者の倫理綱領」として公表された。2021（令和3）年3月，看護や医療を取り巻く環境の大きな変化を踏まえ改訂されたのが「看護職の倫理綱領」である。今回，「看護者」という名称は「看護職」に変更された。その意図は，保健師・助産師・看護師・准看護師の免許をもち，看護の職務を担当する「看護職」のほうが，免許の有無にかかわらず看護する者である「看護者」より適していると考えによるものである。もう一点，注目すべきこととして，災害大国ともいわれるわが国の自然災害における行動指針として本文16条が加えられた。

　前文では看護職の「免許によって看護を実践する権限を与えられた者」として社会的な責務を果たすために，看護の実践にあたっては「人々の生きる権利」「尊厳を保持される権利」「敬意のこもった看護を受ける権利」「平等な看護を受ける権利」などの人権を尊重することが明記されている。さらに，今回の改訂では「専門職としての誇りと自覚をもって看護を実践する」という文言も追加された（表6-3）。今回の改訂において，本文では各条文を解説し，より理解しやすい表現となっている。16の条文のうち，条文1〜6は看護師が守るべき職業的価値と義務が述べられており，これらは看護学生であっても実習中には守るべき倫理であることから十分理解しておく必要がある。条文7〜11では看護専門職としての責任を果たすうえで必要とされるものについて，条文12〜15には看護師となる個人の徳と組織的取り組み，条文16には自然災害における行動指針について述べられている（巻末資料1「看護職の倫理綱領」参照）。

2 ｜ 看護職の専門職性

　専門職としての倫理について考えるにあたり，専門職とは何かについて知っておく必要がある。西洋において，伝統的専門職とされてきたのは，医師，法律家，聖職者であり，人が生きていくうえで深いかかわりをもつ職業である。健康問題に関しては医師，他者との関係におけるトラブルを解決するには法律家が，魂の救いを求める人々には聖職者の存在が必要とされる。こうした伝統的専門職の特質を基に，専門職の特性としては次のような合意がある。

❶高等教育を受け，高度の専門的知識と技術を習得している。
❷職務における自律性がある。
❸専門職能団体がある。
❹社会の利益に貢献する。
❺専門職として独自の倫理綱領をもっている。　など

人間科学としての看護学

看護の過去から現在まで

看護実践における重要な概念

看護の役割と機能

看護実践の方法

6

倫理と法

看護における看護実践を支えるもの

専門職としての看護

医療安全

グローバル社会と看護

表6-3 看護職の倫理綱領（日本看護協会, 2021［令和3］年）

前文

　人々は，人間としての尊厳を保持し，健康で幸福であることを願っている。看護は，このような人間の普遍的なニーズに応え，人々の生涯にわたり健康な生活の実現に貢献することを使命としている。

　看護は，あらゆる年代の個人，家族，集団，地域社会を対象としている。さらに，健康の保持増進，疾病の予防，健康の回復，苦痛の緩和を行い，生涯を通して最期まで，その人らしく人生を全うできるようその人のもつ力に働きかけながら支援することを目的としている。

　看護職は，免許によって看護を実践する権限を与えられた者である。看護の実践にあたっては，人々の生きる権利，尊厳を保持される権利，敬意のこもった看護を受ける権利，平等な看護を受ける権利などの人権を尊重することが求められる。同時に，専門職としての誇りと自覚をもって看護を実践する。

　日本看護協会の『看護職の倫理綱領』は，あらゆる場で実践を行う看護職を対象とした行動指針であり，自己の実践を振り返る際の基盤を提供するものである。また，看護の実践について専門職として引き受ける責任の範囲を，社会に対して明示するものである。

本文（一部抜粋）

1. 看護職は，人間の生命，人間としての尊厳及び権利を尊重する。
2. 看護職は，対象となる人々に平等に看護を提供する。
3. 看護職は，対象となる人々との間に信頼関係を築き，その信頼関係に基づいて看護を提供する。
4. 看護職は，人々の権利を尊重し，人々が自らの意向や価値観にそった選択ができるよう支援する。
5. 看護職は，対象となる人々の秘密を保持し，取得した個人情報は適正に取り扱う。
6. 看護職は，対象となる人々に不利益や危害が生じているときは，人々を保護し安全を確保する。
7. 看護職は，自己の責任と能力を的確に把握し，実施した看護について個人としての責任をもつ。
8. 看護職は，常に，個人の責任として継続学習による能力の開発・維持・向上に努める。
9. 看護職は，多職種で協働し，よりよい保健・医療・福祉を実現する。
10. 看護職は，より質の高い看護を行うために，自らの職務に関する行動基準を設定し，それに基づき行動する。
11. 看護職は，研究や実践を通して，専門的知識・技術の創造と開発に努め，看護学の発展に寄与する。
12. 看護職は，より質の高い看護を行うため，看護職自身のウェルビーイングの向上に努める。
13. 看護職は，常に品位を保持し，看護職に対する社会の人々の信頼を高めるよう努める。
14. 看護職は，人々の生命と健康をまもるため，さまざまな問題について，社会正義の考え方をもって社会と責任を共有する。
15. 看護職は，専門職組織に所属し，看護の質を高めるための活動に参画し，よりよい社会づくりに貢献する。
16. 看護職は，様々な災害支援の担い手と協働し，災害によって影響を受けたすべての人々の生命，健康，生活をまもることに最善を尽くす。

出典／日本看護協会編：看護職の倫理綱領，日本看護協会，2021.

　看護職の専門職性について考えてみると，職業としての看護師の誕生はナイチンゲールの登場を待たなければならなかった。150年以上も前にナイチンゲールは，看護学は医学とは異なる知識を有するとしたが，その後も看護を支える「看護学」の発展は遅々として進まなかった。専門職の特性であげた①の「高等教育」に関していえば，わが国では准看護師の養成がいまだに存続しており，看護師教育の一本化が実現していない。しかし，「看護師等の人材確保の促進に関する法律」（1992［平成4］年）の制定により看護基礎教育の4年制化，それに伴う大学院の設置が急速に進み，看護の「専門職化」に必要な学問的基盤の確立に大きく貢献した。

看護の専門職化で問われるのが，専門職の特性②の「職務における自律性」である。保健師助産師看護師法で規定されている看護師の業務である「療養上の世話」に関しては，看護師の自律的判断で実施できるとされているが，結果に対する責任を引き受ける覚悟がなく責任回避のために医師に判断をゆだねる看護師がいることも否定できない。しかし，看護師には患者の利益とは何か，最善の選択とは何かという倫理的判断のもとに，その責任を果たすことが求められているのである。

専門職は，社会との信頼関係によって成立しているものであり，その実現には高い倫理性を担保しなければならない。その意味で「倫理綱領」は，専門職として自らを律し，倫理的行動の指針とする意義が大きい。単に，条文を暗記するのではなく，その意味するところを理解することが重要である。

■ 3. 守秘義務と個人情報保護法

1 看護職者と守秘義務

看護職者には，職務上知った情報を外部に漏らさないという法律上の守秘義務が課せられている（表6-1参照）。

医師，薬剤師，助産師は，刑法第134条において，正当な理由がなく，その業務上取り扱ったことについて知り得た人の秘密を漏らしたときは6か月以下の懲役または10万円以下の罰金に処せられる。

一方，保健師，看護師，准看護師の守秘義務の規定は，保健師助産師看護師法第42条の2で規定されており，規定に違反した者は6か月以下の懲役または10万円以下の罰金に処せられることが，第44条の3で規定されている。守秘義務は保健師，看護師または准看護師に規定され，退職後も同様である。

2 個人情報保護法とプライバシー

近年は，情報通信技術の飛躍的な進展を背景に，個人情報の多くが電子化され，蓄積とその利用が可能となったことから，個人情報の保護が重要課題となっている。

個人情報の類似概念に**プライバシー**がある。これは私生活の事実であり，本人が他者に知られたくない情報であるが，保護すべき内容が具体的に明文化されているわけではないため，何がプライバシーの侵害になるかは人によって解釈が異なることもあった。

こうした課題に対応するために，個人情報を保有している組織に対して個人情報保護の遵守すべき義務等を定めた**個人情報の保護に関する法律**（個人情報保護法）が2003（平成15）年5月に公布され，2005（平成17）年4月より全面的に施行された。本法の制定によって，個人情報とは何かが定義され，その保護に向けての具体的な取り組みが可能になった。

その後，個人情報保護法は2015（平成27）年9月に改正法が公布され，2017（平成29）年5月30日に全面施行に至っており，個人情報を取り扱う企業や団体は，個人情報の保

表6-4 個人情報, 個人データ, 保有個人データの概念

個人情報	生存する特定の個人を識別できるもの。当該情報に含まれる氏名, 生年月日そのほかの記述などにより特定の個人を識別することができるもの（ほかの情報と容易に照合することができ, それにより特定の個人を識別することができるものを含む）。 例：氏名, 生年月日, 住所, 個人識別符号（マイナンバー, 旅券番号, 運転免許証の番号, 基礎年金番号, 健康保険証番号, 顔認識データ, 指紋データなど）, 要配慮個人情報（本人の人種, 社会的身分, 信条, 病歴, 犯罪歴など）
個人データ	個人情報のうち, 紙・電子媒体を問わず特定の個人情報を検索できるように体系的に構成したものに含まれるもの。
保有個人データ	個人データのうち, 開示, 訂正, 消去などの権限を有し, かつ6か月を超えて保有するもの。

護の取り組みを行うことが義務づけられている。改正法では, ①個人情報, ②個人データ, ③保有個人データ, の3つの概念を規定している（表6-4）。

3 | 個人情報を保護するために

　看護業務をとおして看護師は多くの個人情報を知り得る立場にある。個人情報の漏えいが起きると, 被害者への対応, 原因究明, 再発防止などが必要となるだけでなく, 社会の信頼を大きく失うことになる。守秘義務は看護学生にも課せられていることを十分理解したうえで, 臨地実習に臨むことが重要である。

　次に, 具体的な例をあげる。

❶ 不正な手段をもって個人情報を取得する。

　多くの病院で使用されている電子カルテ（個人情報）にアクセスするためにはID（個人識別のための符号）が必要であるが, そのIDを目的外で使用し, 業務（学習）上取得する必要のない患者の個人情報を得ることは可能である。たとえば知人や著名人が入院していることがわかり, 個人的関心から電子カルテを閲覧することは目的外の使用にあたり不正アクセスとなる。電子カルテは閲覧履歴が残るため, こういった不正アクセスは発覚する。

　カルテはだれのものか。カルテの情報が入っているコンピューターは病院のものであるが, そこにある診療情報は患者のものであり, それは保護されるべき個人情報である。

❷ 入院（受持ち）患者のことを知人や家族に話す

　守秘義務違反で最も多い例であり, 「同級生の○○さんのお母さんが, がんで入院しているの」といったように, 何げなく話したことが, 患者に不快やそれ以上の不利益を与えてしまうことがあり得る。看護学生も臨地実習においては守秘義務が課せられる。電車やバスの中で友人に, 帰宅してから家族に, 実習で知り得た患者の個人情報をついうっかり話してしまうことは許されない。電車の中で, 受持ち患者の話をしていたら前に立っていた人がその患者の知人だったといったエピソードは少なくない。

❸ 個人情報が含まれた記録の紛失

　患者の個人情報が記載された紙媒体や電子媒体などを入れたカバンを置き忘れたり, 盗まれたりすると情報が漏えいする可能性が高くなる。看護学生の場合, 電車やバスで実習記録が入ったカバンを網棚に置き忘れることが起こり得る。実習記録の取り扱いには十分

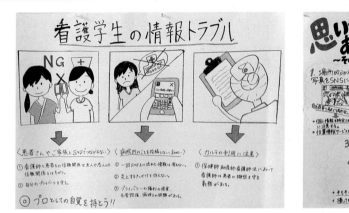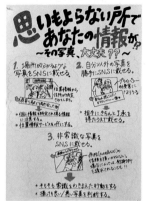

1年生の必修科目「情報とネットワーク」で，情報セキュリティやプライバシー，SNSの活用について重点的に学ぶグループワークによりポスターの作成を行い，注意喚起を行った。

図6-3 情報セキュリティに関する学生作成のポスター

注意する必要がある。

❹SNSによる個人情報の漏えい

　SNS（Social Networking Service）を利用した守秘義務違反も少なくない。看護師が患者や同僚の個人情報を掲載したり，実習施設である病院の前や病棟で撮った写真をアップロードしたことによるトラブルが増加している。

　臨地実習は授業の一形態として，学校と実習施設との契約において行われるものであることを忘れてはならない。SNSは不特定多数の人の目に触れるものであり，掲載した写真や記載内容で被害を受ける人が出てくる可能性がある。

　守秘義務は，法的にも倫理的にも看護師として遵守しなければならない重要事項であることを認識する必要がある。看護学生は免許がないという意味では法的な義務が課せられる立場にはないが，職業的社会化の過程（職業に従事するための知識や技術を身につけていく過程）で看護師に必要な価値を内面化していく（社会的な規範・価値を自分のものとする）という意味では，いうまでもなく守秘義務を果たす倫理的責任がある（図6-3）。

Ⅲ　臨床倫理

A　倫理的関心が高まった背景

1. 倫理の欠乏と混乱

　医療にかかわる人すべてに倫理観があるならば，これほど倫理に対する関心は高まった

だろうか。倫理は，酸素と同じように，それが十分あれば息苦しさを感じることがなく，その存在を意識することもないだろう。倫理も，それが欠乏したり混乱したりすると人々に強く意識されるようになる。

インド独立の父といわれ非暴力・不服従で知られるマハトマ・ガンジー（英語表記：Gandhi, Mahatma, 1869～1948）が遺した「7つの社会的罪」は，人が安全かつ安心して暮らせる社会をつくることの大切さを教えてくれる（column 参照）。しかし，残念なことではあるが，医療の歴史は，人を対象とした医学研究においても，診療においても，人の尊厳，人権を無視あるいは軽視することを繰り返してきたのである。

▌2. 医学研究における歴史

1 ┃ ニュルンベルク綱領

倫理に関する人々の関心が高まるきっかけとなったのは，第2次世界大戦中のナチス・ドイツによって行われた残虐かつ非人道的な人体実験だろう。この人体実験にかかわった人を裁くためにドイツで開かれたのが「ニュルンベルク裁判」（Nuremberg Trial, 国際軍事裁判，1945～1946年）であり，その結果として，人を対象とする医学研究においては，実験対象者への説明とその同意を得なければならないとする10項目の基本原則である「**ニュルンベルク綱領**（Nuremberg Code）」が提示された（1947年）。

本綱領における重要な点として，研究被験者となるか否かの判断は対象者の自由意思によることが明示された。

2 ┃ ヘルシンキ宣言

ニュルンベルク綱領を受けて，医師の国際的職能団体である世界医師会（World Medical

> **Column** 7つの社会的罪
>
> ガンジーの人類に対する普遍的な問いかけが「7つの社会的罪」といわれる。暮らしやすい社会にするためには，こうした「社会的罪」をつくらないことである。ガンジーの慰霊碑を囲む壁の外側にも刻まれている。
>
> 1. 労働のない財貨
> 2. 良心のない享楽
> 3. 人格のない知識
> 4. 道徳のない事業
> 5. 人間性のない科学
> 6. 犠牲のない宗教
> 7. 原則のない政治
>
> 出典／ラーム・A・マール著，福井一光訳：マハトマ・ガンジー，玉川大学出版部，2007，p.57.

Association；WMA）は1964年開催の第18回総会において「ヒトを対象とする医学研究の倫理的原則」を採択し「**ヘルシンキ宣言**」を公表した。本宣言で注目すべきは，人間を対象とする医学研究における「被験者個人の利益と福祉を科学や社会に対する寄与より優先すべきであるという原則」である。また，研究参加においては，インフォームドコンセント（後述）すなわち被験者が十分な説明を受けたうえで同意を与えることを要求することが明記されている。本宣言は，その後11回にわたり追加・修正が行われており，最新版は2013年である（**巻末資料6**「**ヘルシンキ宣言**」参照）。

しかし，こうした倫理規定が存在するにもかかわらず，戦後に行われた医学研究においては，40年にもわたった「**タスキギー梅毒研究**（Tuskegee syphills study）」のように，研究倫理に違反する非倫理的な医学研究が繰り返された（column 参照）。本事件が発覚したことを機にアメリカでは1974年に国家研究法（National Researh Act）が制定された。この法

Column

タスキギー梅毒研究（Tuskegee syphills study）

　過去には臨床研究に関する倫理が守られず，対象者が多大な不利益を被った事件があった。その代表として，1932年に始められたアメリカ・アラバマ州のタスキギー市で行われた梅毒の研究，いわゆる「タスキギー梅毒研究」がある。この研究は，アメリカ公衆衛生局の医師たちによって，梅毒の黒人男性600人を対象に自然な進行を経過観察することを目的として開始された。すなわち梅毒を治療しなければどうなるか，ということを明らかにするために実施された人体実験だった。

　実験では被験者600人のうち約400人が「実験群」として治療されることはなく，残りの約200人は「コントロール群」として治療された。この非倫理的な人体実験は1972年までの40年もの長きにわたって続けられ，1950年代にはペニシリンが治療薬としてその有効性が確認され一般に使用されるようになってからも，「実験群」の約400人には使用されることなく自然経過が観察された。この実験における対象者は，無料の診察，わずかな金銭，そして死後の検死を条件とする無料の埋葬を研究協力に関する報酬として受けていたが，実験の真実に関する情報は一切提供されていなかった。

　その非倫理的な実験内容は，1972年に「ニューヨーク・タイムズ」に記事として掲載され発覚し，大きな社会問題となった。このとき結成された調査団によって，研究は直ちに中止するように勧告された。この研究には医師だけでなく患者の生活を知り，患者を擁護すべき地元の保健師も参加していた。これはとても残念なことである。

　この研究は，①対象者に対して真実とは異なる説明を行い，②大きな苦痛（害）を与え，③一人の人間としての人権を尊重せず，④黒人で貧しいといった社会のなかで弱い立場にいる人々を対象としているなど，極めて非倫理的なものであった。

　研究者でありかつ医療者である医師・看護師が，自分であれば絶対に対象者として研究協力できない非倫理的な研究を計画し実施するという行為は決して許されるべきではない。

出典／宮脇美保子：身近な事例で学ぶ看護倫理，中央法規出版，2008.

表6-5 ベルモントレポート（研究対象者保護のための倫理原則および指針）の概要

原則	意味	原則適用の要件
人格の尊重 **Respect for persons**	人間を自分のことは自分で思考し，判断し，自己決定できる能力をもつ主体として認めるものである。 ● 人は自律的な主体者として尊重される。 ● 自律性が減弱した人々は保護される。	**インフォームド・コンセント**（Informed consent） ● 研究参加は，①研究に関する十分な情報提供を受け，②その内容を理解したうえで，③自発性にもとづいて同意する。
善行（恩恵） **Beneficence**	研究参加者を危害から保護するだけではなく，福利の確保について努力する必要がある。 ● 危害を加えてはならない。 ● 予想される利益を最大化し，危害を最小化する。	**リスクと利益の比較考量**（Assessment of risk and benefits） ● 研究者の責務として理解されている。すなわち，害をなしてはならない。 ● 研究参加者が受けるリスクの正当性 ● 研究で起こり得る危害と期待される利益の評価。
正義 **Justice**	誰が研究の利益を享受し，誰がその負荷を受けるのか。 ● 公平と平等	**公平・平等**（Selection of subjects） ● 研究参加者の公平な求人 ● 脆弱な人々への配慮 ● 研究参加者の平等な求人

出典／生物医学および行動学研究の対象者保護のための国家委員会：研究対象者保護のための倫理原則および指針，1979，をもとに作成.

ではヒトを対象とする医学生物学ならびに社会学が遵守すべき倫理原則を明らかにし，指針を発信することを目的に「生物医学研究および行動科学研究の被験者保護のための合衆国委員会」が設置され「研究対象者保護のための倫理原則および指針」（通称「**ベルモントレポート**（The Belmont Report）」とよばれる報告書）が作成された。このレポートでは人格の尊重（respect for persons），善行（恩恵，beneficence），正義（justice）の3原則と，その原則を適用するのに必要な要件を明示した。ベルモントレポートの3原則は，個別の倫理的規定や倫理的判断をする根拠となる一般的な判断基準を意味するものであるが，その後の様々な研究に関する倫理指針に大きな影響を及ぼした（表6-5）。

3 | 日常診療における人権の歴史

1960年代頃より，アメリカでは人種差別反対運動，女性解放運動，学生運動などが起きた。そうした一連の権利運動のなかで，社会運動としての患者の権利を主張する運動も起こり，医療倫理に深く影響した。

それまでは医師に自分の健康問題に関するすべての決定をゆだねる「お任せ医療」や「パターナリズム」とよばれる関係性が一般的であった。

▶ パターナリズム　パターナリズム（paternalism）の語源は，ラテン語の「父」を意味する pater である。つまり父親（医師）は子ども（患者）より知識があり，子ども（患者）の利益を考えて行動するという考え方である。患者にかかわることの意思決定は医師が行うという，この考え方であれば，自律した人間であっても「子ども」とみなされることになる。

このように医療の世界は患者ではなく，医師が中心となっていた。しかし，1960年代後半になると，人々は自分の健康問題に関しては自分自身で意思決定したいということを主張するようになった。これは，それまでの医師をピラミッドの頂点にした医療専門職に支配されていた医療を自分たちの手に取り戻そうとするものであった。

医師は伝統的専門職として，古くから社会にとって必要な職業であった。しかし，デカルトによる機械論的人間観が支配するようになってからは，からだのみを医学の対象として取り扱うようになり，このような個別の経験の意味や価値から切り離された医療のあり方に，人々は異議を唱えるようになった。その後，患者の「人としての尊厳」とりわけ自己決定を尊重することに，社会的価値観がシフトしてきた。この「尊厳」とは，子どもや認知障害がある人も例外ではない。人間であるという一点において，すべての人に認められている道徳的価値である。平たくいえば「人が人として大切に扱われていると思える」ことである。

　尊厳というと難しく感じるかもしれないが，どのように人に扱われたら大切にされていると感じるか，あるいはその逆の場合，どんな気持ちになるかは想像できるだろう。倫理の基本は「自分がされて嫌なことはしない」「自分が他者に配慮してほしいと思う程度の配慮を他者に行う」ことである。

▶ **人としての尊厳**　人間が人間であるという一点のみにおいて，だれもが例外なく等しく認められるべき，人間に固有の道徳的価値である。

　日本看護協会の「看護職の倫理綱領」第1条に「看護職は，人間の生命，人間としての尊厳及び権利を尊重する」とあるように，患者の最も身近にいる看護師は患者の尊厳と権利を守る道徳的代理人になることが期待されている。

　人は，だれでも自身の人生の主人公であり，健康問題に関しても専門家による情報と助言は必要とするが，最終決定者は自分であるという権利を主張するようになった。ここで重要な概念となるのが，インフォームドコンセントである。医療の世界は一般の人々にとっては極めて不透明な領域であり，医療者と市民との間には「専門性」「密室性」「閉鎖性」という3つの壁があるとされてきた。

　しかし，患者の権利運動とともに，医療がサービス業として認識されるに伴い，医療者に透明性が求められるようになってきた。その後，アメリカ病院協会は1973年に全米の病院に「患者の権利章典」を配布した。患者には自己決定に関する権利のほか，「最善の医療を受ける権利」「知る権利と学習する権利」「安全な医療を受ける権利」「平等な医療を受ける権利」などがあることが示された。

　1981年のポルトガル・リスボンで開催された第34回世界医師会総会では，医師や医療者が守るべき患者の権利である「患者の権利に関する世界医師会リスボン宣言」が採択された（**巻末資料7「患者の権利に関するリスボン宣言の原則」**参照）。

Ｂ インフォームドコンセント

　医療におけるインフォームドコンセント（informed consent；IC）を原則とする動きは，アメリカの医療裁判のなかで起きた。1957年のサルゴ判決（Salgo ruling）で「インフォームドコンセント」という言葉が初めて法廷の場で用いられた（column 参照）。

この用語は法廷のなかで生まれ、その後、患者と医療者の関係性を築く基盤となる概念として普及し、わが国にも輸入された。インフォームドコンセントとは患者が検査・治療・処置・ケアなどに関して医師およびほかの医療者から説明を受け、内容を理解したうえで、その実施に対して同意あるいは選択を行うというものである。

したがって、インフォームドコンセントの主語は患者であることをよく理解しておくことが必要である。なぜなら医療現場では、しばしば「ICをとる」「ICをした」といったように誤った使われ方がされているからである。同意あるいは選択し、それを医療者に伝えるのは患者であるが、先に医療情報を得るのは医療者であることから、医療者に主導権があるかのように認識されているのである。

インフォームドコンセントは、患者の自律を尊重するうえで、重要な要件となる。患者が同意・選択した結果を医療者に伝えるためには、次にあげるような情報について医師から説明を受け、その内容を理解できることが前提となる。

❶必要とされる治療・処置の概要
❷その治療・処置に伴う利益や危険性（身体侵襲の危険性）
❸その治療・処置を行わない場合の選択肢とそれに伴う利益や危険性
❹何も治療を行わない場合に想定されること
❺回復後に想定される問題、元の日常生活に戻るまでの期間など
❻そのほか、患者の価値観、人生観に沿った個別的な質問に対する回答

医師から説明された内容に関して同意あるいは選択するには次のような要件がある。

Column　サルゴ判決

　1957年、カリフォルニア下級裁判所はマーティン・サルゴ（Salgo, Martin）とスタンフォード大学理事会との間での争いに歴史的な判決を下した。

　55歳のマーティン・サルゴは、1954年に腹部大動脈に閉塞をきたし受診した。医師は腹部大動脈造影検査を受ける必要があると伝え、患者に検査による合併症やリスクについて説明することなく、それを施行した。検査の翌日、患者は下肢に麻痺をきたした。

　判決では、患者は情報提供を受けた後で治療方法を自由に選択する権利があるという趣旨の意見が述べられ、法廷のなかで「インフォームドコンセント」（informed consent）という用語が初めて用いられた。すなわち consent（同意）の前提として informed（説明を受けること）が医療行為の条件となったのである。

　その後、アメリカでは数年間にわたって各地でインフォームドコンセントに関する判決が続き、学問的にも理論的裏づけ作業が行われた。こうしてインフォームドコンセントは法原理として確立していったのである。

出典／ルース・R・フェイドン、トム・L・ビーチャム著、酒井忠昭、秦洋一訳：インフォームド・コンセント：患者の選択、みすず書房、1994.

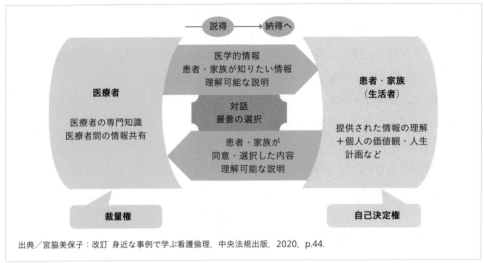

出典／宮脇美保子：改訂 身近な事例で学ぶ看護倫理, 中央法規出版, 2020, p.44.

図6-4 コミュニケーション・プロセスとしてのインフォームドコンセント

❶適切な情報の開示が受けられる。患者は必要な情報を理解できる言葉で説明を受ける。
❷患者は説明された内容を正確に理解できる（理解能力）。
❸説明され，理解した内容を自身で同意または選択できる（評価能力）。
❹自分で決定した内容を医療者に正確に伝えることができる（伝達能力）。
❺患者が決定を行う際には自由意思・自発性が尊重される。

　患者は，説明された内容について，医師に質問や確認を行い理解したうえで，自身の価値観，人生計画などを考慮して同意あるいは選択を行う。手順としては，このようになるが，現実はそれほど単純ではない。

　インフォームドコンセントは自律した個人を前提としているため，小児，意識障害がある人，認知障害がある人などでは，完全に実施することが困難なことが多い。その場合は家族などが代理人となる。しかし，家族などが代理人になるからといって，患者に説明しなくてもよいわけではない。特に小児の場合，これから行う医療行為に対して，保護者だけでなく当事者である子どもが理解できる言葉でわかりやすく説明し同意を得るインフォームドアセント（informed assent）が大切である。

　インフォームドコンセントは，患者が納得できる医療を目指すものである。そのため患者と医療者のコミュニケーション・プロセスこそが鍵となることを忘れてはならない（図6-4）。

C 医療倫理の4原則

　アメリカでは医療現場における患者の自己決定と，それを可能とするインフォームドコンセントを導入した医療倫理の4原則が用いられるようになった。この原則は，ベルモントレポートを基礎としており，自律尊重（respect for autonomy），善行（恩恵，beneficence），正義（justice）の3原則に，無危害（non-maleficence）の原則を加えた4原則がトム・L・ビーチャム（Beauchamp, Tom L.），ジェイムズ・F・チルドレス（Childress, James F.）らによって提案され，医療の倫理原則として適用されるようになった[1]。

この原則は，医療現場で生じる倫理的問題を解決していくうえでの指針となるものではあるが，そのまま個別の具体的問題を解決するためのものではない。

1 自律尊重（respect for autonomy）

4原則の第一は自律の尊重である。人は，自律した存在としてその人の自由意思による自己決定が最大限尊重される必要がある。自律には判断能力が必要であるが，子ども，認知障害，意識障害などがある人のように，その能力が十分ではない場合は，保護される必要がある。

患者が自己決定するためには，その前提として判断の根拠となる医療情報が不可欠である。したがって，本原則を適用するにあたっては，インフォームドコンセントの概念が極めて重要となる。

2 善行（恩恵，beneficence）

善行（英語のbenefitは相手に益をもたらすという意味で恩恵，与益とも訳される）は，患者の利益が最大となる医療を提供することである。ここで重要なことは，何が最大の利益となるかに関しては，医療者と患者で評価が異なる場合もあるため，患者の個別性を考慮したQOL（生活の質）を踏まえた検討が必要であるということである。

3 無危害（non-maleficence）

医療に伴う危害を患者に与えることなく，リスクを最小にすることである。しかし，診断・治療の過程には，患者に苦痛を与えず，不快を引き起こさないということを完全に請け負うことが困難な場合もあるため，患者の利益との比較衡量が必要となる。

患者の尊厳を傷つけるような行為や言葉，未熟な看護技術も害を与えることになることを認識しておく必要がある。

4 正義（justice）

患者や社会に対して平等・公正であるということである。すなわち同等の者には同等の扱いをするのが基本である。また，配分的正義としては，臓器移植のように医療資源を公正なルールで公平に配分するために，ある程度だれもが納得できるルールづくりが求められる。

＊

実際には様々な倫理的問題が生じるが，4原則を用いて検討することで問題が明確となり，解決の方向性が見えやすくなる。

IV 看護とインフォームドコンセント

A インフォームドコンセントの初期の理解

　わが国にインフォームドコンセントの概念が輸入されたのは1980年代であるが，普及するようになったのは，1990年代以降である。

　1990（平成2）年に日本医師会は「『説明と同意』についての報告」（日本医師会生命倫理懇談会編）において，インフォームドコンセントを「説明と同意」と訳したが，これが誤解を招くことになった。なぜなら「説明と同意」では，その主語は医師となり「患者に説明して同意をとる」という意味になる。そのため患者の自己決定を尊重するというインフォームドコンセントの概念とはかけ離れた理解が広まった。

　そのためインフォームドコンセントの概念が輸入された当初は，医師から患者への一方通行の情報提供となり，情報の共有，意思決定の支援といったコミュニケーション・プロセスとして機能しているとはいえない状況があった。

B コミュニケーション・プロセスとしてのインフォームドコンセント

　1994（平成6）年に医療法が改正され，その附則第2条において「医師，歯科医師，薬剤師，看護婦その他医療の担い手と受ける者との信頼関係をより促進するため，医療の担い手が，医療を提供するにあたり，適切な説明を行い，医療を受ける者の理解を得るように配慮することに関し検討を加え，その結果に基づいて必要な措置を講じるものとする」と明記された。この条文では，看護師は「その他」の医療の担い手としてではなく，看護婦（旧称）として明記されている。インフォームドコンセントは医師だけでなく，看護においても重要な概念ということである。その後，この附則に基づき，厚生省健康政策局内に「インフォームドコンセントの在り方に関する検討会」が設置された。

　この検討会の結果は，1995（平成7）年に「元気が出るインフォームドコンセント」として報告され[2]，インフォームドコンセントは「より良い医療の基盤づくりのための新しい患者・医療従事者関係のあり方を追求していく上で，なくてはならない手段として位置づけ，懇切ていねいな説明を受けたいと望む患者と十分な説明を行うことが医療提供の重要な要素であるとの認識をもつ医療従事者が協力し合う，より良い医療環境を築くことが目標である」と述べられている。

　その後，1997（平成9）年の第3次医療法改正では「医師，歯科医師，薬剤師，看護師その他の医療の担い手は，医療を提供するに当たり，適切な説明を行い，医療を受ける者の

理解を得るように努めなければならない」（第1条4の2）という努力目標となった。こうした医療法の改正からもわかるように、インフォームドコンセントは医師と患者関係のみではなく、患者を含めたチームによる協働行為として医療をとらえる方向へと変化してきた。

　現在、インフォームドコンセントは医療現場で広く受け入れられつつあるものの、その思想が正しく理解され、機能しているとはいいきれない状況もある。医療現場では「インフォームドコンセントをとる」あるいは「説明したから同意書をもらっておいて」と手続きとして理解されていると思われる言葉が聞かれることも少なくない。本来、インフォームドコンセントは、医師が説明して患者から同意を得るというより、患者が医療者に同意を与えるために説明を受けるということに重点が置かれるべきものである。したがって医療者から患者への説明に際しては、説得、強制、脅し、あるいはコントロールするような態度があってはならない。

　人間は、自身のからだを使って主体的に生活している。まるごとの人間に何らかの医療行為を行うということは、からだのみではなく、その人の生活のありよう全体にも影響する。看護師に期待されるのは患者とのコミュニケーションを図り、患者の揺れる気持ちを理解し、共に考え、最終的な意向を確認することである。看護師は患者に関するそういった情報をほかの医療職者と共有し、それぞれの役割を補完し合うことが重要となる。

Ｃ 患者の代弁者としての看護師の役割

▌1. 基礎教育における倫理教育と現場との乖離

　従来、看護師には「優しさ」「従順」「献身」といった情緒的反応に価値が置かれ、倫理について語ろうとすると敬遠される傾向があった。倫理的感受性のある看護師が「これはおかしい」「何か変だ」と思うことがあったとしても、一人で悩むことが多かった。また、感じたことを言語化して話し合う場もなかったために、看護師が医療における意思決定のプロセスにかかわることは容易ではなかった。

　基礎教育における倫理教育は、1967（昭和42）年の指定規則改正で独立した科目ではなくなり、「看護概論」（60時間）の一部になり、その内容や割り当てられる時間数は各教育機関に任された。その後、1997（平成9）年に指定規則が改正されるまで、看護倫理の教育は実質的には行われていなかったということになるが、この指定規則改正では専門職としての倫理の重要性が明文化された。看護師教育の「基本的な考え方」のなかで「人々の多様な価値観を確認し、専門職業人としての共感的態度および倫理に基づいた行動ができる能力を養う」ことがうたわれ、明確な教育目標となった。ここで初めて「専門職業人」「倫理に基づいた行動」という言葉が明記され、専門職としての看護師養成教育における看護倫理の課題が明確化された。

　その後、2002（平成14）年、文部科学省は「看護基礎教育の在り方に関する検討会」を

設置し，報告書である「大学における看護実践能力の育成の充実に向けて」を公表した。そのなかで「学士課程の教育では，社会人として信頼し得る倫理的感性に富んだ人間性の涵養，看護対象者の人間としての尊厳・権利の尊重に基づいた擁護者としての在り方，専門的知識に基づいた判断力と実践能力の育成が重視される」としている。

臨床現場では，看護師が倫理的問題に直面する機会がますます増加しており，その対応を迫られている。しかし，多くの看護師は，その対応に苦慮している現状があり，基礎教育と現場で求められる能力との間の乖離が課題となっている。

▌2. 患者中心の看護を実践するために

看護の対象は看護を必要とするすべての人々である。そのため看護師が経験している倫理的問題は多岐にわたっている。その例を表6-6にあげた。

日本看護協会は，看護師が倫理的行動をとるうえで必要となる4つの要素を示し，問題に気づき，確認し，問題を共有し，解決策を実施する過程について述べている（表6-7）。

表6-6 看護師が経験している倫理的問題

倫理的問題	例
インフォームドコンセントの問題	• 患者より先に家族に説明する。 • 家族が患者に真実を告げることを拒否する。 • 患者と家族の意向が分かれる。 • 患者の意向が確認できない。 • 患者・家族が説明内容を正確に理解できていない。
医療者間の問題	• 情報を共有できない。 • 医師がすべての意思決定者であるかのように振るまう。 • コミュニケーションがとれない。 • 看護師間で話し合うことができない。
ケアに対する責任の問題	• 人手不足のため業務を優先する。 • 効率性，合理性を優先する。 • 安易に患者の尊厳より安全を選択する。 • 看護師としての実践能力が不足している。 • 患者のプライバシーが守られていない。 • 患者を物のように扱っている。
システムに関する問題	• 倫理的問題について話し合う場がない。 • 患者，家族から理不尽な要求がある場合の対応がわからない。

表6-7 倫理的行動の4つの要素

> ❶倫理的感受性：倫理的問題が生じていることに気づく力
> • 「あれ，おかしいな」と感じたことをそのままにせず，周囲に伝えること
> ❷倫理的推論：それが倫理的に問題である理由を説明できる力
> • 「おかしい」と思った理由を事実に沿って説明すること
> • 自らの倫理的知識に基づき，どこが倫理的に問題であるかを指摘すること
> ❸態度表明：様々な障害を乗り越えて，倫理的に行動しようとする力
> • だれのどのような権利を優先すべきか，どのような立場をとるべきか，を適切に判断し，解決の方向性を明確にすること
> ❹実現：倫理的行為を遂行することができる力
> • その問題の解決に向けて何をしたらよいかを判断し実際に行動すること

出典／日本看護協会：臨床倫理委員会の設置とその活用に関する指針，2006，p.3.

では，どうしたら看護師が倫理的行動をとれるようになるだろうか。看護師が自身の信念に基づいて実践できるためのヒントについて述べる[3]。

1　倫理的感受性と市民感覚の重要性

　医療現場で実習した際「何か変だ」「これはおかしい」と気づくためには，倫理的感受性を高める必要がある。一般の人々から見える医療の現場は，日常的とは異なる世界である。専門用語，鳴り響くアラーム，速足で歩く看護師，見慣れない医療機器など，心穏やかではいられない環境である。

　病を抱えたうえに緊張を強いられる患者にとっては，癒やしの環境とは程遠い不安な環境である。そうしたなかで，患者の心を癒やすのは細やかな看護師の配慮である。それは，笑顔であったり，優しい声かけや手や肩にタッチされることかもしれない。

　看護学生も，基礎看護学実習ではそうした一般の人とはそれほど違わない感覚をもっているはずだが，卒業する頃には慣れてしまい感情が鈍化してしまうことも少なくない。

　たとえば次のような状況をどう思うだろうか。

- ベッド上で洗髪をする際に，水分を吸収するためにおむつが使用されることがある。自分が患者の立場であったらどう思うだろうか。もちろん何の理由もなくおむつを使用しているわけではない。しかし，おむつでなければならないのかと問われると自信をもって「そうです」と言えるだろうか。
- 診察室では，サービスを受ける患者が丸椅子に座り，提供する側の医師が背もたれや肘掛けのある椅子に座っていることが多い。こうした景色は，ほかのサービス業にもあるだろうか。
- 患者のテリトリー（領域）である，ベッドサイドのロッカーを黙って開けてパジャマを取り出すことは問題ないだろうか。
- 看護師が医師には敬語を使い，患者には子どもに話すような言葉遣いをする。

　ある患者は「若いお医者さんや看護師さんにタメ口で話されると，私は泣きたくなる。そんなに偉いんですかね」と話した。このことは患者の尊厳を深く傷つけていることを物語っている。今ベッド上で横たわり，自分で自分のことをできない患者であっても，それはその人の全体から見れば，一部にしかすぎない。看護師が「何もできない人」といった見かたをしていたら，それは一方的な誤った理解に基づくものである。もし，その人が自分の祖父母や親であったり，知り合いであったら，情けない思いをするだろう。人の尊厳を守ることを最も大切にしなければならない看護師が，患者に情けない思いをさせているとしたら専門職として恥ずかしいことである。

　こうした感覚のずれがあり，患者中心の理念が浸透していない病院で「患者様」と呼ばれても，患者が違和感をもつのは当然だろう。ていねいさを装っているだけで，かえって失礼だと感じることも少なくない。

2　気づきを言語化する

　医療現場で「何かおかしい」「これでいいのか」ということに気づいたら，そのままにしてはならない。気づいたことは，できるだけ速やかにかつ正確に言語化して他者に伝え

ることが重要である。しかし，看護師は「おかしいと思っているのは自分だけかもしれない」「言葉にしたら人間関係に波風が立つ」「看護師長や主任からにらまれる」などの理由から，せっかく気づいたことを言語化することなく，沈黙してしまうことも少なくない。そのうちに「あれ，何が気になっていたんだっけ」とか「仕方がない，まあいいか」と思ってしまうかもしれない。

　たとえば患者に対する身体拘束である。転倒・転落のリスクがあるという理由だけで，すぐに身体拘束する看護に対して，初めは「拘束以外にも転倒を予防できる」「看護師の都合で拘束しているのはおかしい」と思っていても，だれも何も言わないうちに，身体拘束に対して違和感を覚えなくなってしまうということがある。

　疑問を感じたら勇気を出して声を上げ，まずは同じ価値観をもっている仲間と解決策を検討することから始めることが必要である。その際は「私」を主語にするのではなく，「患者」を主語として，患者の意向を代弁していることが伝わるように工夫することが大切である。看護師には，専門職として言うべきときに，言うべき場所で，言うべきことを言える勇気が必要とされている。

　そのためには，看護学生は，まず臨地実習のカンファレンス（話し合い）で，自身が感じた違和感を言語化する習慣をつけることから始めてみよう。

3 │ 患者のためにではなく患者の立場から考える

　看護師は，患者のためにと思い自分で判断して実施してしまうことがある。しかし，患者と看護師の人格は異なるという当たり前のことを常に意識しておかなければならない。個別性はその人の人生における経験とその意味づけによるものであろう。当然，物事に対する価値観も異なれば，嗜好も異なる。では，どうすればいいのか。それは，患者を理解し，患者の世界に入って考えることである。

　ナイチンゲールは「自分自身は決して感じたことのない他人の感情のただなかへ自己を投入する能力が必要である」とし，ヴァージニア・ヘンダーソン（Henderson, Virginia, 1897 ～ 1966）は「相手の皮膚の中に入り込む」と述べている。こうした能力は，日々相手に関心をもち，理解したいという思いが看護師になければ身につけることはできないだろう。看護師は忙しい。しかし，だからといって患者を理解しないでよいということはない。看護師が忙しいのは，組織の管理上の問題であって，患者には関係のないことなのである。

　アーネスティン・ウィーデンバック（Wiedenbach, Ernestine, 1900 ～ 1996）が述べているように，看護師が看護師であるゆえんは看護を必要とする患者の存在があるからであり，看護師は医師や病院のために存在しているわけではないということを意識しておく必要がある。患者が「看護師は患者をわかり，患者の味方である」と思えたら，患者は不安や絶望を希望に変えていくことができるだろう。「看護はだれのために，何のためにあるのか」ということを考え続けられる看護師でありたい。

　看護師は忙しく，複雑な人間関係などで疲弊してしまい，心が枯渇していることも少なくない。忙しいとは「心を亡くす」と書く。看護師にまず必要なことは，自分を潤す時間や機会を意識的につくることである。たとえば，きれいな花を見る，友達と話をする，好きな音楽を聴く，買い物をする，旅に出てみるなどである。自分が心地よいと思える環境を整えて，日常の業務に戻ることが必要である。

　看護師は患者のケアとともに自分自身のケアも怠ってはならない。看護師には自身をケアする能力も求められているのである。自分と対話しつつ，必要があれば意識的に愛情や栄養を注入し，倫理的感受性のアンテナを高く保つように努力することが期待されている。

　ユーモアは人の心を癒やし，免疫力も高めるといわれている。ある患者は，医師や看護師が忙しいためか怖い表情で病室に入ってくることが気になり，「私の部屋に入ってくるときは笑顔で入ってきてください」という貼り紙をドアにした。その貼り紙を見た看護師や医師は，意識して笑顔をつくって病室に入っていくようになった。すると，その笑顔は病棟全体に広がり明るい雰囲気へと変化したという[4]。忙しいときの効果的な対処法はユーモアを取り入れることかもしれない。

＊

　倫理は看護実践に内在している。そのため倫理について考えることは，看護について考えることに，ほかならない。看護師には専門職として「看護とは何か」「看護師とは何をする人か」ということを常に自身に問いかけ，患者を守りたい看護ではなく，患者を守り抜く看護であることが求められている。

文献

1) トム・L・ビーチャム，ジェイムズ・F. チルドレス著，永安幸正，立木教夫監訳：生命医学倫理，成文堂，1997.
2) 柳田邦夫編：元気が出るインフォームド・コンセント，中央法規出版，1996.
3) 宮脇美保子：看護実践の倫理と責任；事例検討から学ぶ，中央法規出版，2014，p.142-160.
4) 永六輔：伝言，岩波書店，2004.

参考文献

・アーネスティン・ウィーデンバック著，外口玉子，池田明子訳：臨床看護の本質；患者援助の技術，改訳第2版，現代社，1984.
・アルバート・R・ジョンセン，他著，赤林朗，大井玄訳：臨床倫理学；臨床医学における倫理的決定のための実践的なアプローチ，新興医学出版社，1997.
・サラ・T・フライ，メガン-ジェーン・ジョンストン著，片田範子，山本あい子訳：看護実践の倫理，第3版，日本看護協会出版会，2010，p.19-46.
・ジーン・ワトソン著，川野雅資，長谷川浩訳：21世紀の看護論；ポストモダン看護とポストモダンを超えて，日本看護協会出版会，2005.
・生物医学・行動研究における被験者保護のための国家委員会著，津谷喜一郎，光石忠敬，栗原千絵子訳：ベルモントレポート；研究における被験者保護のための倫理原則とガイドライン，臨床評価，28（3）：559-568，2001.
・トム・L・ビーチャム，ジェイムズ・F. チルドレス著，永安幸正，立木教夫監訳：生命医学倫理，成文堂，1997.
・浜渦辰二，宮脇美保子編：看護倫理〈シリーズ生命倫理，第14巻〉，丸善出版，2012.
・宮脇美保子：看護師が辞めない職場環境づくり；新人が育ち自分も育つために，中央法規出版，2012.
・宮脇美保子：看護実践の倫理と責任；事例検討から学ぶ，中央法規出版，2014.
・宮脇美保子：改訂 身近な事例で学ぶ看護倫理，中央法規出版，2020.

第 **7** 章

看護実践を支えるもの

この章では

- わが国の法体系とそのなかでの看護の位置づけを説明できる。
- 看護にかかわる法の成立と改正の過程を説明できる。
- 看護行政のしくみとその役割を述べられる。
- 看護における労働環境の現状と課題を述べられる。
- 看護管理におけるリーダーシップとマネジメントを説明できる。
- 看護における継続教育の重要性を理解し説明できる。
- 専門看護師,認定看護師など看護の専門化について説明できる。
- 看護研究の役割と方法について説明できる。

I 看護制度

A わが国の法体系と看護に関する法律の位置づけ

1. わが国の法体系

　わが国の法体系は，国が制定する成文法（文章になっている法）である憲法，法律，省令，条例，規則がある。地方公共団体によっても，法に反しない範囲内で条例，規則を制定することができる。法体系には国際的な条約も含まれる。また，不文法（文章になっていない法）に帰属する慣例法と判例法がある。

　法体系は，国が制定する「憲法−法律−政令−省令」，地方公共団体が制定する「条例−規則」という階層構造になっている。

　ほかにも，厳密に法規（法律や規則）ではないがこれに類似するものとして，省庁から発せられる省令を円滑に実施するための告示，通知・通達があり，事務次官や局長から都道府県知事宛てに文書によって指示伝達もなされている（図7-1）。

2. 看護に関連する法体系

▶ 国・省庁が定めるもの　看護に関連する法律としては，国が国民の自由の保障や生存権など社会権の保障など基本的な原理・原則を定め，立法・行政・司法の三権すべてが従う最高の法規である**憲法**がある。さらに国会の議決を経て制定される法規である**法律**がある。保健師助産師看護師法は，この法律にあたる。

　政令は，憲法や法律で規定された内容を実施するため，または法律の委任に基づいて内

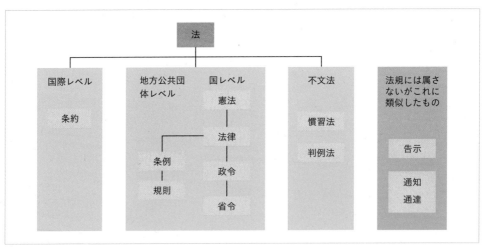

図7-1　わが国の法体系

閣が制定する命令である。これには，保健師助産師看護師法施行令が該当する。

省令は，法律もしくは政令を実施するため，あるいは法律や政令の委任に基づいて，内閣府以外の各省の長である各大臣が制定する規範のことである。厚生労働省令などがある。

▶ 地方公共団体が定めるもの　地方公共団体（都道府県・市町村）では，地方公共団体の長（都道府県知事，市町村長など）が，国の法令（憲法，法律，政令，省令）に反しない範囲や程度において，議会の承認を経て定める**条例**がある。都道府県が管轄する准看護師の免許の試験委員条例などが該当する。

また，**規則**は地方公共団体の長が，その権限によって定める命令である。

▶ 国際的に定められるもの　**条約**は国家と国家の間において，国際法に基づき書面によって取り決められた国際的合意の総称である。看護関連では，国際労働機関（ILO）の雇用，労働条件および生活状態に関する看護職員条約がある（わが国は未批准）。

▶ 法規に属さないもの　法規には属さないが，これに類似したものとして告示や通知・通達がある。

告示は，国または地方公共団体の行政機関が法規に基づいて実施した一定の行政処分（たとえば厚生労働省による看護師養成所の指定や国家試験の実施など）を，広く一般に知らせるために行う行為である。

通知・通達は，法令の円滑な実施を図るために，行政機関が所管の法令の施行に関して管轄下の行政機関に発する文書通知のことである。保健師助産師看護師法の施行に際しては，法令改正に関する通知，試験に関する事務の通達，養成所の運営に関する指導要領の通達などが，厚生労働省事務次官，健康政策局から都道府県知事宛てに多数出されている。

▶ 不文法　不文法には，慣習に基づいて成立し法としての効力を認められている**慣習法**や，裁判における先例である判例が法としての効力をもつと認められた**判例法**がある。

Ⓑ 看護制度

看護制度は看護師を養成する教育制度に特化して考えられがちだが，それだけに限ったものではなく，本来の意味はケアの改善・向上のための国，地方公共団体，組織レベルでの運営を行うために考えられた体系的な法制度である。

1. 保健師助産師看護師法

「保健師助産師看護師法」は，1948（昭和23）年に「医療法」と共に制定された（当時は保健婦助産婦看護婦法。保助看法と略される）。保健師助産師看護師法の第5条において，看護師は「療養上の世話又は診療の補助を行うことを業とする者をいう」とされている。また第31条では「看護師でない者は，第5条に規定する業をしてはならない」，つまり看護師

でないものは，その業務を行ってはならないとされている。このように保健師助産師看護師法は看護職者について定められた重要な基本法である。

保健師助産師看護師法に関連して，看護職者になるための免許申請や登録，学校や養成所の指定を定めた「保健師助産師看護師法施行令」や「保健師助産師看護師法施行規則」，教員の数，科目や単位数の基準を定めた「保健師助産師看護師学校養成所指定規則」がある。

2. 改正の歴史

歴史的には，1951（昭和26）年の法改正によって甲種，乙種の2種類であった「看護婦」が一本化され，「准看護婦」の制度が加えられた。2001（平成13）年には性別を問わない名称へ変更となり，法律の名称も「保健婦助産婦看護婦法」から「保健師助産師看護師法」に改正された（表2-8参照）。

2006（平成18）年に保健師助産師看護師法の一部改正を含む「医療法等の一部を改正する法律」が公布され，それまで看護師国家試験不合格者であっても，保健師国家試験や助産師国家試験に合格していれば保健師や助産師の資格をもって就労することができていたが，改正により「保健師になろうとする者は，保健師国家試験及び看護師国家試験に合格し厚生労働大臣の免許を受けなくてはならない」（助産師も同様）とされた。

また，保健師，助産師，看護師，准看護師は名称独占（免許をもつ者だけが使用できる名称で，無資格者がこれと同じ名称を使用することを防止する）となり，行政処分の適正化と，行政処分を受けた者に対する再教育の制度化が改正に含まれた。2010（平成22）年から保健師や助産師の修業年限が1年以上（従来は6か月以上）に延長された。

Ⅱ 看護行政

Ⓐ 看護行政の組織

1. 厚生労働省の組織

厚生労働省は，社会保険や衛生行政を所管する国の機関である。2017（平成29）年7月にも厚生労働省の組織は再編成され，新たな組織体制となった。新たに雇用環境・均等局ならびに子ども家庭局の2つの局と，人材開発統括官が置かれた（図7-2）。

2. 看護行政を所管する組織

厚生労働省には，看護行政を担当する医政局看護課がある。ここでは，保健師助産師看

護師法の施行に関すること，看護師等の人材確保に関することを行う。具体的には，国家試験や籍に関する事務，看護職員需給計画，業務改善や教育水準の向上，離職防止などの対策などを行う。また看護職員の需給では，文部科学省や都道府県の看護行政担当もその役割を担う。

3. 看護行政への働きかけ

わが国における看護師職能団体である日本看護協会は，国際労働機関（ILO）において採択されたILO条約にある「看護職員の雇用，労働条件及び生活状態に関する条約」「夜業に関する条約」への批准を呼びかけている。さらに世界各国の看護師職能団体が加盟する国際看護師協会（日本看護協会等136の国・地域）とも連携し，政府への働きかけを行っている。

B 診療報酬の歴史的な流れ

1. 入院における基本的な看護サービスに対する評価：看護料の変遷

わが国では，戦後様々な制度改革が行われ，1947（昭和22）年に労働基準法，1948（昭和23）年に医療法と保健婦助産婦看護婦法が制定された。

1 完全看護

これらを背景として「看護は看護師の手で」という方針のもと，3交代制や高水準の看護ケアの提供など，看護師の自立とサービス向上を推進するために，1950（昭和25）年に**完全看護**が定められた。それまでは，患者家族による付き添い，付き添い看護婦（患者家族に代わって身の回りの世話を行う役割）が，患者の身の回りの世話や雑用をすることが多かった。完全看護により，診療報酬の点数加算など，看護の役割は医師の補助的立場から，医療看護サービスの提供者へと大きく変化した。しかし，当時の深刻な看護師不足の状況も影響し，看護体制の整備は追いつかず，国民の要請に応えることができなかった。

2 基準看護

看護体制の整備が不十分な状況で，戦後の復興に伴い増加する看護の需要に応じるために制度の見直しがなされた。1958（昭和33）年には，完全看護の基本的な考え方を受け継ぎつつ，新たに入院患者に対する看護職の人数規定や構成割合を示す**看護基準**が定められた。

看護基準では，入院患者4人に看護師1人を配置する基準に達した医療機関に基準看護加算を認めるとともに，看護業務補助者も看護職とみなし，看護要員の構成割合を，看護

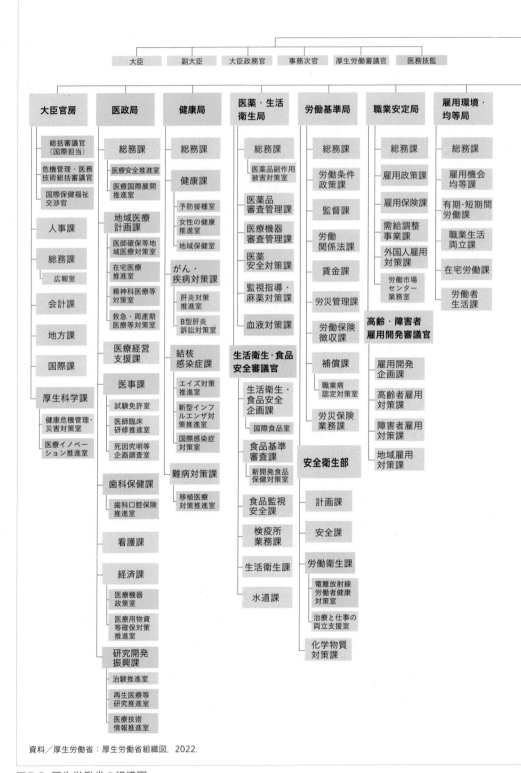

資料／厚生労働省：厚生労働省組織図, 2022.

図7-2 厚生労働省の組織図

本省

子ども家庭局
- 総務課
- 保育課
- 家庭福祉課
- 子育て支援課
- 母子保健課

社会・援護局
- 総務課
  - 自殺対策推進室
- 保護課
  - 保護事業室
- 地域福祉課
- 福祉基盤課
- 援護企画課
- 援護・業務課
- 事業課
  - 戦没者遺骨鑑定推進室

障害保健福祉部
- 企画課
- 障害福祉課
- 精神・障害保健課
  - 心の健康支援室
  - 医療観察法医療体制整備推進室

老健局
- 総務課
- 介護保険計画課
- 高齢者支援課
- 認知症施策・地域介護推進課
- 老人保健課
  - 介護保険データ分析室

保険局
- 総務課
- 保険課
- 国民健康保険課
- 高齢者医療課
- 医療介護連携政策課
  - 保険データ企画室
  - 医療費適正化対策推進室
- 医療課
  - 医療技術評価推進室
  - 医療指導監査室
- 調査課

年金局
- 総務課
- 年金課
- 国際年金課
- 資金運用課
- 企業年金・個人年金課
- 数理課

年金管理審議官
- 事業企画課
- 事業管理課

人材開発統括官
- 参事官(人材開発総務担当)
- 参事官(人材開発政策担当)
- 参事官(若年者・キャリア形成支援担当)
- 参事官(能力評価担当)
- 参事官(海外人材育成担当)

政策統括官(総合政策)
- 参事官(総合政策統括担当)
- 参事官(総合政策統括担当)
- 参事官(政策立案・評価担当)
  - 政策立案・評価担当参事官室

政策統括官(統計・情報政策・労使関係)
- 参事官(企画調整担当)
  - 国際分類情報管理室
  - 人口動態・保健社会統計室
  - 保健統計室
  - 社会統計室
  - 世帯統計室
- 参事官(労使関係担当)
- サイバーセキュリティ・情報化審議官
  - 参事官(情報化担当)
  - 参事官(サイバーセキュリティ・情報システム管理担当)

医系技官が2015年以降局長・審議官・部長・課長・室長の職にあったことがある部局

医系技官が課長補佐以下の職にあったことがある部局

この図は2022年1月1日現在の厚生労働省の組織を基に，医系技官が所属する部局・課室を中心に模式的に表したものであり，必ずしも厚生労働省組織令・組織規則を正確に反映するものではありません。

師：准看護師：看護補助業務者＝5：3：2と定めた標準的な看護のあり方が示された。

この基準看護が目指したものは，患者への家族などの付き添いをやめ，看護師によって，より適切な看護を行う体制を整えることにあったが，基準看護を実施する病院は3割から4割程度で増加せず，また付き添い看護もなかなか解消されなかった。

3 新看護体系

こうした基準看護の課題を達成するために1994（平成6）年には**新看護体系**が創設された。主な取り組みは，看護職員のうち看護師の比率を2割まで下げ，多くの医療機関が新看護体系による看護料を算定できるようにしたこと，また付き添い看護解消加算を新設したことである。

患者対看護要員の比率をみると，1972（昭和47）年には特1類看護の「3対1」，2年後には特2類看護の「2.5対1」が，1988（昭和63）年には特3類看護の「2対1」が設けられた。このように，徐々に高い配置基準が設けられることによって，看護サービスの向上につながり，さらに医療機関の経営にとっても看護料は安定した収入源として重要な位置づけとなった。

4 入院基本料

1997（平成9）年には，医療保険の財源確保を背景として医療保険制度の抜本的改革が始まり，2000（平成12）年に診療報酬体系の見直しの一環として，新看護体系は**入院基本料**という新たな制度に移行された。

これは，効率的な医療サービスの提供を促進するための入院環境料，入院時医学管理料など基本的な入院医療の体制を評価するもので，看護も包括されている。患者が医療機関に入院すると，原則的に入院基本料もしくは特定入院料を算定することになり，看護に対する評価は，看護師（看護師・准看護師）の比率や看護職員の配置数が対象となっている。

C 労働環境

1. 労働環境とは

労働環境とは，一般的に職場で働く労働者を取り巻く周囲の環境を意味しており，照明や室温などの物理的環境，上司や同僚などの人間環境，地位や仕事のやりがいなどの構造的職務特徴などが含まれる。

近年，医療従事者の労働環境は，人口構造の変化，医療ニーズの多様化，若者世代の職業意識の変化などへの対応や，医師など医療従事者の偏在などの改善に向けた早期の対策が求められている。この現状に対して，厚生労働省は，医療従事者の勤務環境改善に向け勤務環境改善マネジメントシステムを構築した。主に，医療従事者の離職防止や医療安全

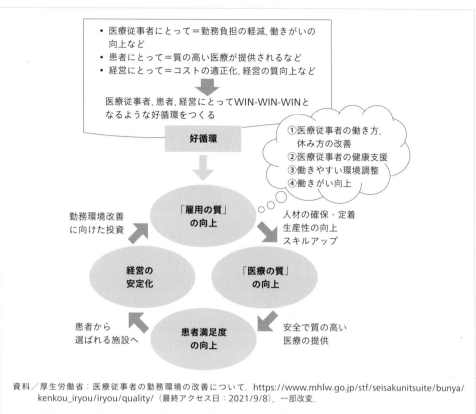

• 医療従事者にとって＝勤務負担の軽減，働きがいの
　向上など
• 患者にとって＝質の高い医療が提供されるなど
• 経営にとって＝コストの適正化，経営の質向上など

医療従事者，患者，経営にとってWIN-WIN-WINと
なるような好循環をつくる

好循環

①医療従事者の働き方，
　休み方の改善
②医療従事者の健康支援
③働きやすい環境調整
④働きがい向上

「雇用の質」
の向上

勤務環境改善
に向けた投資

人材の確保・定着
生産性の向上
スキルアップ

経営の
安定化

「医療の質」
の向上

患者満足度
の向上

患者から
選ばれる施設へ

安全で質の高い
医療の提供

資料／厚生労働省：医療従事者の勤務環境の改善について．https://www.mhlw.go.jp/stf/seisakunitsuite/bunya/kenkou_iryou/iryou/quality/（最終アクセス日：2021/9/8），一部改変．

図7-3 医療従事者の勤務環境改善の意義

の確保などを図るために，改正医療法（2014［平成26］年10月1日施行）に基づき医療従事者の勤務環境改善に向けた各医療機関の取り組み（現状分析，改善計画の策定など）の促進を図っている。医療機関は，組織として発展していくことが重要であり，勤務環境の改善により医療従事者を惹きつける医療機関となれば，医療の質，患者満足度が向上し，経営の安定化につながる（図7-3）。

2. 看護師の労働環境

　看護師の業務や労働環境には，患者の安全を脅かすリスクが潜んでいる。たとえば，在院日数の短縮化，不適切な業務組織の再編や看護師配置，離職率の増加は看護師の業務量を増やし，長時間勤務を招くことから疲労の蓄積だけでなく仕事に対するモチベーションの低下につながる。

　看護師対患者の配置数は，病院の機能別に定められているが，多くの病院・施設は余裕のある看護師の配置はなされていない。病気，産休，家族の介護などで看護師の配置数が減ると業務量増加につながる。それがケア時間の減少となり，院内感染や褥瘡の発生を高め，死亡率の上昇にもつながる。特に，看護師の長時間労働と疲労には密接な関連があり，疲労は人間の活動に影響を及ぼすことが証明されている（図7-4）。病院の勤務体制に

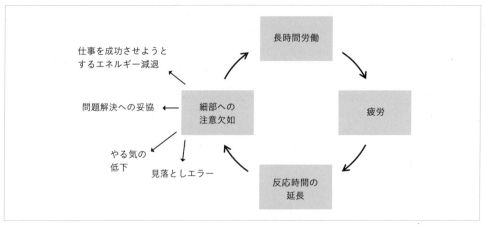

図7-4 長時間労働の悪循環サイクル

表7-1 労働関連法の一部抜粋

法律	目的・内容
労働基準法	賃金，労働時間，休暇といった労働条件の最低基準を定めたものであり，労働者を保護するためのものである。
労働組合法	労働三法の一つ（ほか2つは労働基準法，労働関係調整法）であり，労働組合の結成の保障や使用者との団体交渉とストライキなど，労働争議に対する刑事上・民事上の免責要件などを定めている。
労働安全衛生法	労働者の安全と健康を確保し，快適な職場環境の形成を促進することを目的としている。
男女雇用機会均等法	募集・採用，配置・昇進・降格・教育訓練，一定範囲の福利厚生，職種・雇用形態の変更，退職の勧奨・定年・解雇・労働契約の更新について性別による差別を禁止する。また，働く女性が母性を尊重されること，ハラスメント予防が含まれる。
育児・介護休業法	育児および家族の介護を行う労働者の職業生活と家庭生活との両立が図られるよう支援することによって，その福祉を推進するとともに国の経済および社会の発展に資することを目的としている。
パートタイム労働法	パートタイム労働者がその能力を有効に発揮できるように，雇用環境や就業形態など公正な待遇の実現を目指すことを目的としている。

は，3交代制勤務と2交代制勤務がある。日本看護協会は，それぞれの勤務間隔や拘束時間，夜勤の連続回数などの特徴を踏まえ，勤務体制の見直しに関する取り組みを行っている。

　このような労働環境で働く労働者の保護を図ることを目的として労働関連法があり，社会状況の変化に伴い改正が図られている（表7-1）。

D 労働安全衛生

1. 労働安全衛生法とは

　労働安全衛生法は，職場における労働者の安全と健康を確保することを目的としており，その目的達成のために危害防止基準の確立，責任体制の明確化，自主的活動の促進を目的としている。

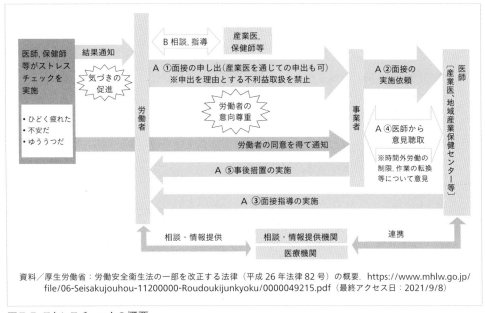

資料／厚生労働省：労働安全衛生法の一部を改正する法律（平成26年法律82号）の概要. https://www.mhlw.go.jp/file/06-Seisakujouhou-11200000-Roudoukijunkyoku/0000049215.pdf（最終アクセス日：2021/9/8）

図7-5 ストレスチェックの概要

▶ストレスチェック　2014（平成26）年には労働安全衛生法の一部が改正され，労働者が常時50名以上の全事業場において労働者のストレスチェックが義務化された（図7-5）。労働者にはストレスチェックを受ける義務は課されていないが，ストレスに気づくことが重要であり，労働者はできる限りストレスチェックを受け，雇用者は職場環境の改善を図ることが望ましい。

2. 看護師に関連する労働安全衛生

　看護師の労働安全衛生にかかわるリスクとして，労働形態や作業に伴うもの，感染の危険を伴う病原体への曝露_{ばくろ}，施設内の化学物質・物理的危険要因によるもの，メンタルヘルスへの影響，患者や第三者からの暴力，職場でのハラスメントがあげられる。

> **Column　看護師の過労死事件**
>
> 　2008（平成20）年1月に，大阪高裁は看護師Aさんを公務災害（過労死）として認める判決を確定した。Aさんは，25歳のとき，くも膜下出血で他界した。病棟には，重症かつ高齢患者が多く，看護師の身体的・精神的負担が大きいことがわかった。
> 　勤務体制は3交代制で，早出，日勤，遅出，準夜，深夜の不規則なローテーション勤務だった。夜勤の日は，日勤後に深夜勤に入るなど勤務間隔が5時間以下となり十分に休息できない実態と，時間外勤務時間が月50〜60時間であるなど，過労死につながる過酷な勤務状況にあった。通常は，月の時間外勤務100時間以上，または月80時間以上が2か月以上継続することを過労死の判断基準とするが，判決は交代制勤務の特殊性を重くみて「過労死」につながったと認定した。

日本看護協会は，これらの対策として，腰痛予防対策指針，労働者の感染管理，化学的・物理的な有害要因への対応，抗がん剤に対するばく露防止対策，メンタルヘルスケア，医療現場での暴力対策，職場のハラスメント対策を掲げている。また，看護職が健康で安全な場所で働き続けられるヘルシーワークプレイスを目指して労働安全ガイドラインが作られた。

　特に，夜勤・交代制勤務に関しては，ガイドラインの作成，各国の国際的な夜勤・交代制勤務に関する原則・提言の紹介，調査報告，労働基準法や育児・介護休業など社会や行政も含めた対策が進められている。

Ⅲ　看護の周辺的な役割

Ⓐ 看護管理・組織

　あなたが看護師として3年ほど働いたとしよう。看護主任から病棟の看護体制の見直しをしようと提案されたとする（具体的にはチームナーシングからプライマリナーシングへの体制改革，第4章-I-B-1-2「主な看護体制」参照）。あなたは今の体制はそれほど悪くはないし，変わることによって自分自身にどのような影響があるのかわからないと思っている。この時点であなたは新しい体制になることに賛同するだろうか。

1. リーダーシップとマネジメント

　看護管理は看護管理職だけが行うものと思いがちだが，そうではない。看護師として働いている限り，教育的なかかわり，管理的なかかわりが必要となる。たとえば，日本看護

表7-2　患者の安全と職員の健康を守る運動「ナースのかえる・プロジェクト」

1. 時間外勤務を減らそう 　時間外勤務の発生要因を洗い出しましょう 　他部署・他職種との関係が要因なら業務調整を 2. 未払い残業「ゼロ」へ 　業務上必要な研修の勤務扱いをルール化しましょう 3. 疲れにくい夜勤労働を 　休憩・仮眠確保に夜勤人数を最低3人以上に 　勤務と勤務のあいだを最低12時間以上あけましょう 4. 有給休暇の取得促進 　希望を生かすルールを決め「計画的取得」を進めましょう 5. プラス配置モデル促進 　短時間正職員の活用などで「定数＋α人」によるプラス配置モデル病棟を設置しましょう

出典／日本看護協会：ナースのかえる・プロジェクト. https://www.nurse.or.jp/nursing/shuroanzen/jikan/kaeru.html（最終アクセス日：2021/9/8）

協会では，看護師と患者の安全を守るためのプロジェクトを行っている（表7-2）。

1 | リーダーシップ

リーダーシップとは，目標や変革に向けてほかの人たちに影響を与える能力である。リーダーシップは，学ぶことができる行動である。

また，効果的なリーダーシップには最適な唯一の方法があるわけではない。一般に，リーダーになる人はある特定の性格がイメージされる。たとえば，積極的，決断力がある，論理的，慎重，革新的であるなどの特性をもつ人で，リーダーについて行く人たち（フォロワー）より優れていると思われがちであるが，実際はリーダーになる特定の性格をすべてのリーダーがもっているとはいえない。

それよりむしろ，リーダーシップの効力は個人の特性や技術，行動だけでなく，リーダーとフォロワーの関係性や互いに目標や改革していこうとする気持ちで，あるいは話し合いをして行動を取ることで発揮される。リーダーシップにはいくつかのスタイルがある。

専制型リーダーシップは，すべての決定をリーダーが行い，フォロワーにその決定を告げ従わせるといったようなスタイルである。たとえば，病院で医師が看護師に患者に何をすべきかを指示するのもこれにあたる。一方，看護場面においては，カンファレンスをはじめとする看護ケアの検討に際し，メンバーそれぞれの考えを取り入れ，看護プランを洗練させることによって患者にとって最も適した援助方法を導き出す**民主的リーダーシップ**が用いられている。

一般には民主的リーダーシップが好ましいが，緊急時には，一人の責任者が状況を判断し，指示を出して，ほかの人たちを動かすことが必要になる。そのほかにも力量のあるメンバーで構成される看護集団については，メンバーに任せる**放任型リーダーシップ**が適している場合もある。

このようにリーダーシップはいろいろなタイプに分けられ，それぞれ臨床で活用されている。最も効果的なリーダーシップとは，その人のリーダーとしての特性とともに，その置かれた状況のなかで，適切な行動を取ることができる能力が発揮されることである。医療情勢が変化するなかで，看護の役割も治療中心の看護業務から患者のケア計画を他職種者間の調整をしながら連携により実施していく役割へと変化している。看護師がリーダーシップ能力を発揮して行動することがますます求められている。

2 | マネジメント

マネジメントは問題解決過程や看護過程とよく似ている。マネジメントもまた科学的な研究の過程を踏むからである。マネジメントの機能には，①計画，②組織化，③指示，④統制の4つがあり，それによって目標を達成する。

▶ 計画　何を，いつ，どこで，どのように，だれが，どのような資源を使ってするのかを

決める。看護部であれば，そのトップである看護部長レベルで決められることが多い。これは，それぞれの部署の目標の立案やケアの改善策，どのような職種が必要か，人員配置をどのようにするかなどである。

▶ 組織化　病棟単位やそれ以下の小単位で業務が遂行できるように調整する。管理者は，それぞれの病棟で適切な目標を立て計画し，責任をもって遂行するが，患者への直接ケアは病棟スタッフに委譲する。

▶ 指示　計画が適切に実施できるように決定し指示をする。たとえば看護部長から病棟責任者へ病棟看護師の配置の決定など，患者の状況を見て判断しなければならないことについて指示をする。

▶ 統制　計画に沿って実行された結果を評価し，点検していくことである。またこのなかには看護師の評価も含まれる。結果によっては，基準値や期待値の設定の見直しや効果的な方法へと変更・強化する。

＊

　リーダーシップは人々に焦点が置かれ，その人たちの行動や変化を促すことであり，マネジメントは人々の活動を計画，組織化，指示，統制によって遂行することに焦点が置かれている。

2. 看護管理とは

　看護管理とは，患者が健康を維持・向上するにふさわしい看護援助を導き出すための有効な方法を指す。近代看護における看護管理の始まりは，フロレンス・ナイチンゲール (Nightingale, Florence, 1820 ～ 1910) であるといわれる[1]。代表的な著書である『看護覚え書』（1860年）や『病院覚え書』（1859年）には，疫学的知見に基づいた，患者の看護から病院建築に至るまでの具体的な看護援助や看護組織のあり方について記されている。

　看護管理については，これまでに下記のような定義がなされている。

1 ｜ WHO（1961年）

　WHO（世界保健機関）は，「看護師の潜在能力や関連分野の職員および補助的職員，あるいは設備や環境・社会の活動などを用いて人間の健康の向上のためにこれらを系統的に適用する過程である」としている。

2 ｜ 日本看護協会（1973年）

　日本看護協会は，「病院における看護管理とは，病院の目的を達成するために，組織系統と権限，責任などを明らかにして看護職員のもつ知識や技術が有効に発揮されるように人事配置，環境，設備などの条件を整えて，直接の作業が順調に行われ，24時間裁量の看護業務が継続実施されるように規制・調整・指導・援助を行うことである」としている。

ディー・アン・ギリーズ（Gillies, Dee Ann）は，看護管理を「患者にケア，治療，そして安楽を与えるための看護スタッフによる仕事の過程である。看護管理の仕事は，最も有効で可能なケアを患者およびその家族に与えるために，計画し，組織化し，指示を与え，そして入手できる財政的・物理的・人的資源を統制することである」としている[2]。

B 看護教育

1. 継続教育

近年，様々な社会の変化や医療技術の発展によって，看護に求められる役割はますます複雑化している。人々の医療に対するニーズが多様化するなか，看護師が人々の健康の向上に貢献し続けるためには，看護基礎教育だけではなく，看護師として従事しつつ，体系的かつ組織的な教育体制のなかで学んでいくことが重要である。

看護師養成教育機関に続く，「生涯教育」の一環としてもとらえられる看護職者に対する教育を「継続教育」という。日本看護協会は，倫理綱領条文のなかで「看護者は常に，個人の責任として継続学習による能力の維持・開発に努める」と，改めて継続教育の重要性を示している[3]。

継続教育には，大学院や教育機関で行われ，学位取得を目指す卒後教育と，病院などの各施設で行われる現任教育とに分けられる。現任教育に関して，日本看護協会が示した「継続教育の基準」では，新人教育，ジェネラリストを育成する教育，スペシャリストを育成する教育，管理者を育成する教育，教育者・研究者を育成する教育と，継続教育の範囲を定めている（図7-6）。継続教育の制度化については，1992（平成4）年に制定された「看護師等の人材確保の促進に関する法律」のなかで，看護職の資質の向上に向けての環境改

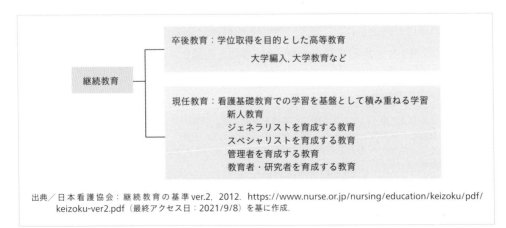

出典／日本看護協会：継続教育の基準 ver.2. 2012. https://www.nurse.or.jp/nursing/education/keizoku/pdf/keizoku-ver2.pdf（最終アクセス日：2021/9/8）を基に作成.

図7-6 継続教育の分類

右側縦書き目次：

善が定められ，さらに2010（平成22）年の改正によって，具体的に新人看護師臨床研修実施の努力義務と看護職者の研修参加促進が規定された。以降，各医療機関において，施設内，施設外での様々な教育機会がつくられている。

　組織における主な教育形態としては，集合教育（off the job training；off-JT）と機会教育（on the job training；OJT）がある。集合教育は教育対象の看護師を特定したうえで，まとめて看護業務に関する知識や技術を伝授する方法で，一方のOJTは，日常の看護業務を上司や先輩看護師と共に実践するなかで直接指導を受ける方法である。一般的にはoff-JTにおいて知識の伝達と共有を図り，さらにOJTによって経験的な知識の獲得を行う，両者の相互補完的な学習法が効果的であるとされる。

2. 専門看護師・認定看護師

　医療の発展に伴って人々のニーズは多様化し，看護師にも多岐にわたる役割が求められるようになっている。こうした社会の要請を受けて，日本看護協会は，資格認定制度として，1994（平成6）年に専門看護師制度，1995（平成7）年には認定看護師制度を発足させた。

1 | 専門看護師

　専門看護師（certified nurse specialist；CNS）は，複雑で解決困難な看護問題をもつ個人，家族および集団に対して水準の高い看護ケアを効率よく提供するため，特定の専門看護分野の知識・技術を深めた看護師を社会に送り出すことで，保健医療福祉の発展と看護学の向上を図ることを目的として誕生した[4]。

　現在，専門看護師は，それぞれの分野で主要な役割を担い，各医療機関で活動している（表7-3）。専門看護師の教育は大学院修士課程で行われ，日本看護協会における認定審査に合格した者が専門看護師に認定される。専門看護師誕生の経緯は，1994（平成6）年に日本看護協会が大学院での専門看護師の教育課程を認定する制度を創設したことに併せ，専門看護師制度を発足させたことに始まる。1996（平成8）年に，専門看護師制度の教育課程の特定と認定を日本看護系大学協議会が行う契約がなされ，1998（平成10）年に6分野13課程の認定が開始された。2022（令和4）年現在，全国で108の大学大学院が，がん看護，精神看護をはじめとする14分野，319課程を開講し，2021（令和3）年12月末現在

表7-3　専門看護師の役割

1. 個人，家族および集団に対して卓越した看護を実践する。（実践）
2. 看護者を含むケア提供者に対しコンサルテーションを行う。（相談）
3. 必要なケアが円滑に行われるために，保健医療福祉に携わる人々の間のコーディネーションを行う。（調整）
4. 個人，家族および集団の権利を守るために，倫理的な問題や葛藤の解決をはかる。（倫理調整）
5. 看護者に対しケアを向上させるため養育的役割を果たす。（教育）
6. 専門知識および技術の向上並びに開発を図るために実践の場における研究活動を行う。（研究）

出典／日本看護協会：専門看護師．https://nintei.nurse.or.jp/nursing/qualification/cns（最終アクセス日：2021/9/8）

表7-4 専門看護師の分野と登録者数（2021［令和3］年12月末現在）

分野	登録者数	分野	登録者数
がん看護	995	急性・重症患者看護	353
精神看護	389	感染症看護	95
地域看護	30	家族支援	82
老人看護	226	在宅看護	108
小児看護	288	遺伝看護	14
母性看護	90	災害看護	27
慢性疾患看護	247	合計	2944

出典／日本看護協会：CNS 分野別所属先種別登録者一覧，2021．をもとに作成．

での専門看護師の登録者数は2944人となっている（表7-4）。なお，専門看護師は5年ごとに看護実践の実績，研修実績，研究業績など更新の審査が行われる。

2 ナースプラクティショナー

2015（平成27）年には，専門看護師と並列に，看護の裁量権を拡大し，看護の基盤をもちながら医師の指示を受けずに患者の診断や一定の治療を行うナースプラクティショナー（nurse practitioner；NP）の教育が，日本看護系大学協議会が認定する大学院修士課程で開始された。日本看護系大学協議会は，NPの教育課程について「保健・医療・福祉現場において病院・診療所等と連携して，現にまたは潜在的に健康問題を有する患者にケアとキュアを統合し，一定の範囲で自律的に治療的もしくは予防的介入を行い，卓越した直接ケアを提供する高度実践看護師を養成する」と定義している。

NPが担う役割は，看護師の自律的なプライマリケアによって，タイミングを逃すことなく患者に必要な治療を提供することであり，特に超高齢社会で不安視される過疎地域での医療格差の是正や在宅医療に貢献するものと期待されている。

3 認定看護師

認定看護師制度は，特定の看護分野において，熟練した看護技術と知識を用いて水準の高い看護実践できる看護師を社会に送り出すことを目的として1995（平成7）年に発足した。認定看護師の主な役割は，高水準の看護実践や看護職への指導，コンサルテーションである（表7-5）。資格要件は，認定看護師教育機関（課程）において6か月以上1年以内600時間以上の教育を受けた後に，日本看護協会における認定審査に合格することであ

表7-5 認定看護師の役割

1. 個人，家族および集団に対して，高い臨床推論力と病態判断力に基づき，熟練した看護技術および知識を用いて水準の高い看護を実践する。（実践）
2. 看護実践をとおして看護職に対し指導を行う。（指導）
3. 看護職等に対しコンサルテーションを行う。（相談）

出典／日本看護協会：認定看護師．https://nintei.nurse.or.jp/nursing/qualification/cn（最終アクセス日：2021/9/8）

現行A課程（21分野）2026年度までの教育をもって終了

救急看護	透析看護
皮膚・排泄ケア	手術看護
集中ケア	乳がん看護
緩和ケア	摂食・嚥下障害看護
がん化学療法看護	小児救急看護
がん性疼痛看護	認知症看護
訪問看護	脳卒中リハビリテーション看護
感染管理	がん放射線療法看護
糖尿病看護	慢性呼吸器疾患看護
不妊症看護	慢性心不全看護
新生児集中ケア	

↓

新分野B課程（19分野）2020年度から教育を開始

感染管理	心不全看護
がん放射線療法看護	腎不全看護
がん薬物療法看護	生殖看護
緩和ケア	摂食嚥下障害看護
クリティカルケア	糖尿病看護
呼吸器疾患看護	乳がん看護
在宅ケア	認知症看護
手術看護	脳卒中看護
小児プライマリケア	皮膚・排泄ケア
新生児集中ケア	

図7-7 認定看護師の分野

る。また専門看護師と同様に，5年ごとの資格更新の審査を受ける必要がある。2020（令和2）年からは新分野（19分野）で認定看護師の教育が開始されている。2021（令和3）年12月末現在，救急看護や皮膚・排泄ケアなどを含む21分野（2026年まで）で2万2577人が登録されている（図7-7）。

3. 特定行為に係る看護師

　加速する超高齢社会に向けて，将来的にも国民が安心で安全な医療を受けることができるように，厚生労働省はチーム医療の推進を掲げ，各医療者の専門性の向上，各医療スタッフの役割拡大とスタッフ間の連携・補完に取り組んでいる。そのうち医療者の役割拡大に関して，2010（平成22）年「チーム医療の推進に関する検討会報告書」において，アメリカのNPを参考に「特定行為に係る看護師」の創設が提言され，2015（平成27）年に「特定行為に係る看護師の研修制度」（図7-8）が施行された。

　この制度は，今後広まると予想される在宅医療などに備え，脱水時など特定の病状の範囲内で，従来診療の補助に含まれなかった点滴などの医療行為を，医師または歯科医師の判断を待たずに，看護師が手順書（図7-9）に沿って実施できるよう創設された。現在，特定行為には経口気管チューブまたは経鼻用気管チューブの位置の調整など38の行為が

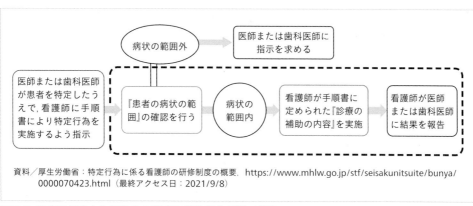

資料／厚生労働省：特定行為に係る看護師の研修制度の概要. https://www.mhlw.go.jp/stf/seisakunitsuite/bunya/
0000070423.html（最終アクセス日：2021/9/8）

図7-8 制度の対象となる場合の診療の補助行為実施の流れ

医師または歯科医師が看護師に診療の補助を行わせるために，その指示として作成する文書であって，「看護師に診療の補助を行わせる患者の病状の範囲」，「診療の補助の内容」等が定められている。
1. 看護師に診療の補助を行わせる患者の病状の範囲
2. 診療の補助の内容
3. 当該手順書に係る特定行為の対象となる患者
4. 特定行為を行うときに確認すべき事項
5. 医療の安全を確保するために医師または歯科医師との連絡が必要となった場合の連絡体制
6. 特定行為を行った後の医師または歯科医師に対する報告の方法

なお，「3. 当該手順書に係る特定行為の対象となる患者」とは，その手順書を適用する患者の状態を指し，患者は，医師または歯科医師が手順書により指示を行う時点において特定されている必要がある。

資料／厚生労働省：特定行為に係る看護師の研修制度／手順書とは. https://www.mhlw.go.jp/stf/seisakunitsuite/
bunya/0000070337.html（最終アクセス日：2021/9/8）

図7-9 特定行為に関する手順書

ナースプラクティショナー（NP）

　NPはアメリカの高度実践看護師資格の一つで，アメリカでは外来診療や検査のオーダー，投薬を任される存在である。NPの活動（専門分野）は急性期や成人をはじめ，その領域は医学の診療科の数に相当し，直接患者を担当し問診から検査の予約や投薬，生活指導に至るまで幅広く対処している。

表 アメリカにおけるNPのある日の診察患者リスト【専門分野：家族のNPであるA氏の例】

患者	主訴	診断	治療
生後2か月新生児	出生後フォローアップ	正常	1か月後の健診予約
50歳女性	婦人科の定期健診	腟炎	子宮がん検診とマンモグラムの予約 治療薬処方
44歳男性	膝の痛み	痛風	薬剤調整 鎮痛薬の処方
45歳女性	発疹	疥癬	抗疥癬薬処方
14歳女児	呼吸困難	喘息	気管支拡張薬処方
3歳女児	発熱	インフルエンザ	インフルエンザ検査 治療薬処方 脱水予防指導

人間科学としての看護学

看護の過去から現在まで

看護実践における重要な概念

看護の役割と機能

看護実践の方法

看護における倫理と法

7

看護実践を支えるもの

専門職としての看護

医療安全

グローバル社会と看護

表7-6 特定行為区分の種類

特定行為区分の名称	特定行為
呼吸器（気道確保に係るもの）関連	経口用気管チューブまたは経鼻用気管チューブの位置の調整
呼吸器（人工呼吸療法に係るもの）関連	侵襲的陽圧換気の設定の変更 非侵襲的陽圧換気の設定の変更 人工呼吸管理がなされている者に対する鎮静薬の投与量の調整 人工呼吸器からの離脱
呼吸器（長期呼吸療法に係るもの）関連	気管カニューレの交換
循環器関連	一時的ペースメーカの操作および管理 一時的ペースメーカリードの抜去 経皮的心肺補助装置の操作および管理 大動脈内バルーンパンピングからの離脱を行うときの補助の頻度の調整
心嚢ドレーン管理関連	心嚢ドレーンの抜去
胸腔ドレーン管理関連	低圧胸腔内持続吸引器の吸引圧の設定およびその変更 胸腔ドレーンの抜去
腹腔ドレーン管理関連	腹腔ドレーンの抜去（腹腔内に留置された穿刺針の抜針を含む）
ろう孔管理関連	胃ろうカテーテルもしくは腸ろうカテーテルまたは胃ろうボタンの交換 膀胱ろうカテーテルの交換
栄養に係るカテーテル管理（中心静脈カテーテル管理）関連	中心静脈カテーテルの抜去
栄養に係るカテーテル管理（末梢留置型中心静脈注射用カテーテル管理）関連	末梢留置型中心静脈注射用カテーテルの挿入
創傷管理関連	褥瘡または慢性創傷の治療における血流のない壊死組織の除去 創傷に対する陰圧閉鎖療法
創部ドレーン管理関連	創部ドレーンの抜去
動脈血液ガス分析関連	直接動脈穿刺法による採血 橈骨動脈ラインの確保
透析管理関連	急性血液浄化療法における血液透析器または血液透析濾過器の操作および管理
栄養および水分管理に係る薬剤投与関連	持続点滴中の高カロリー輸液の投与量の調整 脱水症状に対する輸液による補正
感染に係る薬剤投与関連	感染徴候がある者に対する薬剤の臨時の投与
血糖コントロールに係る薬剤投与関連	インスリンの投与量の調整
術後疼痛管理関連	硬膜外カテーテルによる鎮痛剤の投与および投与量の調整
循環動態に係る薬剤投与関連	持続点滴中のカテコラミンの投与量の調整 持続点滴中のナトリウム，カリウムまたはクロールの投与量の調整 持続点滴中の降圧剤の投与量の調整 持続点滴中の糖質輸液または電解質輸液の投与量の調整 持続点滴中の利尿剤の投与量の調整
精神および神経症状に係る薬剤投与関連	抗けいれん剤の臨時の投与 抗精神病薬の臨時の投与 抗不安薬の臨時の投与
皮膚損傷に係る薬剤投与関連	抗がん剤その他の薬剤が血管外に漏出したときのステロイド薬の局所注射および投与量の調整

資料／厚生労働省：特定行為区分とは．https://www.mhlw.go.jp/stf/seisakunitsuite/bunya/0000077098.html（最終アクセス日：2021/9/8）

指定されている（表7-6）。看護師の役割を拡大し，医師の業務の一部に看護師が携わることにより，今後医療の範囲が地域に拡大されたとしても，患者が必要とする医療を適切なタイミングで提供できるという医療の安定化と質の向上への貢献が期待されている。

2015（平成27）年に開始された「特定行為に係る看護師の研修制度」は，当初の目標は，

2025年10万人の確保とされていたが，2022（令和4）年3月現在では研修修了者の総数は4832人（延べ2万7377人）である[5]。

2019（平成31）年，特定行為に係る看護師のニーズの高まりに合わせて，特定行為研修の修了者を増やすべく，医療現場等での活用の向上，体制や研修方法の見直しが行われた。医療提供体制の変化や将来の地域医療のニーズに対応し，より水準の高い看護実践ができる認定看護師を社会に輩出するために2019（令和元）年に認定看護師規定を改正し，新分野B課程（19分野）となった。この改正は特定行為研修を組み込んだ新たな認定看護師教育と分野の再編であった。併せて，研修制度の対象となる医行為について，安全性と効率性を踏まえながら拡大していくことが制度上の今後の課題となっている。また，特定行為に係る看護師の誕生によって，患者の生活面を支える看護ケアを担う看護師が不足するといった問題も危惧されているため，その育成を推進する一方で，本来の看護の役割を充実させるための組織体制をより強化していくことが必要である。

 看護研究

1. 看護研究の必要性

これまでに，看護の専門性，看護の実践を支える重要な要素としての倫理，理論的応用や法規定を学んできた。ここでは，研究がどのように看護ケアに適用されるのかを考えてみよう。

医療の世界では，生物学的な研究や社会学的研究による最先端の技術が駆使され発展し続けている。医療専門職者の知識や技能をもとに研究は学際的に拡大し，発展していくのである。

1 | 根拠に基づく看護（EBN）

看護実践は科学的な根拠に基づき明らかにされた治療や方法，つまり研究で明らかにされた方法を使って行われる。これは根拠に基づいた看護（evidenced based nursing：EBN）や根拠に基づいた実践（evidenced based practice：EBP）とよばれている。研究が基盤にある看護実践が看護ケアの質を高めていくのである。看護学は，ほかの科学の学問領域から多く影響を受けている。特に，生物・心理・社会学領域における生理学，心理学，社会学からの影響は大きい。

しかし，看護実践に応用するには，どの研究が適切で優れており，また，応用するに値する研究なのかを見定めなければならない。したがって，看護師は臨床に出る前に研究の方法，応用のしかたやクリティーク（科学的根拠などの検討）のしかたを知識としてもっておくことが必要である。まず研究課題や研究の仮説がどのように検証されるのか，集められたデータからどのような結論が導き出され，結論としてまとめられているのかについて

系統的にみていくことが大事である。

2 ｜ 看護実践における研究の応用

　ここでは実際に，どのような研究が患者のケアに生かされるのかを考えてみたい。たとえば，患者の安楽に関する研究，皮膚創傷の予防（褥瘡の予防など），回復の促進，健康教育，患者教育や退院指導など様々なものがある。さらに，看護研究の目的は看護学と看護師が行うことについての追究であり，そこは，医師などのほかの専門職とは異なるところである。

> 　看護学生が行った研究課題は「コミュニケーションと不安の関連」であった。学生はコミュニケートすることで対象者が感じる不安にどのように影響を与えるかについて，血圧測定で調査した。研究に参加することに関心を示した参加候補者の学生は，研究の目的，方法，利益と不利益について，研究者から口頭と文書で説明を受け，同意書に署名した。
> 　評価は，2つの異なる方法で行った。方法Aは，血圧測定前に，コミュニケーションを図りながらリラックスしてもらい，加圧する際は方法を説明して対象者の反応を観察しながら測定した。方法Bは，測定前に対象者とコミュニケーションを図ることもなく，すぐに測定に移り，加圧する際は説明も観察もせず黙々と行った。結果は，方法Aで血圧測定を受けた場合は，緊張することなく加圧する際も痛みや不安を感じることはなかった。一方，方法Bでは，対象者はどれだけ加圧されるのか，血圧が高いのではないかなどいろいろ考えてしまい不安になったと回答し，血圧値も方法Aより高い傾向が認められた。
> 　本研究の結果から，課題に取り組んだ学生は，コミュニケーションや観察しながら実施することが対象者の不安や痛みに及ぼす影響の大きさを深く認識することができた。

　このように，一見見落としてしまいそうな日々の臨床での基本的な疑問を解決するための研究方法を考えられる看護師が求められている。一人ひとりが「Research Mind（リサーチマインド：研究指向）」をもって取り組むようになると，組織における課題解決に向けた体制が整えられていく。

　看護師はこのような臨床のなかの疑問，患者のケアの改善につながる研究のコーディネートをする最適な専門職である。チームごとに，病棟ごとに，あるいは部門ごとに取り組むことが重要になってくる。

　環境の改善を行って，感染を予防し，死亡率を大幅に減少させたナイチンゲールの功績はよく知られているが，負傷兵の状態，環境の状態を観察し，看護の目で観察したデータを適切に分析して，環境を整備した。まさに看護研究の創設者である。

┃ 2. 看護研究の変遷

1 ｜ 看護研究の始まり

　先にも述べたように，看護研究の土台づくりに多大な貢献をしたのはナイチンゲールである。彼女はクリミア戦争中に看護活動の効果について詳しく観察・記録し，それに基づいて看護ケアの改革を行った（第2章-Ⅱ-C「ナイチンゲールの現代看護への影響」参照）。

ナイチンゲールは看護に統計を導入した最初の人であるといわれている。ナイチンゲールは実際にはクリミア戦争中に負傷兵の看護を行ったのではなく，得意な数学や統計学を使って死者の統計解析をし，その結果死者の比率が戦死者1に対して病死者7である事実を突き止めた。軽いけがで運ばれてきた兵士も，入院することで疫病にかかり死亡していることが明らかになり，ナイチンゲールは次のような改革を実行した。

- けが人と伝染病者の隔離
- 上下水道の整備
- 炊事施設の改善による食事，食器の衛生管理
- 病死者の墓地を病院から離れたところに移転

その結果，病院収容者の死亡率が44％から2％に減少した。
その後もこの考えが英国の衛生システムの改善に使われた。
一般的にはナイチンゲールはランプを持って献身的に看護を行うイメージだが，実際には統計を使ってケアの改善をしたリサーチマインドをもった素晴らしい変革リーダーだったといえる。

2 | ナイチンゲール以降の看護研究の発展

　ナイチンゲール以降は，その時々に起こった問題を取り上げながら発展してきたが，アメリカでは大学教育や大学院教育を受ける看護師が多くなるにつれて，教育に関する研究が盛んになった（1900～1940年）。

▶ **1940年代**　1940年以降に第2次世界大戦で患者数が増加し，看護師の需要が増え，需要と供給の関係，労働環境，病院環境についての調査が行われるようになった。1948年は，日本では保健婦助産婦看護婦法が制定された年だが，アメリカではブラウンレポート（第2章-Ⅲ-E-2「第2次世界大戦後のブラウンレポート」参照）が出され，看護教育を大学で行うべきとし，看護師の役割，機能，病院環境，看護師−患者間の相互作用についての研究が盛んになった。

▶ **1950年代**　大学院修了者が増加し，看護研究センターの設置や専門雑誌（Nursing Research）の刊行がなされ，アメリカ看護師協会（American Nurses Association：ANA）により看護師の機能と活動の調査が実施された。これが後に看護師の機能・基準・資格を決める基礎となった。

▶ **1960年代**　看護実践の理論，看護過程，概念枠組みなどが発達した。研究の成果がケアの質を高めるものに焦点が当てられ，研究助成金も増加していった。

▶ **1970年代**　研究の方向性が決まり，臨床問題が最優先されることが明らかにされた。それに伴い研究テーマも教育・管理から患者ケアの改善へとシフトしていった。

▶ **1980年代以降**　研究の優先順位の高いものとして看護実践のいろいろな側面をみていくことがあげられ，健康増進，疾病予防，ケア開発，ハイリスク集団へのケア開発など多領域での研究が行われた。理論家たちの概念モデルの検証や看護にとって適切な研究は質的研究であるか量的研究であるかの議論がなされた。この時代に，学部レベルで求められる研究と大学院レベルで求められる研究の範囲が明らかにされた。

　公的な看護研究機関が設立され，実践の知識開発が行われた。看護診断が使われるよう

になり，実践に根ざした理論を継続的に開発することを目指す研究，患者の治療結果を正確に測定するツールの開発などが行われた。日本では看護教育の大学化が遅れたため，アメリカとは研究の発展も30年余りの差ができた。

> **看護研究の定義**　アメリカ看護師協会（1981年）
> 看護研究とは，以下についての知識の開発をいう。
> - 健康
> - 健康増進
> - 健康問題や障害のある人へのケア
> - 顕在，あるいは潜在する健康問題に効果的に反応するための個人の能力を高めるような看護行為

3. 看護研究の方法

1　看護研究の種類と研究デザイン

　看護研究の種類としては量的研究と質的研究に分類されることが多い。

▶ 量的研究　事象や現象の関係性や内容を説明するために，事象や現象を数量的に測定し，データを集め，統計学的に検証をする方法である。実験研究と被実験研究とに分けられる。実態調査，仮説検証，実験研究，疫学研究などがある。

▶ 質的研究　看護の事象や現象をそのままとらえ，分析する方法で，事象の記述がデータになり言語に変換された情報が分析される。事例研究，グランデッド・セオリー・アプローチ，現象学的アプローチ，エスノグラフィックリサーチ（フィールドワークによる行動観察）などがある。

表7-7　研究の問いのレベルと研究デザインの関係

探求のレベル	問いの種類	研究計画	答えの種類	研究計画に対するほかの名
1	これは何であるか？	因子の探索	因子の分離 （命名する）	探索的 成文化的 記述的 状況整理的
2	何が起こっているのか？	関係の探索	因子（を）関係（づける） （状況の描写） 状況の記述	探索的 記述的
3	もし……すれば，何が起こるだろうか？	関連の検証 因果仮説の検証	状況（を）関係（づける） （予測的）	相関的 調査計画 非実験的 経過実験 実験的 説明的 予測的
4	……を起こすには，どうするか？	規定の検証	状況（を）起こす （規定）	

出典／ドナ・ディアー著，小島通代，他訳：看護研究；ケアの場で行なうための方法論，日本看護協会出版会，1984，p.91，一部改変．

人間科学としての看護学

看護の過去から現在まで

看護実践における重要な概念

看護の役割と機能

看護実践の方法

看護における倫理と法

7

看護実践を支えるもの

専門職としての看護

医療安全

グローバル社会と看護

▶研究デザイン　研究デザインは研究の問い，つまり研究で何を導き出そうとするのかによって違う。ドナ・ディアー（Diers, Donna, 1938 〜 2013）による「研究の問いのレベルと研究デザインの関係」（表7-7）では問いのレベルによって研究デザインを分類している。

2 研究プロセス

研究プロセスには，以下の8つの段階がある。

①問題（研究課題）を明確にしなければならない。実践での経験，科学論文，まだ検証されていない理論などは研究のアイデアを呼び起こしてくれる。毎日の臨床のわずかな疑問が集まれば1つの研究可能な課題になるかもしれない。

②その課題に対して背景となる論文を集め，分析して示唆を得る。先行研究でこの課題についてどこまで明らかにされているのか，方法，考察などを十分検討する。自分の研究計画への反映や考察で比較検討するときに必須になる。

③理論的枠組みを設定する（看護理論については，第1章 -III-D「看護とは何か（看護の目的）」参照）。看護の事象や現象を系統的に説明していくときに，適切な理論的枠組みを使っていくことは必須である。

④問題（研究課題）を記述し説明する。問題は看護に関する解答が出るもの，つまり，看護教育に関するもの，看護実践に関するもの，看護管理に関するものなど，対象者，看護師，また学生に利益をもたらすような理論上妥当なものであることが必要である。ただし個人的判断，倫理，道徳，価値観について答える問題については科学的研究のプロセスは踏めない。たとえば，「末期がんで余命1か月という診断結果を直接患者に伝えたほうが，何となく本人が察知するよりましか」という問題には答えようがない。「まし」とはどういう意味なのか？　だれの価値観が考慮されるのか？それぞれの価値観を問おうとすると，それぞれに価値観が違うように正しい答えは出ない。しかし問いの設定を変えることによって研究可能になる。

⑤研究デザインを決定する。前述したように問いのレベルによって選定され，分析方法も決定される。

⑥データの収集，分析を行う。

⑦研究結果を記述する。あくまでも忠実な結果のみである。自分の考察や想像したものは書かない。

⑧先行研究と研究結果との比較などを加えて考察する。

3 研究協力者（参加者）の選定

対象者を選定するときには必ずその研究において対象者の尊厳，プライバシー，安全性や自律性が侵害されていないか，あるいはその可能性がないかなど，十分な倫理的配慮が必要である。そのために対象者には，あらかじめインフォームドコンセントを行うことが重要である。行う研究の目的，方法，利益，不利益について十分に説明し，同意を得る。

たとえ研究に参加しなくても不利益をこうむることはないと保障することが必要である（第6章 - Ⅲ「臨床倫理」参照）。

> 　ある日，看護師が自分の受け持ち患者の朝のアセスメントをしに病室へ行くと，看護学生が患者に自己紹介をして，卒業研究のためにインタビューをさせてほしいと伝えているところに遭遇した。看護師は学生の卒業研究のことも自分の受け持ち患者が学生からインタビューを受けることもまったく知らなかった。学生は「インタビューをするだけで，看護介入や処置などは一切しないので，患者にはリスクはありません。ですから患者からの同意は必要ないと思っています」と話した。

もし，あなたがこの看護師であったら，どのように対応するか考えてみよう。

4 ｜ 研究における倫理原則

　人を対象とする研究では，計画を立てる段階で基本的倫理原則に従って行わなければならない。それが倫理の4原則である。

　①自律尊重の原則：道徳規則（真実を語る，プライバシーを尊重する，個人情報を保護する），②善行の原則：道徳規則（他人の権利を保護・擁護する，他人に危害が及ぶのを防ぐ，危機に瀕した人を助ける），③無危害の原則：危害には，危害を加える行為を行う作為と，必要な治療を行わない不作為がある，④正義の原則（公平の原則）：限られた医療資源の公平な配分など，社会レベルでの人格の尊重，である（第6章 Ⅲ-C「医療倫理の4原則」参照）。研究を計画するにあたっては，次の倫理指針を参考にしよう。

- International Council of Nurses：ICN「研究倫理指針」（1996年/2007年改訂）
- 日本看護協会（JNA）が2004年に，「看護研究における倫理指針」
- 文部科学省・厚生労働省・経済産業省告示「人を対象とする生命科学・医学研究に関する倫理指針」（2021）

Column 研究の影響

　病院の質のアウトカム指標として使われる「救命の失敗率」と看護師の配置の関係や看護師の教育背景との関係を調査したジェフリー・H・シルバー（Silber, Jeffrey. H.）やリンダ・H・エイケン（Aiken, Linda. H.）の調査では，正看護師の比率が高い病院ほど救命失敗リスクは低く，看護の専門的な学歴が高いと救命失敗リスクは低いという結果であった。この結果は，その後の看護師の配置の重要性を示すものとなった。また研究結果を詳細に分析したことによって，看護の専門的な教育のなかでアセスメント能力，観察力，判断力，その基盤となる病態生理学の知識，薬理学の知識，フィジカルアセスメントの技術などが重要であることが示唆され，看護基礎教育のなかにカリキュラムとして位置づけられた[1,2]。

1) Silber, J. H., et al.：Hospital and patient characteristics associated with death after surgery：A study of adverse occurrence and failure to rescue，Medical care，30（7）：615-629，1992.
2) Aiken, L. H., et al.：Educational levels of hospital nurses and surgical patient mortality，JAMA，290（12）:1617-1623，2003.

なお，雑研究であっても学会発表，論文投稿を計画している場合は，「研究倫理審査」を受けることが求められる。

インフォームドコンセントはこの応用であり，説明による同意を得ることであるが，同意を得るには情報を提供し，理解を促し，自由意思で同意を得る段階を踏む。

▌4. 看護研究の活用

優れた実践は過去の臨床で起こった事象を批判的に評価し，改善しようと試みることから生まれる。バーバラ・A・カーパー（Carper, Barbara A.）は，「その学問領域ではどのような知識を開発したいのか。どのような方法で知識を構築し，適切かどうかを確かめ，利用するのか」という問いに答えるための看護における知の構築に視点を置いており，最も価値のある知識とは何かに関心を寄せている。しかも，この数十年の間に看護研究の視点は臨床に移り，臨床のなかの EBP（evidence based practice，根拠に基づいた実践）に焦点が当てられている。

この EBP は臨床だけではなく，医療専門職者の行う教育・研究を含めた実践活動は，すべて EBP であることが求められる。この根拠となる部分を研究によって明らかにしていくのだが，それぞれの研究成果をいろいろな方法で知ってもらわなければならない。会議や学会など同じ専門職者や学生などが集まる所での口頭発表やポスター発表，または学会誌などへ投稿して掲載されることによって，ほかの専門職者がその結果を用いて，臨床実践を良くするために活用できる。また看護専門職者が同じような方法で，違う対象者へ使うことができる。同じような課題を抱えている看護職者が，その研究をとおして出会うこと，そして勉強会や研究会を開いて集まることで研究のネットワークができ，そこからその知識が広がっていく。

ケアの改善に向けて一つ一つの臨床上の課題に取り組み，その結果をほかの看護専門職者や医療専門職者と共有することで，看護研究の成果が活用されるのである。

文献
1）井部俊子，他：看護管理概説〈看護管理学テキスト，第2版〉，日本看護協会出版会，2016，p.29-30.
2）Dee, Ann, Gillis 著，矢野正子監訳：看護管理システムアプローチ，へるす出版，1986，p1.
3）日本看護協会編：看護職の倫理綱領，日本看護協会，2021.
4）日本看護協会：専門看護師；制度の目的. https://nintei.nurse.or.jp/nursing/qualification/cns（最終アクセス日：2022/9/20）
5）厚生労働省：特定行為に係る看護師の研修制度. https://www.mhlw.go.jp/stf/seisakunitsuite/bunya/0000194945.html（最終アクセス日：2022/9/20）

参考文献
・井部俊子，中西睦子監：看護制度・政策論〈看護管理学習テキスト〉，第2版，日本看護協会出版会，2017.
・筒井孝子監修：看護必要度，第6版，日本看護協会出版会，2020.
・ドナ・ディアー著，小島通代，他訳：看護研究；ケアの場で行なうための方法論，日本看護協会出版会，1984，p.16-166.
・Ruth, F. Graren, Constance, J. Himle：Fundamentals of Nursing（2nd），1996，p.176-187.
・日本看護協会：認定看護師制度の改正. https://nintei.nurse.or.jp/nursing/qualification/kaiseinituite（最終アクセス日：2021/10/26）
・ペギー・L・チン，メオーナ・K・クレイマー著，川原由佳里監訳：チン＆クレイマー 看護学の総合的な知の構築に向けて，エルゼビア・ジャパン，2007，p.12.
・Burns, N., Grove, S., K. 著，黒田裕子，他監訳：バーンズ＆グローブ 看護研究入門；実施・評価・活用，エルゼビア・ジャパン，2007，p.688-713.

第 **8** 章

専門職としての看護

この章では

● 専門職としての看護のあり方を説明できる。
● 看護の専門職として求められる役割を述べられる。
● 看護の専門職としての歴史的背景をまとめられる。
● 看護の専門職としての責任を述べられる。

I 専門職とは

Ⓐ なぜ看護師なのか

　もし，あなたが最初の病棟実習で，受け持ち患者が決まり，その患者のベッドサイドに行こうとしたとき，臨床指導の看護師から「なぜ看護の道を選んだのか」と聞かれ，「変われるのであれば，チャンスのあるうちに変わったほうがよい」と言われたら，どうするだろうか。きっと，あなたはなぜそのように言われたのか考えることだろう。

　「なぜ看護師になりたいと思ったのか」

　看護を仕事とする看護師とはどのような人たちなのだろうか。アメリカの看護理論家アーネスティン・ウィーデンバック（Wiedenbach, Ernestine, 1900～1998）は「看護師が看護師たるゆえんは，そもそも看護師の援助を必要としている患者の存在があるからである」と述べている[1]。

　この章を読み終える頃には，看護の歴史，看護師になるための教育，看護師の働き方，看護実践がどのようなものか，その輪郭がわかってくるだろう。そして，それは「なぜ看護の道を選んだのか」という問いに答えるための支えともなるだろう。

　看護の概念は変わらなくても，看護を含む医療保健の状況は常に変化している。そのなかで，あなたも将来看護師として医療保健の変革者の一人としての役割を担っていくのである。

Ⓑ 看護師とは何か

　看護という言葉は，多様なイメージと想像をもたらす。たとえば，白衣，注射針，ランプなど，あるいは，優しさ，思いやり，理知的，献身的などからも，看護師像を描くことができる。人々がイメージとしてとらえてきたもの，看護専門職者が築いてきたもの，女性の社会化など，様々な要因が今日の看護師像の基盤になっている。

　看護師は，身体的・精神的・社会的な基本的健康を必要とする，すべての人々のニーズを満たすため，個人，家族，グループ，地域に対して健康についての必要性を特定し，ケアリング，コミットメント，献身により応えることができる個人である。

　医療技術の進歩や社会医療政策の変化に伴い，よく教育された理論と実践が維持できる専門家が必要とされる。今後，看護活動の場所は，病院よりむしろ病院以外の場所であることが普通になってくるだろう。それによって，対象者も病院の入院患者より在宅や地域の療養施設，地域で暮らす人々にシフトしてくる。その範囲も，保健医療を必要とする個人だけでなく，グループ，集団を対象にしなければならない。つまり，サービス提供の変

容に対応できる看護職が求められているのである。より良い保健医療の提供や促進を行う専門職として，看護師は，最も賢明な判断を基に人々に貢献できる存在なのである。

C 専門職の要件

1. 職能団体

看護師の専門職としての自律とより良い成長を支えるために，様々な職能団体が組織されている。職能団体は，専門職である一人ひとりが，組織へ自主的に加入することで運営されており，自己研鑽と政策提言の機会が与えられている。

日本では，日本看護協会，日本看護連盟，日本助産師会などが代表的な組織である（表8-1）。そのほか，国際的には各国の職能団体によって国際看護師協会（ICN）や国際助産師連盟（ICM）などが組織されており，国や文化を越えて自己研鑽と交流の機会が設けられている。

2. 倫理綱領

看護師は，様々な健康状態の異なる価値観をもつ人々に対しケアを提供する。健康な人や治療のために入院している人，外来通院や訪問看護サービスを利用しながら地域で生活している人などである。世界には196の国が存在しており，それぞれ独自の文化を有する土地に生まれ，そこで暮らす人々との交わりのなかで育まれた価値観をもつ人がおり，その一人ひとりに対しても，看護師は専門職としての役割を果たす責任を担っている。

社会に対して，看護師が引き受ける責任範囲を明確に示し，倫理的な実践を行うための行動規範として倫理綱領が示されている。1988（昭和63）年に「看護婦の倫理規定」，2003（平成15）年に「看護者の倫理綱領」，2021（令和3）年には「看護職の倫理綱領」として改訂され，日本看護協会によって公表されている（表6-3参照）。看護師は，倫理綱領を実践の基盤として行動し，内省に努める態度が求められている。また，国際看護師協会（ICN）も倫理綱領を公表している（表6-2参照）。

倫理綱領は，看護師だけではなく医師や薬剤師，社会福祉士など健康にかかわる専門職

表8-1 看護職能団体の概要と主な活動内容

名称	概要	主な活動内容
日本看護協会	「看護の質の向上」「看護職が働き続けられる環境づくり」「看護領域の開発・展開」の3つの使命に基づいた活動を展開している。	資格認定，研修・学会の開催，労働環境の整備にかかる調査・研究，国への提言活動など。
日本看護連盟	日本看護協会が提言する政策実現を目的とした，政治活動を実施している。	研修会の開催，政治啓発活動，代表議員および地方国会議員との交流・情報交換，講演会活動，選挙活動，陳情・請願活動など。
日本助産師会	母子保健の推進と助産師活動の充実のために関係諸機関へ働きかけを行っている。	助産師の増員の推進，助産師教育の見直し，助産師活動に関する要望など。

表8-2 専門職別の倫理綱領

専門職	名称	職能団体（最新発行年）
看護者 （看護師，保健師，助産師）	看護職の倫理綱領	日本看護協会（2021）
	ICN 看護師の倫理綱領 (International Council of Nursing；ICN)	国際看護師協会（ICN）（2012）
助産師	ICM 助産師の倫理綱領 (International Confederation of Midwives；ICM)	国際助産師連盟（ICM）（2014）
医師	医の倫理綱領	日本医師会（2000）
	WMA 医の国際倫理綱領 (The World Medical Association；WMA)	世界医師会（WMA）（2006）
薬剤師	薬剤師綱領	日本薬剤師会（1973）
作業療法士	作業療法士協会 倫理綱領	日本作業療法士協会（1986）
理学療法士	日本理学療法士協会 倫理綱領	日本理学療法士協会（2018）
社会福祉士	社会福祉士の倫理綱領	日本社会福祉士会（2020）

ごとに，それぞれの職能団体によって成文化されている（表8-2）。したがって，倫理綱領を有し，倫理綱領に基づき実践を展開することは，専門職としての証であるといわれている。

Ⅱ 専門職としての役割と自律

A 専門職としての看護

1. 看護師の自律

看護師の自律は，看護師が専門職として位置づけられる要素である。

国内外を問わず人々の保健医療に対するニーズが刻々と変化し続ける時代に，看護師の役割として，その専門性を活用し，活動していくことが期待されている。つまり，看護の対象が健康に生活する権利をもつ人々であり，その人々の健康の回復・保持・増進の権利を支援する自律した職業であることから，看護師が専門職であるといえる。

2. 歴史的背景

1990年代後半に看護教育の大学化が始まり，2000（平成12）年の公的介護保険の導入による大規模な医療保健福祉改革が行われるまで，看護師の役割は明確でなく，医療の現場においても医師の補助的役割が期待されていた。

わが国の看護基礎教育は，1990年代後半の看護教育の大学化から変革の時期を迎えた。

さらに，「看護師等の人材確保の促進に関する法律」（1992［平成4］年公布）の制定により看護師養成が大きな柱として打ち出され，看護系大学および大学院修士課程が増設された。大学卒業の到達目標がジェネラリストの育成とされ，また大学院で専門看護師の育成

も始まった。

2022（令和4）年7月時点で看護系大学の数は295校（日本看護系大学協議会会員校）となり，大学院高度実践看護師課程では専門看護師が育成されている。現在その専門領域はがん看護，精神看護，慢性疾患看護，急性・重症患者看護等の13分野（教育課程として「放射線看護」を含むと14分野）となっている。1998（平成10）年の第1回の専門看護師の認定から今日までに，その数も2900人以上（2021［令和3］年末現在）となり各分野で活躍している。

3. ジェネラリストとスペシャリスト

わが国で，看護教育の大学での目標がジェネラリストの育成となり，大学院で専門看護師（certified nurse specialist；CNS）の教育が始まった。このことはアメリカで，1950年代にCNS（clinical nurse specialist）教育が，1970年代にNP（nurse practitioner）教育が始まった影響が大きい。

1998年に出された看護大学学士課程における教育の必須要素は，①専門職としての看護学部教育（professional nursing education）として，一般教養，専門職としての価値観，②コア能力として，クリティカルシンキング，コミュニケーション，アセスメント，技術，③コアの知識として，ヘルスプロモーション，リスク管理，疾病予防，疾病と疾病管理，情報と健康技術，倫理，人の尊厳，グローバル健康ケア，医療組織と医療政策，④役割発達において，ケアの提供，ケアのデザイナー，マネジャー，コーディネーター，専門職のメンバーとして役割発達ができるように教育をするというもので，それによって学部教育が実施されてきた。すなわち，このようなカリキュラムを経て，ジェネラリストとしての看護専門職者が育っていくのである。

パトリシア・ベナー（Benner, Patricia, 1942 ～）は，看護学生（初心者）から達人看護師とよばれるようになるまでの専門職としての発達段階（キャリア・ディベロップメント）をドレイファスモデル（技能習得を初心者から達人までの5つの段階で示した）における技術修得レベルとして5段階に分けて説明している（表8-3）。

表8-3 ドレイファスモデルにおける看護に適応された技能修得

技能修得レベル	概要
初心者レベル	看護学生および看護師免許はあるが臨床未経験者である。看護における基本的なルールが規定され，制限されているだけでなく，本人も状況に対して柔軟性がない。
新人レベル	繰り返し起こる状況の要素に気づくことができる程度に状況を経験した看護師である。「状況の局面」に対して総合的に認識していないが，経験したことのある看護行為を，わずかに実施することができる。
一人前レベル	似たような状況（同じ職場）で，2～3年働いたことがある看護師である。意識して作成された長期目標や看護計画を踏まえて実践に取り入れることができる。
中堅レベル	状況を局面でとらえるのではなく，全体として把握し，通常の予測される経過をとらないとき，異常の発生を察知できる。患者の状況に深い理解ができ，適切な看護ケアが提供できる。
達人レベル	もはや適切な行為を行うのに規則やガイドラインは不要である。非常に多くの経験を背景にもつため，一つひとつの状況を直観的に判断し，正確な問題解決に結びつけることができる。

出典／パトリシア・ベナー著，井部俊子監訳：ベナー看護論；初心者から達人へ，新訳版，医学書院，2005，p.7-32. より作成.

Ⅲ 専門職としての責任

A 専門職としての自律

　看護師の仕事は、かつては患者の病に伴う苦痛や痛みを軽減し、安楽にすることであったが、医療技術の発展や人々の健康に対する考え方の変化（健康の維持や疾病の予防）で、その役割や機能も拡大してきた。

　看護師の機能は、単独で行う活動と、チームで協働して行う活動がある。たとえば看護師の役割に褥瘡を予防するなどのために行う体位変換がある。2時間ごとに体位変換を行う看護介入は、看護師が単独で自律して判断し、実施するものである。

　また、ほかの職種と協働して行うときにも、看護師の担う役割では自律して判断する。協働活動の例としては、たとえば医師が投薬後の管理を看護師に委ねたとき（医師の処方後）では、委ねられた看護師は自分自身で判断することになる。薬剤についての知識、有害反応の観察、薬剤についての患者教育など、看護師の判断によって行う。

　それに加えて看護師は専門職として、科学的、人間的、そして芸術的な根拠をもって活動する職業であり、また、次項にみられるように、患者のために積極的にいろいろな役割

表8-4 看護師の役割

役割	内容
①ケアの提供者であること	• 看護師は、対象者の心身の健康の保持・増進、管理を支援する役割と責任がある。 • 対象者の身体的、精神的、霊的、そして社会的なニーズが何であるかをアセスメントし、その人に最も適したタイムリーで費用対効果の高いケアや援助を、責任をもって行うことが、その役割である。
②意思決定者であること	• 看護師は、対象者の心身の健康の保持・増進、管理を進めていくなかに起きる障害を、常に明確にしている。 • 問題解決には判断力や決定する能力が必要である。看護師は対象者にとって最も適したケアを選択し、意思決定の支援を行い、ケアを提供するときには安全で最も効果的なケアを考える。 • 看護師は他職種との連携のなかでも、患者の家族の最適な意思決定がなされるように支援する。
③患者の代弁者であること	• 看護師は様々な状況で患者の代弁者となるが、それは看護師にとって最も重要な役割である。たとえば患者の治療についてのニーズや関心事を引き出すことと、医師や関係職種者にそれを伝える役割がある。加えて患者の権利（法的権利を含む）を守る責任がある。 • 対象者の心身の健康を保持・増進、管理を進めるためには、他職種者との連携が必要であるが、その連携を有機的につなぐのは看護師ならではの役割である。
④相談者であること	• すべての役割の中心的なものである。対象者と多くの時間を共に過ごし、患者をよくみる機会がある看護師は、それによって患者の問題をいち早く見つけ、ケアプランを立てることができる。 • 患者とのかかわりのなかで得られた情報を、他職種者と情報共有することは、口頭あるいは書面でされるが、その責任は看護師にある。
⑤教育者であること	• 医療提供機関が担う役割として、人々の健康の増進と疾病の予防がますます重要となるが、達成するには、疾病のプロセス、疾病予防、栄養や健康行動について、患者を教育することが必須要件である。 • 看護師は、疾病や治療について患者が理解できるように説明することに責任をもっている。患者の質問に答え、患者が健康に向かって経過していることを評価する責任をもつ。 • 教育は看護活動の、どの分野にもかかわってくる役割である。

をもっている。

B 看護師の役割

　看護師の役割がどのようなものであるかを，ナイチンゲール，ヘンダーソン，トラベルビー，オレムなどが提唱していることを考慮してまとめると，表8-4のようになる[2]。

IV 看護基礎教育の歴史的変遷

　1860年代，イギリスのフロレンス・ナイチンゲール（Nightingale, Florence, 1820〜1910）が登場するまでは看護という仕事は社会的に確立されておらず，その役割は主に家族が担っていた。ナイチンゲールはクリミア戦争（1853〜1856年）の野戦病院での看護活動において，傷病者の症状の手当てのみならず，栄養，療養環境，物資の管理など患者の生命を脅かすすべての要因を調べた。特に高度な医療技術のない当時の状況で，患者自身の体力を保つための重要な条件を見いだした。

　ナイチンゲールは，それらの対策に力を尽くし，多くの成果を生んでいった。しかし，ナイチンゲールが戦地での看護活動をとおして最も苦労したのは，看護師たちの資質向上とその統率といわれる。後に看護のありかたを示した書物『看護覚え書』（1860年）を記すとともに，看護師養成所の設立と看護師の教育システムの開発に至った。これが看護教育のスタートとされ，ナイチンゲールの看護教育の内容は，今日のわが国の看護にも影響を与えている。

A わが国における看護教育の始まりと変遷

　わが国の看護の始まりは，1890（明治23）年に出された陸軍省通達によると，彰義隊*の傷病兵に対する救護であるとされている。看護教育制度は，1874（明治7）年に制定された「医制」のなかに定められた「産婆免許規則」が最初の規定とされる。当時女子の高等小学校への進学者がわずかであったなか，産婆資格取得の条件としては，①内務大臣の指定した学校または講習所の入学資格を高等小学校卒業者，または，②産婆試験に合格した人，となっていたために実際に産婆学校や講習所の卒業生は高学歴女子であったといえる。なお，1942（昭和17）年に制定された「国民医療法」から産婆の名称が「助産婦」に変更されている。

＊ 彰義隊：江戸幕府の征夷大将軍であった徳川慶喜の警護などを目的として渋沢成一郎や天野八郎らによって結成された部隊である。

1. 1915～1944年

1 │ 看護婦の誕生と第2次世界大戦までの看護婦養成教育

1915（大正4）年6月に「看護婦規則」が内務省令として制定されることによって，わが国では初めての看護婦が誕生した。看護婦免許の取得条件は，年齢18歳以上（満16～17歳）で，①地方長官（現在の都道府県知事）の指定した看護婦学校または講習所を卒業した人，②地方長官の行う看護婦試験に合格した人の2つのコースであった。この資格取得の形式は産婆に準じるもので，看護婦として従事するためには免許証を所持することが絶対的な条件となった。看護婦に関する規定が公的に定められたものの，当時は開業医のもとで診療介助のほか家事まで行い，試験勉強は独学で行う者も多く，高等小学校卒業以上を基礎学歴とする指定校卒業生との学力の差は大きく，看護婦の資質にもばらつきがみられた。

看護婦規則制定の2か月後の1915（大正4）年8月に，内務省訓令として「私立看護婦学校看護婦講習所指定標準ノ件」が定められた（表8-5）。それまで各府県に委ねられていた看護婦養成に関する内容が，全国的に標準化された。

看護教育の推進としては，看護婦規則が発令された当初は全国で75校であった学校や講習所の数が15年後には152校に増加し，免許を取得した看護婦の増員は達成できた。しかし，地方には指定養成施設が少ないために，依然として住み込み見習い看護婦として働く者や，短期の講習を受講しあとは独学で免許を取得し看護婦になった者も多く，教育環境の整備と均等な教育機会の提供には課題が残された。

2 │ 看護婦の高等教育の始まり　聖路加と日本赤十字

1900（明治33）年，宣教師として来日したルドルフ・B・トイスラー（Teusler, Rudolf B., 1876～1934）は，自律した看護婦の必要性を説くとともに聖路加国際病院付属高等看護婦学校を設立した。教育責任者はアメリカ人看護婦が担当し，生徒は看護婦業務を行わない実習生とした。1927（昭和2）年には，旧制の専門学校である"聖路加女子専門学校"となり，わが国では初めての文部省認可の看護系高等教育学校が誕生した。その後1930（昭

表8-5　わが国における最初の看護婦学校または講習所の内容

看護教育機関の条件	内容
1.学校施設	必要な校舎と設備，寄宿舎を備えていること
2.教育内容	人体構造，主要器官の機能，看護方法 衛生・伝染病の管理，消毒方法，包帯法，治療器械取り扱い 救急処置など 主要科目は医師が教授する
3.入学資格	高等小学校または高等女学校2年以上の課程を修了した者
4.修業期間	2年間
5.卒業要件	授業を1/3欠席した者は卒業できない

和5）年には公衆衛生看護婦の教育課程1年の研究科を設置し，1935（昭和10）年には研究科を含む4年教育体制をとった。第2次世界大戦により一次的に教育体制の変更を余儀なくされたが，終戦後は元の体制に戻った。

一方，日本赤十字社は1890（明治23）年に開始された看護婦養成を前身とし，1933（昭和8）年から入学者を高等女学校卒業者に限定し高等教育としての看護婦養成を開始した。

3 ┃ 第2次世界大戦開戦から終戦まで：戦時体制による看護教育への影響

日中戦争に伴って看護婦規則が改正され，1941（昭和16）年には看護婦免許取得年齢が，18歳以上から17歳（満15〜16歳）以上に繰り下げられた。同年には，第2次世界大戦による従軍看護婦を含む看護要員の増加が予測されたこともあり，1943（昭和18）年には，高等女学校において看護に関する科目の授業を600時間受けた生徒には無試験で看護婦の免状が与えられた。

1944（昭和19）年には，免許取得年齢が16歳（満14〜15歳）へとさらに引き下げられ，多くの若い女性たちが看護婦となり，戦争の最前線に送り込まれる者も出てきた。さらに一般の中等教育の教育年限の短縮とともに看護教育の年限も短縮され，看護学校1，2年生までもが勤労奉仕に動員された。終戦間際には帝国大学系の学校などは，看護婦と高等女学校卒業の資格が取れる修業3年の厚生女学部となった。

┃ 2. 1945〜1949年

1 ┃ 終戦とGHQ看護課の指導下における看護教育の改革

1945（昭和20）年，日本はGHQ（連合国軍最高司令官総指令部）の占領下に置かれることとなり，GHQは，日本の非軍事化と民主化のために政治，経済，社会，教育などあらゆる分野の改革に着手した。

保健・医療に関しても日本の医療制度の遅れから，組織のなかで看護行政を管轄する部署として公衆衛生福祉局に看護課を設置し，看護教育制度の整備と水準の向上を目指した改革を始めた。GHQの看護の改革の目的は，明治以来継続した医師による看護婦養成を，仕事の後継者として看護婦自身によって教育する自律した養成教育へと導こうというものであった。

新制度の先駆けとして1946（昭和21）年に"東京看護教育模範学院"を，ほかにも東京と岡山にモデルスクールを設置した。校長にはアメリカ人看護婦を配置し，医学は日本人医師が，看護は日本赤十字や聖路加の卒業生とアメリカ人の教員が通訳付きで教えた。教育内容は，看護の概念，看護の機能について，また高度な看護には優れた知性と豊富な知識と技術感受性と想像性が必要であると指導した。GHQがモデルスクールをとおして示した，体系化された看護教育カリキュラムの実践と看護指導者の育成への尽力は，当時医師の従属的な立場でしかなかった看護師にとって，医療の重要な一端を担う位置づけを示

す大きな功績となった。

　しかし，戦後の混乱期において日本の看護界にはGHQの改革に対応できるだけの準備がなく，また医師の強硬な抵抗もあって看護制度改革の全面的な進展は実現できなかった。GHQは占領政策としての日本国の教育制度改革を大胆に行っていたものの，看護婦養成だけは取り残され，その後の看護教育の立ち遅れにも影響を及ぼし，現在も看護師養成の多くが学校教育制度の枠外に位置づけられたままである。このことが結果として指定規則に規定された教育内容を教育課程とする基礎となってしまった。

2　保助看法制定前後の看護教育：看護職の統合と指定規則の制定

　GHQは，日本の看護水準を高めることを目指して，実際に医療看護の現場を回り調査することで，当時の産婆規則・看護婦規則・保健婦規則に代わる法律を制定することによって看護教育制度を整備する必要性を見いだした。

　当時の看護婦は女性として選挙権も与えられず，また医師の指示どおりに動くことが当然というように，召使い同様の扱いを受けていたことも理由の一つであるといわれる。また，産婆・看護婦・保健婦はそれぞれ独立した職能団体として活動しており，特に産婆は当時の分娩のほとんどを扱い，すでに独立した職業人として立場が確立されていた。

　アメリカにおいては3つの職能区分は存在せず，GHQの看護婦たちは，日本の看護婦の立場を向上させるためには看護婦・保健婦・産婆は同じ看護業務を行う職能として一団となって活動すべきであると考えた。3つの看護職の一体化については産婆・医師など諸団体からの強い反発も受けたが，結局，戦前のそれぞれの規則を保健婦規則，産婆規則，看護婦規則を国民医療法のもとに一本化し，1947（昭和22）年**保健婦助産婦看護婦令**の交付に至った。

　保健婦助産婦看護婦令には「甲種看護婦（現在の看護師）」と「乙種看護婦（現在の准看護師）」の2種が規定された。甲と乙の違いは，学歴と，乙に対して“急性かつ重症者・褥婦の世話を除く”とする業務制限が付けられたことである。その後「国民医療法」が廃止となり，1948（昭和23）年新しく「医療法」「医師法」「歯科医師法」が制定されると同時に，これと同等である現行法の**保健婦助産婦看護婦法**（以下，保助看法）（表8-6）が同年同月に制定された。内容は保健婦助産婦看護婦令がそのまま受け継がれたもので，看護婦の教育を基礎に，その上に保健婦と助産婦の教育を積み上げるかたちとなった。

表8-6　保健婦助産婦看護婦法（1948［昭和23］年）の要旨

- 看護婦は甲種看護婦と乙種看護婦の2種を規定する
- 甲種看護婦は新制高等学校卒業後3年以上の教育を受けて国家試験に合格した者
- 乙種看護婦は新制中学卒業後2年以上の教育を受け都道府県の行う試験に合格した者
- 保健婦と助産婦は看護婦の教育の後さらに1年の教育を受け試験に合格した者
- 臨床看護は「内科学及び看護法」の枠組みに基づいて設定する
- 内科学は医師が教えるが，看護法は看護婦が教える

翌年，文部省・厚生省令として保健婦助産婦看護婦学校養成所指定規則が定められ，すでに施行されていた学校教育法と教育基本法に則り，一条校*および看護婦学校養成所は各種学校に定められた。この法律の特徴の一つは，戦前の「主要な学科は医師をして担当させる」という方針から看護婦が教えることになったことである。

3. 1950〜1960年代半ば

1 | 保助看法の改正と看護教育：准看護婦制度の新設

1950（昭和25）年には付き添い廃止を前提として「完全看護」体制が実施され，のちに医療保険において点数化された。ただ，看護に対する点数化について，現実には完全看護が達成できるほどの看護要員が確保できず，その後も看護婦不足は続いた。加えて，乙種看護婦には業務上の制限が課せられていたことから現場では混乱が生じることとなり，1951（昭和26）年に保助看法は大きく改正された（表8-7）。

改正によって甲種と乙種は廃止され"看護婦"に一本化された。一方で，それまでの乙種看護婦に代わる看護婦不足を補うための制度としては，同年に**准看護婦制度**が設けられた。看護婦は高等学校卒業後に3年間の看護教育を受け，国家試験合格により厚生大臣から免許を得て国家登録をした者とされた。入学資格は，高等小学校卒業者もしくは高等女学校2年以上から高等学校卒業へ引き上げられたのである。これは，当時では信じられないほどの変革であった。准看護婦は，中学校卒業者が2年間の准看護婦課程の教育を受け，都道府県知事が実施する准看護婦試験に合格し，都道府県知事から准看護婦免許を取得して都道府県登録をした者とされた。

GHQの方針としてはある時期まで改革を促進し，適切な時期が来ればすべての権限を日本政府に返すということであった。すでにこの頃のGHQとしては，占領政策の最終段階に入っており，看護問題に関する医師議員の意見には強固な抵抗はしなくなっており，GHQの統制というより日本の看護問題は日本の看護婦が解決すべきだという風潮に傾いていた。保助看法の改正においても，GHQ側は准看護婦の名称を「アシスタントナース（看護助手）」とする案を提示したが医師議員の抵抗があり，准看護婦の誕生を容認した。

表8-7 保健婦助産婦看護婦法の改正（1951［昭和26］年）による教育内容と教育方法の変化

- 甲種看護婦・乙種看護婦が廃止され看護婦・准看護婦と規定する
- 看護学が595時間から690時間へと大幅に増加
- 公衆衛生看護概論と理学療法の新設
- 内科学と看護が60時間から90時間となる
- 現在の基礎看護学に対応する「看護原理と実際」は看護の専任教員が教え，そのほかは医師と病院の看護婦長が教える

* 一条校：学校教育法の第1条に掲げられる教育施設の種類や教育施設の通称であり，幼稚園，小学校，中学校，義務教育学校，高等学校，中等教育学校，特別支援学校，大学（短期大学および大学院を含む）および高等専門学校が含まれる。

人間科学としての看護学

看護の過去から現在まで

看護実践における重要な概念

看護の役割と機能

看護実践の方法

看護における倫理と法

看護実践を支えるもの

8 看護 専門職としての

医療安全

グローバル社会と看護

乙種看護婦は“急性かつ重症者・褥婦の世話を除く”という業務上の制限があったのに対して，准看護婦は業務制限がなく，医師，歯科医師，看護婦の指示によって看護婦と同じ業務を行うことも可能となった。結果的に教育年限など基礎教育学歴が乙種看護婦と同等にもかかわらず，准看護婦が看護婦と同等の業務を行うという，医療安全や看護師の専門性という視点からみたとき矛盾を生じることになってしまった。

　1952（昭和27）年，サンフランシスコ講和条約の発効によりGHQは引き上げ，日本は主権国家として独立を果たした。これにより国の行政組織も大きく変わり，その後の経済成長により支えられ，日本の医療制度も充実していった。

　一方，日本経済の高度成長は急速に病院病床数にも影響を与え，看護職不足が大きな社会問題となった。このことにより，看護婦養成の流れも看護婦の大量輩出へとシフトしていった。1957（昭和32）年には，准看護婦が看護婦になるための教育課程（通称進学コース）として2年課程が開始され，入学条件は准看護婦3年以上の経験，または高等学校卒業とされた。また，准看護婦は働きながら進学することが多いことから，全日制に加えて定時制（3年）の教育機関が設けられた。

　准看護婦制度の開始により准看護婦養成数は急速に数を伸ばし，1967（昭和42）年の就業者はついに看護師数を超えるほどとなった。しかし，この時点においても日本の全看護職員は29万人ほどで，その95％が病院に勤務しているにもかかわらず病院病床100に対する病院勤務看護師・准看護師の割合は18.9％にすぎず，看護婦不足問題は続いていた。

2 ｜ 学校教育法制定以降の看護婦養成機関の変遷

　1947（昭和22）年制定の学校教育法で，看護婦学校と准看護婦学校は第83条に定める各種学校に位置づけられた。1949（昭和24）年には学校教育法の一部が改正され，新たに職業または実際生活に必要な能力を育成する実務者教育を目的とした短期大学が設置された。看護教育機関としては，天使厚生短期大学と聖母女子短期大学が看護系初の短期大学として開設された。その後続いて聖路加や日本赤十字などが短期大学へ移行した。

　4年制大学としては，1952（昭和27）年にわが国にとって初の高知女子大学家政学部衛生看護学科（現高知県立大学看護学部看護学科）が設置され，翌年1953（昭和28）年は東京大学医学部衛生看護学科が発足した。1964（昭和39）年には，聖路加が短期大学から4年制の大学へと移行し，その後徐々にこれまで職業訓練的な教育色が強かった看護婦養成機関は高等教育機関として学問的視野に立った教育へと進展しはじめた。文部省は，1964（昭和39）年に高等学校教育と准看護婦教育を併せて行う衛生看護学科を新設した。また，看護教員の養成機関として，1966（昭和41）年には熊本大学教育学部特別教科（看護教員）養成課程が設置された。続いて徳島大学，弘前大学，千葉大学（通称教育系大学）が設置された。千葉大学はすぐに看護学修士課程を設置し，翌年には聖路加看護大学が修士課程を設置した。聖路加看護大学は1988（昭和63）年に博士課程を設置した。

1948年，WHOの設立により健康憲章の制定がなされたことによって，世界的に健康の概念が拡大し，人々の健康と安全な生活に向けて医療以外の幅広い分野でも取り組みがなされることとなり，これに伴い看護のあり方もしだいに変化していった。わが国では，1960年代半ばまでの看護婦養成機関は病院付属の開設が多く，主に各病院のための看護婦養成を目的としていた。そのため，相変わらず看護の対象者は「疾患をもった人」と限定的にとらえられ，必然的に教育内容もあらゆる健康レベルの人間ではなく「疾患をもった人」への看護に偏っていた。

しかし，終戦後の復興から高度経済成長へ突入した当時の大きな社会情勢の変化は，様々な問題の顕在化と医療の複雑化を招き，従来の治療看護や対症看護に対する教育だけでは社会の要請に応えることが困難となった。人々が抱える多様な問題に応じ，個別ケアが求められるようになり，終戦後の占領下で影響を受けた歴史的背景も相まって，当時新しい発想のもと学問的な進展を見せていたアメリカの看護教育*も参考にして，新しい教育課程が誕生することとなった。

Ⓑ 看護学校養成所指定規則改正の変遷

1. 看護学校養成所指定規則の改正：看護の独自性と社会的ニーズへの対応

従来の治療医学に偏重した治療看護や対症看護に対する教育だけでは，世界的に拡大した健康や看護の概念に対応できないうえに，保健医療のなかで看護婦の主体的な活動を促進することは不可能であった。1967（昭和42）年の看護婦養成カリキュラムでは，医師の各診療科別の視点を看護に持ち込むのではなく，看護の対象を中心とした個別のケアの充足を目指した考えで，後の看護学の確立へと導くこととなった（第2章-Ⅳ-C-4「看護教育（看護師養成課程）カリキュラムとその改正」参照）。

2. 1967（昭和42）年カリキュラム改正：新しい枠組みの誕生

1967（昭和42）年のカリキュラム改正は，それまでの医学体系を基盤とした枠組みから，人間の成長発達に沿った「看護学総論」「成人看護学」「小児看護学」「母性看護学」の4分野に体系化された。各分野には専任教員を置き，看護学と看護の専門性を追究する教育が始まった。看護婦養成の方針については，人間形成を重んじる文部省（当時）と，医療の現実問題を重視する厚生省（当時）との間で様々な摩擦や議論が生じ，一時は看護婦養

＊ **アメリカの看護教育**：当時のアメリカ看護の状況をみると，1948年のブラウンレポートによれば，すでにチームナーシングの構想があり，看護チームを統括する専門職業看護婦の必要性が述べられている。

成現場が二分するような事態にまで発展した。

このように看護婦養成カリキュラムの改革は大きな混乱のなかで推進され，調整の結果，人間の成長発達段階の区分による領域別看護を基盤とした教育課程が誕生した。

保健婦・助産婦課程については，1971（昭和46）年に改定され，保健婦課程は，公衆衛生を体系化し，保健統計や疫学を取り入れた地域の健康問題を科学的にとらえる新たな視点を導入した。助産婦課程については，母子保健と助産論を中心とした体系化や，病院実習を中心としながらも保健所のほか地域での助産所実習を加えるなど，独自の助産業務のあり方を学ぶ内容となった。

3. 1989（平成元）年のカリキュラム改正：「老人看護学」の新設

前回の改正から22年の時を経て，1989（平成元）年に大幅なカリキュラム改正が行われた（表8-8）。基礎科目は，一般大学と同様に人文・社会・自然科学の3分野の教養科目とし選択制となった。

専門科目の「看護学総論」は「基礎看護学」となり「臨床看護総論」が加わった。さら

表8-8 1989（平成元）年カリキュラム改正の要旨

- 基礎科目は人文・社会・自然科学の3分野の選択制となる
- 「看護学総論」は「基礎看護学」となる
- 「老人看護学」を新設
- 「看護学」の内訳は「基礎看護学」「成人看護学」「老人看護学」「小児看護学」「母性看護学」となる
- 「ゆとり教育」に伴い，総時間数が3375時間から3000時間に縮小

Column カリキュラム改正における省庁の対立

1967（昭和42）年のカリキュラム改正の方針については，文部省と厚生省には大きな相違があった。特に一般教育に関して，文部省は人間形成のための一般教養としてとらえ当時の大学の一般教養科目と同様の位置づけを示したものの，厚生省は人間形成に果たす役割を理解しつつも"看護専門科目を学ぶための土台作り"としてとらえる傾向にあった。また，成人看護学に関しても，文部省は将来の専門性の分化を見据えた"臓器系統別"での教育を主張したが，厚生省は医学の専門性を重視した"診療科別の疾患に沿った看護の教育"の継続を希望した。この案をめぐっては看護教育現場からも，文部省案・厚生省案という言葉も常用されるほどに実習や枠組みの変更に対する不安の声が上がることとなった。様々な経緯を経て，両省の意見は調整され，一般教養は折衷案，成人看護学は厚生省意見が中心，ほかは文部省改善案が中心となった。

	文部省	厚生省
一般教養のとらえ方	当時の大学の一般教養科目と同じ	看護専門科目を受けるための基礎教育
成人看護学の考え方	臓器系統別	診療科別の疾患と看護

に「成人看護学」は系統臓器別となり，社会の変化および看護学への要請に応えるために「老人看護学」が成人看護学から独立した。この「老人看護学」が新設されたことは，看護学の独自性を確立していく重要な一歩となった。

また，各看護学は「概論」「保健」「臨床看護」に大別され，看護教員が中心となって看護の独自性を追究した理論と実践への教育が求められた。選択必修科目150時間は各教育機関独自の特色が求められるようになった。

4. 1997（平成9）年のカリキュラムの改正：在宅ケアの推進と看護教育

前回の改正は22年の歳月を要したのに対して，社会情勢の急激な変化に応じるように，10年を待たずして1997（平成9）年に改正が行われた（表8-9）。当時の大きな社会問題となっていた医療費の高騰と医療保険財源の枯渇は深刻化し，それまでの病院における在院日数の制限が余儀なくされ，追随して病院看護と在宅看護の連携の必要性が出てきた。

さらに，1989（平成元）年のゴールドプラン，1994（平成6）年の新ゴールドプラン＊によって本格的に看護職の在宅看護への拡大，移行が現実のものとなり，それに伴い看護基礎教育課程におけるカリキュラムも改正されることになった。改正案では，人間の成長発達段階の区分による領域別看護学から，在宅看護を意識した生活する人の個々の状況に合わせた現実の社会システムのもとで実践しやすいカリキュラムの開発へと新たな方向性が示された。

5. 2009（平成21）年のカリキュラム改正：統合分野の創設

学生の能力獲得に関して，少子高齢社会，医療技術の進歩や国民の医療への安全意識の向上などを要因として質の高い看護が期待されているにもかかわらず，学生の技術の習得範囲や機会が制限され，実践能力の獲得が疑問視されるようになっていた。これを受け，臨地実習の単位数の増加，各看護学の統合とともにチーム医療，災害教育の強化など，看護基礎教育課程における看護実践能力の強化と統合能力の向上のための対策が講じられた。

表8-9 1997（平成9）年カリキュラム改正の要旨

- 1単位の授業時間は講義，演習，実習ともに教育機関独自の裁量となる
- 看護婦課程と保健婦または助産婦課程の統合
- 看護婦課程：「在宅看護論」「精神看護学」が加わり看護は7分野となる
- 保健婦課程：科目「公衆衛生看護学」が教育内容「地域看護学」となる
- 助産婦課程：より「助産学」を強調

＊ **新ゴールドプラン**：1989（平成元）年の「高齢者保健福祉推進十カ年戦略（ゴールドプラン）」に続いて策定された，高齢者福祉をいっそう充実させるための在宅福祉事業の推進計画である。ゴールドプランの目標が在宅福祉サービスの推進と寝たきり予防であったものが，新ゴールドプランではさらに介護保険法の制定など法的な整備に向けてより計画的に進める内容となっている。新ゴールドプランは1999（平成11）年度で終了し，世界最高水準の高齢化率に対応するために，2000（平成12）年のゴールドプラン21に発展的に引き継がれた。

6. 2022（令和4）年のカリキュラム改正：
　患者の多様性と複雑性に対応した看護の創造

　カリキュラム改正は，2022（令和4）年度で5回目となる。改正の背景には，以下がある。①人口および疾病構造の変化に応じた適切な医療提供体制の整備が求められている。②医療・介護分野おける人工知能（artificial intelligence；AI），IoT*（internet of things：モノのインターネット）などの情報通信技術（ICT）の急速な導入がある。③医療機関にかかわらず在宅や施設など看護職が必要とされている場所の拡大，また多様な場において多職種と連携して適切な保健・医療・福祉を提供することが期待されており，対象の多様性・複雑性に対応した看護を創造する能力が求められている。

　また「医師の働き方改革に関する検討報告書」も踏まえ，チーム医療促進の観点から特定行為研修（第7章-Ⅲ-B-3「特定行為に係る看護師」参照）を修了した看護師の活用によって，タスク・シフティング（医師の業務の他職種への移管）やタスク・シェアリング（医師の業務を複数の職種で担う）の推進などが求められている。さらに，実習においては，成人看護学実習での対象者の高齢化で老年看護学実習と重複する事態になっていること，少子化に伴う母性看護学・小児看護学実習に関連した施設確保および教員確保の困難さも改正の理由にあげられた。

　2022（令和4）年のカリキュラム改正では，①コミュニケーション能力獲得，②臨床判断を行うための基礎的能力を養う，③多職種連携の重要性や多様な場で療養する対象者が増えていること，を踏まえて検討が行われた。

7. 看護教育の急速な進展

　世界の情勢の変化と科学技術の進歩は著しく，医療現場においても，少子高齢化問題や医療における倫理的問題など，より複雑化する環境において，看護職に就く者は自身に期待される役割を明確に自覚する必要があった。ほかの専門職も大きな変革を遂げることが予測される現在，専門性を自覚し，責任をもって役割を遂行できる人材育成が課題となっている。

　看護師を養成する教育機関には高等学校および高等学校専攻科，高等学校衛生看護科，専門学校，短期大学，大学の複数の種類が存在する。国家資格を取得するための教育という点ではいずれも変わりはないが，大学は，単に職業人としての能力を習得するだけではなく，社会と医療保健の情勢を踏まえつつ「看護学」という学問をとおして，人々の求めに対応できる創造性，柔軟性，適応力を伸ばし，新しい知見を見いだす能力を獲得する場としての役割が課せられている。今後の医療福祉の重要な仕事を担う人材の育成として期待されるといえる。

＊ **IoT**：従来インターネット接続されていない家電など様々なモノが，ネットワークをとおしてサーバーやクラウドサービスに接続されることで，相互に情報交換し，日常生活や社会活動に役立てようとするしくみ。

文献

1）アーネスティン・ウィーデンバック著，外口玉子，池田明子訳：臨床看護の本質；患者援助の技術，改訳第2版，現代社，1984，p.15.
2）筒井真優美編：看護理論家の業績と理論評価，医学書院，2015.

人間科学としての看護学

看護の過去から現在まで

看護実践における重要な概念

看護の役割と機能

看護実践の方法

看護における倫理と法

看護実践を支えるもの

8 専門職としての看護

医療安全

グローバル社会と看護

第 **9** 章

医療安全

Ⅰ 医療事故と医療安全

A 医療事故と医療過誤の違い

▶ **医療事故**　医事法学では，看護師を含む医療従事者の医療行為から何らかの有害な結果が生じる場合を「医療事故」と総称する。これには患者の転倒など患者が被害を受ける場合のほかに，医療従事者が被害を受ける場合も含まれる。

▶ **医療過誤**　医療事故の原因に看護師などの過失があるものを「医療過誤」という。つまり「医療過誤」は「医療事故」のうち看護師が患者に対して医療行為を行うにあたり業務上必要とされる当然払うべき注意義務を怠り，それによって患者の生命・身体を侵害し，死傷などの結果を発生させる場合をいう[1]。

　医療過誤の場合，特定の危険性を認識または予測できたにもかかわらず，注意を怠った（**結果予見義務違反**），あるいは回避できる方法があったにもかかわらず，とるべき手段を行わなかった（**結果回避義務違反**）ことによって，法的責任を問われることになる（第6章Ⅰ–B「法と看護職者の義務」参照）。

　医療行為そのものは患者の生命を守るために行われるものであるが，逆に身体に対して薬剤による有害事象や合併症をきたすという危険をはらんでいる。医療事故のなかには，この医療従事者の不注意とは別の要因によって生じる有害事象もあるために，医療事故がすべて医療過誤というわけではない。

B 安全な医療のための体制づくり

　アメリカの医療の質に関する委員会（Committee on Quality of Health Care in America）は，1999年12月1日に"To Error is Human；Building a Safer Health System"（人はだれでも間違える；より安全な医療システムの構築を）と題する委員会報告を発表し，医療事故の防止を目指す取り組みの強化を宣言した。

　わが国においても2001（平成13）年，厚生労働省に医療安全推進室が設けられ，様々な対応策が立てられるようになった。アメリカの「人はだれでも間違える」というヒューマンエラーとしての考え方をもとにして，現在わが国でも安全な医療の提供に向けた体制づくりが推進されている。

Ⅱ 医療安全への取り組み

A 国の医療安全への取り組みの経緯

　わが国における医療安全対策への取り組みは，1999（平成11）年1月の横浜市立大学医学部附属病院における手術患者取り違え事故と，同年2月の東京都立広尾病院の薬剤取り違えによる患者死亡事故が契機となった。

　同年2月，厚生省（当時）に設置された「**患者誤認事故予防のための院内管理体制の確立方策に関する検討会**」で類似の事故防止のための院内管理体制の確立方策が検討され，その内容を取りまとめた報告書が各都道府県に周知された[2]。

　その後，2001（平成13）年4月に厚生労働省政務局総務課（当時）内に医療安全推進室，医薬食品局（当時）内に安全対策課安全使用推進室が設置された。同年5月には国として医療安全対策の目指すべき方向性を示すため**医療安全対策検討会議**が発足し，2002（平成14）年に日本の医療安全対策の基本となる「**医療安全推進総合対策**」[3]が策定され，厚生労働省として初めて医療事故などが定義された。ここでは医療安全は医療政策の最重要課題の一つであり，すべての関係者が積極的に取り組むことが重要であり「個人の問題ではなく，システム全体の問題であり，体系的に実施すべき」という考え方が示されている。

　また，患者の安全を守るために全医療従事者，医療関係団体が共同行動を行うことを推進する PSA＊（patient safety action：患者の安全を守るための医療関係者の共同行動）が始まった。

　これをもとに，2002（平成14）年に医療法施行規則が改正され，医療機関内での医療安全管理体制の整備の義務化と，医療安全整備が整っていない医療機関に関しては入院基本料金の減算がなされた。

　しかし，その後も医療事故が相次いだため，2005（平成17）年に厚生労働省大臣から「**厚生労働大臣医療事故対策緊急アピール**」が出された（図9-1）。

　1999（平成11）年の手術患者取り違え事故の後，このような国の施策が進められることで，医療事故に関する社会の関心が高まることとなり，新聞などのマスコミに取り上げられる件数が約3〜8倍に急速に増加した（図9-2）。

B 医療安全上の課題

　2005（平成17）年に開かれた医療安全対策検討会議において，医療安全対策についての

＊ **PSA**：2001（平成13）年度より PSA の一環として，医療機関や医療関係団体等における取り組みの推進を図り，これらの取り組みについて国民の理解や認識を深めることを目的として「医療安全推進週間」を定めた。行政，医療関係団体，医療機関，製造団体などにおいては，この週間を中心として，医療安全向上のため，シンポジウムの開催，研修の実施など様々な取り組みを進めることとなった。

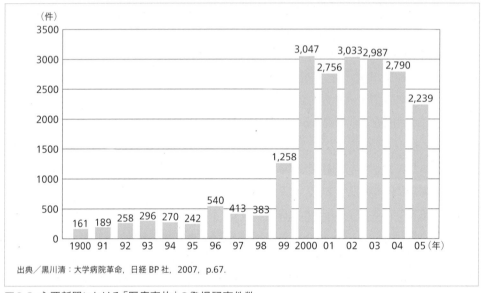

	「人」	「施設」	「もの」
	・医師・歯科医師の資質向上 ・医療過誤にかかる医師への処分と再教育制度の検討 ・医療機関における安全・衛生管理の徹底,産業医の活用	・事故事例情報の収集・分析・提供システムの構築 ・手術室・ICUなどハイリスク施設のための安全ガイドラインの作成 ・手術室の透明性の向上 ・小児医療システムの充実 ・周産期医療施設の充実 ・病院設計の改善	・治療選択にかかるEBMの確立とガイドライン化 ・医薬品の管理や評価のためのデータベースの整備など安全管理の徹底 ・ITの導入・活用 ・輸血の管理強化 ・新しい技術を用いた医療安全の推進

資料／厚生労働省:「厚生労働大臣医療事故対策緊急アピール」について,2005,より作成.

図9-1 厚生労働大臣医療事故対策緊急アピール「医療安全のための3つの柱(施策)」の概要

（件）
3500
3000
2500
2000
1500
1000
500
0

1900	91	92	93	94	95	96	97	98	99	2000	01	02	03	04	05（年）
161	189	258	296	270	242	540	413	383	1,258	3,047	2,756	3,033	2,987	2,790	2,239

出典／黒川清:大学病院革命,日経BP社,2007,p.67.

図9-2 主要新聞における「医療事故」の登場記事件数

表9-1 医療安全対策の目指すべき方向性と取り組むべき課題（医療安全推進総合対策）

❶医療機関における安全対策
 ・すべての病院および診療所の安全管理体制の整備
 ・特定機能病院,臨床研修病院に対する医療安全管理者,管理部門,相談窓口の整備
❷医薬品・医療用具等にかかわる安全性の向上
❸医療安全に関する教育研修
❹医療安全を推進するための環境整備等
 ・苦情や相談などに対応する体制の整備,医療安全に有用な情報の提供,科学的根拠に基づく対策の推進

報告書がまとめられた[4]。報告書では「医療安全推進総合対策」（表9-1）の考え方を尊重しつつも,「医療の質の向上」という観点をいっそう重視し,「医療安全推進総合対策」に基づく対策の強化と,新たな課題への対応について提言している。

C 医療法における医療安全対策

2002（平成14）年の医療安全対策のための医療法施行規則の一部改正では，医療安全対策について，病院および患者を入室させるための施設を有する診療所，特定機能病院への医療安全管理体制の整備について，次のように法的な義務づけがなされた。

病院および有床診療所
- 医療にかかる安全管理のための指針の整備
- 医療にかかる安全管理のための委員会の設置
- 医療にかかる安全管理のための職員研修の実施
- 医療機関内における事故報告等の医療にかかる安全の確保を目的とした改善のための方策を講ずること

特定機能病院
- 専任の医療安全管理者の配置
- 安全に関する管理を行う部門の設置
- 医療機関内に患者からの相談に適切に応じる体制の確保

D 医療法の改正

2002（平成14）年に始まった国の医療安全対策をさらに推進するために，2006（平成18）年に公布された医療法第5次改正において，医療を受ける者（患者，家族，国民）の利益の保護と，良質で適切な医療体制の整備を定めた。この改正法では新たに院内感染対策，医薬品，医療機器についての安全管理責任者の配置など，より具体的な内容が追加された。

また，2003（平成15）年度から設置された医療安全支援センター*についても各都道府県への設置をさらに推進することを明記し，患者・家族などからの医療機関への苦情・相談への迅速な対応ができるようにした（図9-3）。これにより医療機関における医療安全の取り組みが地域住民に見える形で評価されるようになった。

さらに2014（平成26）年の医療法第6次改正*では，医療の質を向上させることを目的としての医療事故にかかわるしくみが検討され，その基本的なありかたとして医療事故にか

---

* **医療安全支援センター**：都道府県，保健所を設置する市および特別区が設置主体になり，医療に関する苦情・心配や相談に対応するとともに，医療機関，患者・住民に対して，医療安全に関する助言および情報提供などを行う。

* **医療法第6次改正：第1条**　この法律は，医療を受ける者による医療に関する適切な選択を支援するために必要な事項，医療の安全を確保するために必要な事項，病院，診療所及び助産所の開設及び管理に関し必要な事項並びにこれらの施設の整備並びに医療提供施設相互間の機能の分担及び業務の連携を推進するために必要な事項を定めること等により，医療を受ける者の利益の保護及び良質かつ適切な医療を効率的に提供する体制の確保を図り，もつて国民の健康の保持に寄与することを目的とする。

　第1条の2　医療は，生命の尊重と個人の尊厳の保持を旨とし，医師，歯科医師，薬剤師，看護師その他の医療の担い手と医療を受ける者との信頼関係に基づき，及び医療を受ける者の心身の状況に応じて行われるとともに，その内容は，単に治療のみならず，疾病の予防のための措置及びリハビリテーションを含む良質かつ適切なものでなければならない。

人間科学としての看護学

看護の過去から現在まで

看護実践における重要な概念

看護の役割と機能

看護実践の方法

看護における倫理と法

看護実践を支えるもの

専門職としての看護

9
医療安全

グローバル社会と看護

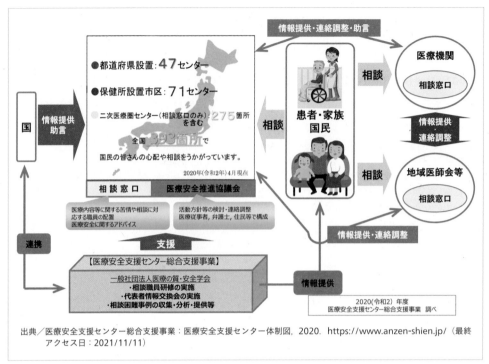

出典／医療安全支援センター総合支援事業：医療安全支援センター体制図, 2020. https://www.anzen-shien.jp/（最終アクセス日：2021/11/11）

図9-3 医療安全支援センター体制図

かる調査が法制化された（表9-2，図9-4）。その後，2015（平成27）年の第7次改正では「地域包括ケアシステム」の構築実現に向けた改正が行われた。2021（令和3）年には「良質かつ適切な医療を効率的に提供する体制の確保を推進するための医療法等改正の趣旨の一部を改正する法律案」が出され，次の法案が段階的に施行されることになった。

①**医師の働き方改革**：長時間労働の医師の労働時間短縮および健康確保のための措置の整備など（医療法）

②**各医療関係職種の専門性の活用**：医療関係職種の業務範囲の見直し（診療放射線技師法，臨床検査技師等に関する法律，臨床工学技士法，救急救命士法），タスクシフト／シェアを推進し，医師の負担を軽減しつつ，医療関係職種がより専門性を生かせるよう，各職種の業務範囲の拡大等を行う

③**地域の実情に応じた医療提供体制の確保**：新興感染症等の感染拡大時における医療提供体制の確保に関する事項の医療計画への位置づけ（医療法），地域医療構想の実現に向けた医療機関の取り組みの支援（地域における医療及び介護の総合的な確保の促進に関する法律），外来医療の機能の明確化・連携（医療法）など

表9-2 医療事故にかかる調査の流れ

- 医療機関は，診療行為に関連した死亡事故が発生した場合，まずは遺族に十分な説明を行い，第三者機関（医療事故調査・支援センター）に届け出るとともに，必要に応じて第三者機関に助言を求めつつ，速やかに院内調査を行い，当該調査結果について第三者機関に報告する（図9-4）。
- 院内調査の実施状況や結果に納得が得られなかった場合など，遺族または医療機関から調査の申請があったものについて，第三者機関が調査を行う。

出典／医療事故に係る調査の仕組み等のあり方に関する検討部会：「医療事故に係る調査の仕組み等に関する基本的なあり方」について，2013.

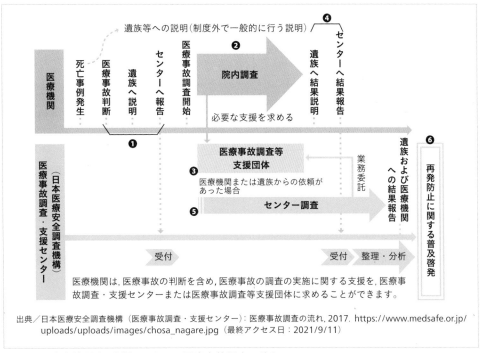

出典／日本医療安全調査機構（医療事故調査・支援センター）：医療事故調査の流れ, 2017. https://www.medsafe.or.jp/uploads/uploads/images/chosa_nagare.jpg（最終アクセス日：2021/9/11）

図9-4 医療事故調査・支援センターの医療事故調査の流れ

E 診療報酬における医療安全対策の評価

医療法第5次改正のなかで，それまで医療安全管理体制が未整備だったことに対して減算措置での評価を行っていた国が，医療法の総則に「医療の安全の確保」として目に見える取り組みを示すとともに，医療安全対策の施設基準を満たした施設への入院基本料に50点が加算された。その施設基準には「医療安全に係る適切な研修を修了した専任の看護師，薬剤師その他の医療有資格者が医療安全管理者として配置されていること」と定められている。

さらに，2010（平成22）年度の診療報酬改定では，感染防止策に100点，医薬品安全管理体制整備に50点（それぞれ入院初日に）の加算が認められた。また，医療機器の安全管理の評価においても追加加算が行われた。

このように医療機関が医療安全対策への積極的な取り組みを行い，安全確保のための体制が目に見える形で評価されることで，わが国の医療安全の体制整備が進んできている。

人間科学としての看護学

看護の過去から現在まで

看護実践における重要な概念

看護の役割と機能

看護実践の方法

看護における倫理と法

看護実践を支えるもの

専門職としての看護

9 医療安全

グローバル社会と看護

Ⅲ 看護職能団体の取り組み

Ⓐ 日本看護協会

　1999（平成11）年の医療機関における患者取り違えなどの医療事故の発生後，国の医療安全対策の推進とともに，日本看護協会も看護実践の質の改善，看護職の資質の向上と社会的地位の向上および国民の健康と福祉の向上を目指した活動として，リスクマネジメント検討委員会の開催，リスクマネジメント養成研修の開催，医療安全対策室の設置などの取り組みを行っている。

　2014（平成26）年度には，変化を続ける医療提供体制を見すえて「**医療安全対策事業3カ年計画**」として，①医療機関の医療安全管理体制の確保，②看護職がかかわる医療事故の再発防止の強化，③医療提供の実態に則した医療安全管理者の育成，④看護職に対する医療安全に関する教育の推進，⑤介護施設等における医療・ケアの安全確保のあり方の検討，を翌年から展開した。

　医療安全対策としては，①医療安全体制のための体制整備の強化，②医療安全にかかわる看護の職場環境の検討，③「医療安全推進週間」をとおしての医療・看護安全の啓発活動，④看護職賠償保険制度の適正な運営，などの活動を行っている。

Ⓑ 日本助産師会

　近年，産婦人科医の不足により，地方の産科の撤退が相次ぎ「大病院へのお産の集中化」が進んでいる。産婦人科医の不足は，医療従事者の過重労働を招いたり，安心して出産できる施設が減少し「お産難民」といわれる事態が起こるなど，出産環境は危機に陥っている。

　日本助産師会は，2006（平成18）年に公布された医療法の改正（第5次改正）により，助産所の産科の嘱託医・嘱託医療機関の確保が義務化されたことを受け，開業助産所の安全分娩を確保するための対策に主眼を置き，様々な活動に取り組んでいる。

　助産所の現状としては，一般の人が助産所の実状を知るための情報が少なく，助産所機能を評価した情報開示が課題であった。日本助産師会は，2004（平成16）年に助産所機能評価基準を作成し，2007（平成19）年からは都道府県助産師会において安全性に特化した項目の機能評価が全有床助産所で実施された。なお，2010（平成22）年からは助産所機能評

＊ **日本助産評価機構**：母子を中心とした人々の健康と増進，学術の振興を図るため，助産実践および助産教育の評価システムを定め，評価をとおして社会における助産サービスの質の向上を担い，その成果は啓発活動をとおし広く一般の人々に還元する理念をもった機構である。

価は第三者機関である日本助産評価機構*に委譲され継続的に実施されている。

IV 事故発生のメカニズム

A レヴィンの行動モデル

　ヒューマンエラー（人間のエラー）についての定義は諸説あるが，一般的には「要求されたパフォーマンスからの逸脱」（デイヴィッド・マイスター：Meister, David）[5]とされ，エラーは行動の一部であることから，エラーを理解するにはまず行動について知る必要がある。

　ヒューマンエラーの発生メカニズムについての研究は，ドイツの心理学者クルト・レヴィン（Lewin, Kurt, 1890 ～ 1947）の行動モデルがよく知られ，行動を B＝f（P・E）の関数で表現した。

B＝f（P・E）
B：behavior（行動），P：person（人間），E：environment（環境），f：function（関数）

　レヴィンは，人間の行動は人間と環境との関数関係によって決まる，つまり人間の「行動」は「人間の特性」と「人間を取り巻く環境」の相互作用によって決定されると説明した。

　また，エラーの原因を不注意などの生理的・心理的状態に限定したり，エラーが生じた一点だけを追及したりするのではなく，人間とそれを取り巻く環境という広い視点で，エラーが生じた人間の行動に着目することも重要であるとしている。不注意や意識の低下は，単調な連続作業や類似した作業など，作業環境の影響を受けた「結果」として生じたものと考えられるからである。

B 小さなエラーから生じる重大な事故

　ヒューマンエラーが発生すると，エラーを起こした本人が非難されることが多い。しかしエラーは個人の不注意だけで発生するのではない。私たちは日常生活において，いくつものエラーをしている。ただその多くは重大な結果をもたらしていないだけである。エラーが関係したと考えられる重大事故も日常の小さなエラーも，同じレベルのエラーから発生していることを，まず理解しなければならない。

　次にあげるものは，実際にあったヒューマンエラーによる重大な事故の例と，臨床で起こり得る小さなエラーが招いた患者の健康被害の事例である。事故のきっかけとなるのは，普段でも十分に起こり得る人間の小さなエラーであることがわかる。

人間科学としての看護学

看護の過去から現在まで

看護実践における重要な概念

看護の役割と機能

看護実践の方法

看護における倫理と法

看護実践を支えるもの

専門職としての看護

9 医療安全

グローバル社会と看護

1. 事例：患者取り違え事故

1999（平成11）年1月11日，横浜市立大学医学部附属病院の手術室において，心臓の手術の予定であったA氏と，肺の手術の予定であったB氏を取り違え，それぞれ本来行うべき手術とは異なる手術を行った。

事故の分析は，以下のとおりである[6]。

- 1人の病棟看護婦が，2人の患者を同時に手術室に移送し，手術室交換ホールでの患者受け渡し時に患者を取り違えた。
- 患者とカルテを別々の窓口で引き渡し，別々に手術室に移送した。
- 患者の名前を患者の言葉で確認するのではなく，患者への呼びかけと患者の返事のみで行った。
- 患者の背中に虚血性心疾患治療薬のテープ剤（フランドル®テープ）が貼ってあったが，そこから患者の疾患を推測することができなかった。

以上のように，二重三重の確認ミスが重なることによって重大な事故を招いてしまったのである。

2. 事例：小さなエラーが招いた重大な事故

意識レベルの低い，寝たきりの高齢患者において，看護師が行う2時間ごとの体位変換と皮膚の観察は，褥瘡予防のための重要なケアである。軽度の発赤でも放置すれば数時間で褥瘡をつくってしまう恐れがあるため，看護師間の連携とケアの継続を必要とする。

まだ夜勤をするようになって間もない新人看護師が，夜勤明けの申し送りで仙骨部に見た発赤についての報告と記録を怠ってしまった。その後，仙骨部の発赤は見過ごされ，2日後に勤務に入ったときには仙骨部の発赤は直径1cmほどの褥瘡になり，その後，深くトンネルを形成するまでになってしまっていた。看護師が報告をしなかったことと記録をしなかったことで，患者に皮膚損傷を負わせてしまう結果となり，看護師がその責任を問われた。

C 人間の特性

認知心理学によるエラーの特性は，次の3つに分類される。

- **スリップ**：判断は正しいが，実行の段階で失敗する（ボタンの押し間違いなど）。
- **ラプス**：判断は正しいが，異なった行動をとる。
- **ミステイク**：正しく実行できたが，判断自体が間違っている。

心理学的空間に基づくヒューマンエラーはミステイク（判断ミス）に分類される。

エラーを起こしてしまう原因は，エラーをしてしまった人間に問題があるのではなく，人間がもっている特性と，人間を取り巻く環境が，うまく合致しない状態に陥ったときの誤った判断にあるといえる。

エラーに関係する人間の特性は，生理学的特性，認知的特性，集団としての特性などの人間が本来もっている特性であり，人間を取り巻く環境の特性には，機械，手順，チーム，システム，作業環境などがあげられる。

1. 生理学的特性

ヒューマンエラーに関係する生理学的特性には，加齢，疲労，サーカディアンリズムの3つがある。

1 加齢

人は，生きている限り年をとることは避けられず，年を重ねるごとに様々な身体上の変化をきたす。特に視覚，聴覚，平衡感覚，皮膚感覚，内臓感覚，痛みなどの感覚と知覚は中高年以降低下をきたす。中高年になると，パソコンの文字が読みづらくなったりするのである。

医療施設は，多くの高齢者が利用するため，利用者の視覚，聴覚，運動能力の低下が思わぬ事故につながる危険性をもっているといえる。

2 疲労

疲労には，「肉体的疲労」や「精神的疲労」のように作業内容による分類や，「急性疲労」や「慢性疲労」のように発現時間による分類がある。

▶ 急性疲労　時間的に長い肉体的・精神的緊張，たとえば激しい筋肉作業，精神を集中しなければならない作業，感情的な緊張，睡眠不足などの後に感じる疲れや倦怠感である。これらは休息や睡眠，栄養によって回復することができる。

▶ 慢性疲労　急性疲労が回復しないうちに次の疲労が発生し，この状態が繰り返し続いて蓄積され疾病を招くこともある。

疲労に似たものに**ヴィジランス**（vigilance）があり，注意を持続させながら信号出現を見張っているような状態である。原子力発電所や化学プラントの中央制御室などの計器類を監視する運転員や，長距離飛行における水平飛行時のパイロットがこの状態になるため，20～30分ごとに休息あるいは作業転換が行われる。

3 サーカディアンリズム

人は生物である以上，生理学的メカニズムに強く支配されている。人は朝起きて夜に眠るという体内時計をもっており，その体内時計がもつリズムを**サーカディアンリズム**（概日リズム）という。

サーカディアンリズムの主な機能は，眠りと体温をコントロールするということであり，体温が高いときには注意力が高く，活動性も高くなり機能的に動くことができる。逆に体温が低いときには眠気を感じ，注意力が低下する。生理学者のマーチン・ムーア＝

の看護学 人間科学としての

現在まで 看護の過去から

る重要な概念 看護実践における

機能 看護の役割と

看護実践の方法

倫理と法 看護における

支えるもの 看護実践を

看護 専門職としての

9

医療安全

と看護 グローバル社会

イード（Moore-Ede, Martin）は事故とサーカディアンリズムの関係を説明している[7]。

2. 認知的特性

ヒューマンエラーに関係する認知的特性は，時間，注意力，解釈の3つに分類される。

1 時間

　人は，利用できる時間があるときとないときでは判断の的確さが異なってくる。時間が十分にあり，余裕をもって問題解決ができるときは，様々な観点から予測・検討することができる。一方で，時間的余裕がなくなってくると，問題解決のために検討する実際の時間がなくなることから，全体を見て計画的に物事に取り組んだり，多角的な側面から物事をみて先を見通すことができなくなり，手順や規則に従った行動しかとれなくなる。また，さらに時間がなくなると，その場しのぎの行動をとるようになる。

　最も余裕のないとき，たとえば火事などの緊急事態では，パニック状態となり，合理的な行動がとれず通常の行動すらできなくなる。

2 注意力

　人はあるものに集中すればするほど，ほかのものへの注意力が弱くなる傾向がある。したがって特定の作業をしているときに，ほかの作業への注意はおろそかになる危険性がある。

3 解釈

　情報の受け止め方について，私たちは外の刺激をそのまま理解しているのではなく，見たいものを見て聞きたいものを聞くという傾向がある。

　あいまいな情報があると，前後の状況から，その情報に対して自身の勝手な解釈をしてしまう特性があり，情報の発信者が意図したこととは異なる解釈で行動を起こしてしまう危険性がある。

3. 集団としての特性

　複数の人が存在することにより社会的な人間関係が成立する。この人間関係が人の行動や判断に影響を及ぼす。

　ヒューマンエラーに影響を及ぼす特性のうち「集団」がもつものとしては，権威による圧力，集団からの圧力，社会的手抜き，リスキーシフト（risky shift）現象がある。

1 権威による圧力

　人は権威をもった人には弱いという傾向がある。特に権力の層が厚く，自分とは立場が離れた上司などには，なかなか自身の意見を述べることが難しくなる。たとえば新人看護

師が，自分が行った援助行為に疑問をもったとき，すぐに先輩看護師に尋ねると解決できることはわかっていても，そこで“もし私が間違っていたら怒られるかもしれない”と考えてしまい，結果的にインシデント（事故）が発生してしまうということがある。また，権威ある人から指示命令されると，自分の意思に反して従ってしまうこともあり得る。医師から出された指示に対して，疑問を抱きつつもそのまま従ってしまい，患者の健康を損ねてしまうという事故も発生し得る。

2 │ 集団からの圧力

人は，集団のなかで自分以外のメンバー全員が自分とは異なる意見をもつとき，自分の意思を押しとおすことはなかなかできないという傾向をもつ。周りの人の意見と反する考えをもっていても，周りの意見に同意してしまい，結果として自分の意図しない結果と過ちを招くことが起こり得るのである。

3 │ 社会的手抜き

“自分がやらなくてもだれかがやるだろう”と思って，必要なプロセスを省いてしまい，結果的に患者へ影響を及ぼしてしまうことをいう。人は集団で作業をするとき，単独で行うときよりも働かなくなる現象がみられることが実験で確認されている。

4 │ リスキーシフト現象

集団の決定は個人の決定よりもより危険な選択をしてしまう現象をいう。ふだんは穏やかな思考をもつ人たちが，集団で討議することによって，単独での意思決定に比べてより危険な決定を下してしまうことがある。また，個人の回答で比較的リスクの高い方法を選択した人が，集団において積極的な役割を演じる傾向が特性としてみられる。

D 環境の特性

従来，事故は個人のヒューマンエラーとして扱われ，医療安全対策としてとられる方策は主に「注意喚起」であった。しかし，人間の注意喚起だけでは事故の再発を完全に防ぐことは不可能であり，人間が関与する限りエラーがまったく起きないことはあり得ない。

1. 震災から学ぶ「安全神話」の危険

日本においては，2011（平成23）年に起きた東日本大震災での福島第一原子力発電所の事故がいまだ記憶に新しく，ヒューマンエラーとして議論されることが多い。同所では電源施設が地下に設置されていたが，なぜ地震と津波が想定される環境下で，地下に原子力発電の主要な設備が設置されたのだろうか。

それはこれまでの常識では，地下は安全であり重要な設備機器は地下に保管することが

望ましいと，多くの人が考えていたからである。しかし，地下にある電源系統は津波による水没で使用不可能となり制御機能が破綻した。こうして原子力発電所の「安全神話」はヒューマンエラーを招き，大惨事へとつながってしまった。このことを教訓として，現在は新たな対策に向けた取り組みがなされている。

2. 医療における環境の特性

医療における環境の特性としては，医療設備，医療機器，薬剤，放射線装置，医療システムなど多くのハードウェアが関連する複雑な状況において医療行為がなされているということがある。

さらに，医療従事者にとって最も重要な環境の特性は，患者であるといえる。患者は性別，年齢，病歴，生活背景を含むあらゆる特性を個々にもっている。したがって，複雑な医療システムに患者の特性が関連することにより，事故が発生するリスクはより高くなることが考えられる。

医療における環境の特性と医療従事者，患者の特性，それぞれを適合させるようなシステムづくりが必要である。

V 事故対策

A 医療現場の特性を理解する

リスクマネジメントの基本は，まず現実を理解することである。医療現場がいかにリスクの高い環境にあるかを理解し，対策をとろうとする姿勢をもつことが重要である。

なかでも薬剤の取り扱いは患者の生命に直結するため，わずかな間違いでも高いリスクがある。また，針やハサミなど医療器具も使用法を誤ると，患者を傷つけ重大な事態を招く。

したがって，まず医療行為を行う場にはどのようなものがあり，それらがどのような危険を伴う恐れがあるのかについて確認することと，リスク感覚を身につけることが重要である。

B 限られた資源を管理する

看護と直接関連する重大な医療事故の一つに患者の転倒がある。特に近年は高齢の患者の増加により，ほとんどの施設において転倒が発生し，なかには転倒をきっかけに寝たきりになったり，転倒に伴う合併症などにより重症化するケースもみられる。

患者の転倒を完全になくすことは，鎮静や抑制などの強硬な方法をとらない限り現実には不可能である。したがって，適切な声かけや見守りなど看護師一人ひとりの努力やナースコールの活用などによって，防止策がとられることになる。

しかし，ヒト，モノといった資源が潤沢にそろった施設はほとんどないため，現状では転倒防止をはじめとする事故防止のためには，限られた資源であるヒトとモノをどのようにマネジメントして，有効に活用するかの対策が喫緊（きっきん）の課題となっている。

C 組織全体のあり方を見直す

医療現場のほとんどは，様々な部門・部署によって構成されているため，部署により医療行為の手順や基準が異なる場合がある。

患者は治療の過程で，いくつかの部署とかかわり，複数の医療従事者によってサービスを受けることになる。また，看護師や医師も，ほかの部署と協働的に医療行為を行うことが多くなっている。したがって，各部署で手順や基準が異なることによって，思わぬ齟齬（そご）が生じ，結果的に事故発生のリスクとなる恐れがある。

書類の場所，データの処理手順，薬剤の管理など，病院組織全体で統一した業務の流れをつくることは，患者の安全を守ることにつながるといえる。

D 医療安全をシステムで考える

医療で扱うデータは，患者情報，薬剤情報，治療内容まで種類と量が多くある。医療のシステムは大量の情報を扱うシステムであるということができる。しかも患者の状態は日々変化し，医療サービスは患者の変化に応じなければならないため，情報も日々更新されなければならない。

大量の医療情報は人の手ですべてを処理することができないためコンピューター化が進められているが，コンピューター化による医療従事者へのしわ寄せも十分に考えられることから，使用する側を考慮したシステムづくりが求められている。

医療環境のなかで患者の安全を保障するためには，ヒューマンエラーをなくすための人の努力とともに，コンピューターによる情報システムが果たす役割は大きいといえる。

人間科学としての看護学　現在まで

看護の過去から

看護実践における重要な概念

看護の役割と機能

看護実践の方法

看護における倫理と法

看護実践を支えるもの

専門職としての看護

9 医療安全

グローバル社会と看護

VI 医療安全対策の具体的な例：感染予防

A 感染経路

　医療施設は，医療従事者・患者の双方にとって感染リスクの高い環境にある。日常ケアにおいて常に患者に触れる行為を伴う看護師にとって，院内感染の感染源にならないと同時に，看護師自身の身を守るための行動をとる必要がある。

　感染症の患者に対しては，他者への感染を防ぐために注意を払い，隔離を含めた適切な措置をとることが必要である。

　基本的な感染防止策としては，ケア前後の手洗いによる感染防止があるが，感染部位や患者からの排泄物に看護師が直接触れたりした場合は，特に気をつけて行う必要がある。

　主な感染経路と原因微生物を表9-3に示す。

B スタンダードプリコーション

　近年，患者の感染だけではなく，医療従事者を含めた医療関連感染予防策が重要とされ，1996年には，CDC（Centers for Disease Control and Prevention：アメリカ疾病予防管理センター）が病院感染対策のガイドラインとして，ユニバーサルプリコーション（universal precautions）を提唱した。このガイドラインは，患者の血液，体液，分泌物，嘔吐物，排泄物，創傷皮膚，粘膜から感染する危険性があるために，その接触をコントロールすることを目的としたものである。

　その後，CDCはこれを拡大し，**標準予防策**（standard precautions：**スタンダードプリコーション**）を発表した。このガイドラインは，感染源の患者を隔離するというよりも，感染経路の遮断を行うことに重点を置いている。

表9-3 主な感染経路と原因微生物

感染経路	特徴	主な原因微生物
接触感染 （経口感染含む）	● 手指，食品，器具を介して伝播する頻度の高い伝播経路である。	ノロウイルス，腸管出血性大腸菌，メチシリン耐性黄色ブドウ球菌（MRSA），緑膿菌，新型コロナウイルスなど
飛沫感染	● 咳，くしゃみ，会話などで，飛沫粒子（5μm以上）により伝播する。 ● 飛沫は1m以内の床に落下し，空中を浮遊し続けることはない。	インフルエンザウイルス，ムンプスウイルス，風疹ウイルス，レジオネラ属菌，新型コロナウイルスなど
空気感染	● 咳，くしゃみなどで，飛沫核（5μm以下）として伝播する。 ● 空中に浮遊し，空気の流れにより飛散する。	結核菌，麻疹ウイルス，水痘・帯状疱疹ウイルスなど
血液媒介感染	● 病原体に汚染された血液や体液，分泌物が，針刺し事故などにより体内に入ることにより感染する。	B型肝炎ウイルス，C型肝炎ウイルス，ヒト免疫不全ウイルス（HIV）など

表9-4 標準予防策（スタンダードプリコーション）

感染源の状況	対応の方法
血液, 体液, 分泌物, 嘔吐物, 排泄物 (便) などに触れるとき, 傷や創傷皮膚に触れるとき	手袋着用。手袋をはずしたときには, 液体石けんと流水による手洗い
血液, 体液, 分泌物, 嘔吐物, 排泄物 (便) などに触れてしまったとき	手洗いと手指消毒。触れた場所の皮膚に損傷がないかを確認し, 皮膚に損傷が認められる場合は, ただちに医師に相談
血液, 体液, 分泌物, 嘔吐物, 排泄物 (便) などが飛び散り, 目, 鼻, 口を汚染するおそれのあるとき	マスク着用。必要に応じてゴーグルやフェイスマスクの着用
血液, 体液, 分泌物, 嘔吐物, 排泄物 (便) などで衣服が汚れ, 他の入所者に感染させるおそれがあるとき	プラスチックエプロン・ガウンの着用 (単回使用)。使用したエプロン・ガウンは, 別の入所者のケアをするときに使用しない
針刺し防止のために	注射針のリキャップはしない。使用済み注射針は感染性廃棄物専用容器へ廃棄

感染経路の遮断とは, ①感染を持ち込まないこと, ②感染源を持ち出さないこと, ③感染源を広げないこと, である。

標準予防策 (スタンダードプリコーション) は, 疾患の有無や種類に関係なく, すべての患者に適応されており, あらゆる湿性生体物質を感染性のあるものとして取り扱うことになっている (表9-4)。わが国でも導入され, 広く活用されているが, 病院の患者だけを対象としたものではなく, 感染予防一般に適用すべき方策であり, 高齢者介護施設においても取り入れる必要がある。

VII 看護における医療事故と対策

看護師は, 日常的に多くの情報に囲まれながら様々な医療機器や薬品などを扱うことにより, 医療サービスを提供するという複雑な業務を行っている。

医療現場という特殊な環境のなかでは, これまで様々なエラーや事故が引き起こされている。臨床で生じやすい事故としては, ①誤薬, ②患者の転倒・転落, ③患者取り違え, ④医療従事者の針刺し, ⑤患者に挿入されているチューブ類のトラブルなど, 多くの種類があげられる。

人間がかかわる以上, 間違いを完全になくすことは現実的に難しいが, 過去にあった事故がなぜ起こったのか, スイスチーズモデルやスノーボールモデルを活用し理解して, 臨床で起こり得る事故を知っておくことは, 同じような状況に遭遇したときに, 未然に事故を防ぐことにつながる (第4章I-C-1「医療における安全」参照)。

臨床では実際にどのような事故が生じやすいのか, 代表的な事故として誤薬と患者の転倒・転落について対策を列挙する。

A 誤薬

患者の治療で最も多く行われるのが薬剤投与である。医薬品の開発はめざましく, 年々

種類は増加している。

　治療薬は，注射，内服，皮膚への塗布^{とふ}など投与方法が異なり，かつ患者の個別的な疾患に応じて，それぞれ異なる組み合わせで処方される。そのため，その薬剤の取り扱いをわずかでも間違えると，取り返しのつかない事態を招いてしまう。

　与薬の間違いは，①情報の受け取り，②薬剤の種類の選択，③投与，という作業のプロセスの，いずれかのエラーによって生じる。また，そのプロセスは，①看護要員，②時間的切迫，③ほかの業務との関連，など多くの要因により影響を受けやすい特性をもっている。

　したがって，いかなる状況においても，またどのようなレベルの看護師でも，統一した正しい手順によって，正確な与薬が行われるように，与薬の手順から作業環境，さらには看護師の教育まで，与薬の間違いに関するすべての要因を明確にして対策を講じる必要がある。

Ⓑ 転倒・転落

　近年，医療・介護施設を利用する高齢者は急増している。高齢者は加齢によって大きく身体機能の低下をきたしているため，日常と異なる環境での生活に適応することが認知機能的にも運動機能的にも難しくなる。

　転倒・転落事故は，医療施設のみならず介護施設においても発生件数が多く，事故によって骨折や寝たきりになるなど身体機能が低下するだけではなく，心理的ダメージや家族の介護負担の増加など，その後の生活の「質」にも大きな影響を及ぼしてしまう特徴がある。

　これらを背景として，転倒・転落に関する研究は進められており，多くの施設では，転倒・転落事故の防止策のアセスメント，計画立案，実践が行われている。

　転倒リスクが高い場合は，転倒アセスメントのスコアシートが検討され，施設によって使用されている。たとえば森田の転倒アセスメントスコアシート[8]などをもとに（column参照），年齢，転倒経験，活動領域，認識力，排泄^{はいせつ}，薬剤使用，環境などの項目について点数化し，点数が高い場合はリスクが高い者として予防的な取り組みがなされている。

Ⅷ 臨地実習中に生じやすい医療事故

　看護学生にとっての臨地実習は，講義で学んだ看護を医療現場において実際に経験することによって，実践力を養うことを目的としている。

　看護学生は無資格者であるが，臨地実習は将来看護職に就くための能力獲得に欠かすことができない学習であるため，安全性が確保された状態での看護行為は違法ではないとさ

れている（表9-5）。しかし，学生は知識や技術が未熟であるため，臨機応変に対応することができず，思わぬエラーを引き起こしてしまう危険性がある。そのため教育機関は，事前に指導体制や事故発生時の対応を確立し，さらに事故の補償，実習環境の安全確保など，患者に不利益が生じないための体制を整備することを役割として担っている。

　臨地実習は，様々な部署での看護を，それぞれ数日から数週間にわたって経験していくもので，環境の変化に適応するため，看護学生に大きなストレスが加わることが予想される。身体的にも精神的にもストレスがかかった状態は，エラーを引き起こす危険性が高くなるため，事前に準備をして未然にエラーを防止する対策が必要である。

　実習先で経験すると考えられる看護援助の方法を振り返っておくことや，実習先でのス

Column 転倒アセスメントスコアシート

　転倒のアセスメントの精度を高め，また看護師が経験年数に関係なく，同じアセスメントができるように作られたものである。現場での活用度が高まるように改訂を重ねている。

表　転倒アセスメントスコアシート

分類	項目	スコア	評価
年齢	□70歳以上	1	
転倒経験	□転倒・転落したことがある	1	
活動領域	□足腰の弱り，筋力の低下がある	2	
	□車椅子・杖・歩行器を使用している		
	□ふらつきがある（バランスを崩しやすい）		
認識力	□不隠行動がある	3	
	□自立心が強い		
	□理解力・記憶力の低下がある		
	□何でもできると自分を過大評価する		
排泄	□排泄時見守りが必要	2	
	□排泄介助が必要		
	□夜間トイレに行く		
薬剤使用	□麻薬	5	
	□抗うつ剤	4	
	□浣腸緩下剤	3	
	□睡眠安定剤	1	
	□降圧利尿剤	1	
環境	□転科・転棟・転室をした	4	
	□点滴・酸素吸入をしている	2	
【危険度と評価スコアの合計】		合計	
危険度Ⅰ（0～4点）転倒を起こす可能性がある		危険度	
危険度Ⅱ（5～15点）転倒を起こしやすい			
危険度Ⅲ（16点以上）転倒をよく起こす		サイン	

出典／森田恵美子，他：転倒アセスメントスコアシートの改訂と看護師の評定者間一致性の検討，日本看護管理学会誌，14（1）：51-58，2010.

表9-5 学生の臨地実習にかかる保健師助産師看護師法の適用の考え方

> 看護師等の資格を有しない学生の看護行為も，その目的・手段・方法が，社会通念から見て相当であり，看護師等が行う看護行為と同程度の安全性が確保される範囲内であれば，違法性はないと解することができる。
>
> すなわち，(1) 患者・家族の同意のもとに実施されること，(2) 看護教育としての正当な目的を有するものであること，(3) 相当な手段，方法をもって行われることを条件にするならば，その違法性が阻却されると考えられる。
>
> ただし，(4) 法益侵害性が当該目的から見て相対的に小さいこと (法益の権衡)，(5) 当該目的から見て，そのような行為の必要性が高いこと (必要性) が認められなければならないが，正当な看護教育目的でなされたものであり，また，手段の相当性が確保されていれば，これらの要件は満たされるものと考えられる。

資料／厚生労働省：看護基礎教育における技術教育のあり方に関する検討会報告書，2003.

表9-6 臨地実習で生じ得る主なリスク

実習で行う看護援助	実習上生じ得る主なリスク	事故を予防するための確認事項
環境の調整	患者の転倒・転落	• ベッドの高さ，配置，手すりや柵の設置 • 床面の水，通路の障害物，照明の明るさ • 点滴台や医療機器の位置
活動の援助	車椅子使用時の負傷	• フットレストの位置，ストッパーの作動 • 患者の座りかた (上肢の位置，座面の深さ) • 坂の勾配や方向と車椅子の向き • 移乗介助の技術
食事の援助	誤嚥・窒息	• 摂取時の体位，意識覚醒状態，嚥下咀嚼力 • 口腔内の状態，摂取機能の状態，食事の形態 • 食事の摂取量
排泄の援助	膀胱留置カテーテルに関連した事故や感染	• カテーテルの固定状況，挿入部の状態 • カテーテルの接続状態，ルートの閉塞 • 挿入に伴う患者の自覚症状，ルート内の尿の性状
与薬	点滴の自己 (事故) 抜去	• 使用薬剤の作用・副作用 • 点滴刺入部の皮膚状態や痛み・瘙痒感など症状の有無，ルートの接続状態

ケジュールなどで見通しを立てて心構えをしておくことは，実際の現場においての過度な緊張を和らげ，エラーを防止することに有効である。

学生が実習で行う援助行為のなかに潜むリスクと確認事項を表9-6にまとめた。

文献
1) 森田慎二郎，野畑健太郎編：看護師をめざす人のための関係法規，法律文化社，2013，p.194.
2) 患者誤認事故予防のための院内管理体制の確立方策に関する検討会：患者誤認事故防止方策に関する検討会報告書，1999.
3) 医療安全対策会議：医療安全推進総合対策；医療事故を未然に防止するために，2002.
4) 医療安全対策検討ワーキンググループ：医療安全対策について；報告書，2005.
5) Meister, D.：Human factors；Theory and practice (Wiley series in human factors)，John Wiley & Sons，1971.
6) 横浜市立大学医学部附属病院の医療事故に関する事故対策委員会：横浜市立大学医学部附属病院の医療事故に関する中間とりまとめ，1999.
7) マーチン・M・イード著，青木薫訳：大事故は夜明け前に起きる，講談社，1994.
8) 森田恵美子，他：転倒アセスメントスコアシートの改訂と看護師の評定者間一致性の検討，日本看護管理学会誌，14 (1)：51-58，2010.
参考文献
・岡崎美智子，小田正枝編：在宅看護技術；その手順と教育支援，第2版，メヂカルフレンド社，2003.

・河野龍太郎：医療におけるヒューマンエラー；なぜ間違えるどう防ぐ，第2版，医学書院，2014，p.39-51.
・厚生労働省：高齢者介護施設における感染対策マニュアル，2019.
・日本医療安全調査機構（医療事故調査・支援センター）：センター調査の対象，2021，https://www.medsafe.or.jp/modules/poblic/index.php?content_id=9（最終アクセス日：2021/9/11）
・森田恵美子，他：転倒アセスメントスコアシートの改訂と看護師の評定者間一致性の検討，日本看護管理学会誌，14（1）：51-58，2010.
・横浜市立大学医学部附属病院の医療事故に関する事故調査委員会：横浜市立大学医学部附属病院の医療事故に関する事故調査委員会報告書，1999.

人間科学としての看護学

看護の過去から現在まで

看護実践における重要な概念

看護の役割と機能

看護実践の方法

看護における倫理と法

看護実践を支えるもの

専門職としての看護

9 医療安全

グローバル社会と看護

第 **10** 章

グローバル社会と看護

この章では

- 文化の多様性を理解し，看護実践へのつながりを理解する。
- レイニンガーの文化ケア論の概要を理解する。
- 感染症対策における看護の役割を理解する。
- 持続可能な開発のための2030アジェンダ（SDGs）の概要を理解する。

I 異文化の理解

Ⓐ 日本に滞在する外国人の動向

生活を送るなかで，外国人から道を尋ねられたり，コンビニエンスストアや飲食店などで店員として働いている外国人の姿を目にした経験がない人は，おそらくいないだろう。

1. わが国における動向

2020（令和2）年以降，訪日外客数は新型コロナウイルス感染症の影響で減少している。日本政府観光局（JNTO）によると，2021（令和3）年，来日した外国人は24万5862人で，そのうち6万6387人が観光のために訪れたと報告されている。また，2021（令和3）年末の日本に滞在する在留外国人数は，法務省入国管理局によると276万635人で，前年末に比べ12万6481人（4.4%）減少している（なお，統計調査を開始した1959（昭和34）年以降，最多を記録したのは2019（令和元）年の293万3137人）。

在留外国人の国籍・地域数は，無国籍を除く194か国となっており，多様な文化や慣習，価値観を有する人々が，日本で共に生活している現状にある。日本の滞在理由は，観光のほかに，就労や留学，技能実習などがあり，日本に短期・長期的に滞在している外国の人々が，健康問題に直面した際に安心して医療機関を受診できるような体制の整備が求められている。

2. 医療における外国人受け入れの状況

外国の人々が健康問題に直面した際の体制整備の一環として，厚生労働省では多言語による診療案内や，文化・宗教に配慮した医療サービスを受けられる体制を整えている医療機関を認証する制度（外国人患者受け入れ医療機関認証制度［JMIP］）を創設した。2021（令和3）年9月現在では，77病院が認証を取得している。そのほか，医療通訳やコーディネーターを配置した医療機関の整備，外国人患者の受け入れ体制を整備する病院への補助金を交付する「医療機関における外国人患者受け入れ環境整備事業」が開始されている。

看護師は，健康問題に直面し，身体的・精神的に支援を必要としている外国の人々に対しても，専門職として役割を果たす責任を担っている。

3. わが国における外国人の婚姻状況

人口動態統計（厚生労働省）によると，2021（令和3）年度に夫婦の一方が外国人であった婚姻件数は1万6496組で，妻が外国人の婚姻件数が約60%を占めていた。

また，2020（令和2）年の報告では，日本における外国人のうち，夫妻とも外国籍の婚

姻件数は3700組で，両親とも外国籍，または嫡出でない子のうち，外国籍の母親から生まれた子どもの数は1万8797人であったと報告されている。

外国人の女性が，日本で妊娠や出産をする機会に恵まれた際，自国の文化や価値観を大切にしながら子育てに臨めるように，母子保健の現状と課題についても看護師は関心を高くもち，働きかける必要がある。

B 外国人看護師候補者の受け入れ

あなたが看護師として病院や医療関連施設に就職した際に，外国人の同僚や上司と仕事をする機会があるかもしれない。2008（平成20）年7月に締結された日本・インドネシア経済連携協定により，インドネシア人看護師・介護福祉士候補者の受け入れが開始された。同年12月には日本・フィリピン経済連携協定の締結とフィリピン人看護師・介護福祉士候補者の受け入れが，2014（平成26）年にはベトナム人看護師・介護福祉士候補者の受け入れが開始された。2008〜2021（平成20〜令和3）年度の看護師候補者の受け入れ総数は3か国で1587名（表10-1），看護師国家試験合格者数は494名となっている。

このように，地域社会で暮らす生活者として，看護の対象として，共に働く専門職の一員として，異文化・多文化で育った人々を理解することが大切である。一人ひとりの人権を尊重していく専門職として，自国と自国以外の文化について関心をもち，知る努力をする必要がある。

C レイニンガーの文化ケア理論

マデリン・M・レイニンガー（Leininger, Madeleine M. 1925〜2012）は，アメリカの看

表10-1 外国人看護師候補者・介護福祉士候補者数

	看護師候補者	介護福祉士候補者		看護師候補者	介護福祉士候補者
2008（平成20）年度	104	104	2016（平成28）年度	124	671
2009（平成21）年度	266	379	2017（平成29）年度	85	752
2010（平成22）年度	85	149	2018（平成30）年度	97	773
2011（平成23）年度	117	119	2019（令和元）年度	121	761
2012（平成24）年度	57	145	2020（令和2）年度	110	736
2013（平成25）年度	112	195	2021（令和3）年度	56	655
2014（平成26）年度	98	410	累計	1587	6417
2015（平成27）年度	155	568			

資料／厚生労働省：経済連携協定（EPA）に基づく外国人看護師・介護福祉士候補者の受入れ概要．https://www.mhlw.go.jp/content/000639886.pdf（最終アクセス日：2022/9/21）

人間科学としての看護学

看護の過去から現在まで

看護実践における重要な概念

看護の役割と機能

看護実践の方法

看護における倫理と法

看護実践を支えるもの

専門職としての看護

医療安全

10 グローバル社会と看護

護理論家であり，文化を考慮した看護ケアの重要性を述べた。著書『レイニンガー看護論；文化ケアの多様性と普遍性』のなかで，「私は，ケアというものはどの文化（人間集団）においても，文化に基づいて構築されているという見方をした。人間の営むすべての文化が安寧（あんねい），健康，回復の状態を知り，説明し，そして予測するために，何らかのケアの形態，パターン，表現，構造を持っている」と述べており，理論の枠組みをサンライズモデルに示している。

　サンライズモデルは，様々な要素が文化的・社会的構造次元で存在し，これらの要素が環境的コンテクスト，言語，民族史をとおしてケアの表現，パターン，実践に影響を及ぼしていることが示されている。そして，①文化的ケアの保持／維持，②文化的ケアの調整

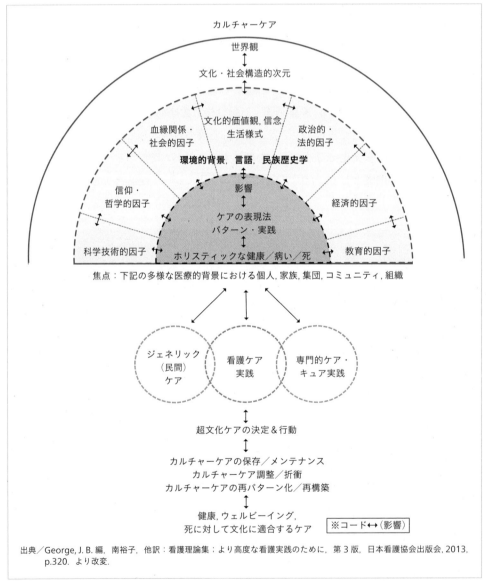

図10-1　レイニンガーのサンライズイネーブラー改変

／取り引き，③文化的ケアの再パターン化／再構成の3つをとおして，文化を考慮した看護ケアが実践されると述べている（図10-1）。

看護師を目指すあなたには，対象である人間を理解するうえで，その文化的背景と社会構造，世界観についても目を向けていくことの重要性が求められている。

Ⅱ 非常時における学際的連携
−平常時，非常時のいつでも必要とされる

A 感染症対策

航空網，道路網の発達に伴い，国家間における移動が容易になっている。アクセスの容易さは，経済や文化の発展に大きな貢献をもたらす一方で，感染症の拡大という新たな問題を引き起こしている。感染症の世界的な大流行はパンデミックとよばれ，深刻な健康被害とそれに伴う社会的な影響が懸念されている。

1. 感染症の現状

▶ 近年の状況　過去の例では，1918（大正7）年にはスペインインフルエンザが発生し，世界で推定約5000万人（そのうち日本人は約39万人）の死亡者が報告された。近年では，2013年3月に鳥インフルエンザA（H7N9）のヒトへの感染が中国で初めて報告され，警戒が高まっている。感染者は中国国内で約750人に上り，うち約300人が死亡している（2016年4月）。

また，2014年3月にはギニアでエボラ出血熱が発生し，西アフリカを中心に流行をみせた。日本では，疑似症者*として9人（2014［平成26］年10月〜2016［平成28］年4月）が医療機関へ搬送されており，関連ニュースが報道されるたびに，国内は緊張感に包まれていた。

そのほか，2014年7月には，中東呼吸器症候群（MERS）が発生し，世界27か国で約1700人の感染者（うち，死亡者数約600人）が報告されている。

2019年末に中華人民共和国武漢市を中心に広がった新型コロナ感染症（COVID-19）は，変異しながら世界中を巻き込むパンデミックとして感染が拡大している。日本でも2100万人を超える陽性者（2022年9月末までの累計），4万4000人以上の死亡者が出ている。ワクチン接種の奨励や基本的な感染対策の推進はもとより，ブレイクスルーを含む今後の感染拡大予防対策は国の最重要課題として検討されている。

＊ **疑似症者**：確定はされていないが，ある感染症によると疑われる症状が認められた患者のこと。

2. 感染症への対策

パンデミックによる国内の混乱を最小限にするためには，国民への正しい知識の情報提供や衛生教育，ワクチン接種などによる予防対策が必要であるといわれている。そのためには，迅速かつ正確な情報共有ができるしくみづくりと，ワクチンや治療薬の開発など，国を越えて連携していくことが求められている。

B 持続可能な開発目標

2000年にアメリカ・ニューヨークで国連ミレニアム・サミットが開催され，開発分野における国際社会共通の目標として，ミレニアム開発目標（Millennium Development Goals：MDGs）が掲げられた。MDGs は，乳幼児死亡の削減，妊産婦の健康の改善など8つからなり，2015年の達成期限に向けて各国で取り組みが行われた。

MDGs は2015年に最終報告がまとめられ，次の15年間に向けて，MDGs の主要な改

Column 新型コロナウイルス感染症（COVID-19）のパンデミック

2019年末に中華人民共和国武漢市を中心に広がった新型コロナウイルス感染症（COVID-19）は，瞬く間に世界中の人々を巻き込み，色々なタイプに変異し，感染を拡大し続けている。世界保健機構（WHO）は，感染予防対策として個人，医療・介護施設，職場，学校，住居への対策，管理，感染者への隔離と治療，さらにワクチン開発の推進等に関するサーベイランスを行い，暫定的ではあるが多種のガイドラインを提供している。

2022年9月末時点での WHO の統計によると，世界の感染者数は約6億1000万人，死亡者は約650万人である。わが国の新型コロナウイルス感染症（COVID-19）への対策は，水際対策，まん延防止対策，医療の提供などについて専門家の諮問委員会を立ち上げ，政府と都道府県知事が連携を取りながら状況に応じた対策が取られている。しかし，2022年9月末までに2100万人を超える陽性者，4万4000人以上の死亡者が出ており，収束の見通しは立っていない状況である。

対策として「感染者数を抑えること」「医療体制や社会機能の維持」のために，個人では「3つの密」の徹底回避があげられ，「人と人との距離の確保」「マスクの着用」「手洗いなどの手指衛生」などの基本的な感染対策をはかっている。また，感染者の行動などの追跡調査（疫学調査）を行い，発生源の把握から拡大を抑えることで，発生を防止し，感染，重症化や死亡を食い止める対策を取っている。しかし，医療者や医療施設にとっては，感染者や重症化した患者の受け入れで，日々切迫した状況である。

参考資料
- WHO：新型コロナウイルス感染症（COVID-19）WHO 公式情報特設ページ．https://extranet.who.int/kobe_centre/ja/covid（最終アクセス：2022/10/3）
- WHO：WHO Coronavirus（COVID-19）Dashboard．https://covid19.who.int/（最終アクセス：2021/9/12）
- 厚生労働省：政府の取組．https://www.mhlw.go.jp/stf/covid-19/seifunotorikumi.html（最終アクセス：2021/9/12）

表10-2 我々の世界を変革する：持続可能な開発のための2030アジェンダ（SDGs）の詳細

目標	詳細
1：貧困	あらゆる場所のあらゆる形態の貧困を終わらせる。
2：飢餓	飢餓を終わらせ，食料安全保障および栄養の改善を実現し，持続可能な農業を促進する。
3：保健	あらゆる年齢のすべての人々の健康的な生活を確保し，福祉を促進する。
4：教育	すべての人に包摂的かつ公正な質の高い教育を確保し，生涯学習の機会を促進する。
5：ジェンダー	ジェンダー平等を達成し，すべての女性および女児の能力強化を行う。
6：水・衛生	すべての人々の水と衛生の利用可能性と持続可能な管理を確保する。
7：エネルギー	すべての人々の，安価かつ信頼できる持続可能な近代的なエネルギーへのアクセスを確保する。
8：経済成長と雇用	包摂的かつ持続可能な経済成長およびすべての人々の完全かつ生産的な雇用と働きがいのある人間らしい雇用を促進する。
9：インフラ，産業化，イノベーション	強靭（レジリエント）なインフラ構築，包摂的かつ持続可能な産業化の促進およびイノベーションの推進を図る。
10：不平等	国内および各国間の不平等を是正する。
11：持続可能な都市	包摂的で安全かつ強靭（レジリエント）で，持続可能な都市および人間関係を実現する。
12：持続可能な消費と生産	持続可能な生産消費形態を確保する。
13：気候変動	気候変動およびその影響を軽減するための緊急対策を講じる。
14：海洋資源	持続可能な開発のために，海洋・海洋資源を保全し，持続可能な形で利用する。
15：陸上資源	陸域生態系の保護，回復，持続可能な利用の推進，持続可能な森林の経営，砂漠化への対処，ならびに土地の劣化の阻止・回復および生物多様性の損失を阻止する。
16：平和	持続可能な開発のための平和で包摂的な社会を促進し，すべての人々に司法へのアクセスを提供し，あらゆるレベルにおいて効果的で説明責任のある包摂的な制度を構築する。
17：実施手段	持続可能な開発のための実施手段を強化し，グローバル・パートナーシップを活性化する。

資料／外務省ホームページ：SDGsとは？. https://www.mofa.go.jp/mofaj/gaiko/oda/sdgs/about/index.html.（最終アクセス日：2021/11/11）

善点を反映した新たなグローバル目標が採択された。それが「持続可能な開発のための2030アジェンダ」（Sustainable Development Goals；SDGs）である（表10-2）。これは，持続可能な世界を実現するための17のゴール・169のターゲットで構成されており，発展途上国だけではなく，先進国自身も取り組む普遍的な課題（すべての国の目標）として明記されている。

III 災害における看護

Ⓐ 災害看護学会と災害活動

1. 災害とは

災害は地球上のどこかで次々に発生しており，地域や国を越えたグローバルな対応が求められている。わが国における災害対策は，災害対策基本法に規定されている。

同法は，1959（昭和34）年9月，死者・行方不明者が5000人を超えるという甚大な被害をもたらした伊勢湾台風を機として，1961（昭和36）年に公布された法律であり，災害が発生するたびに見直されている。本法第2条1における災害の定義は「暴風，竜巻，豪雨，豪雪，洪水，崖崩れ，土石流，高潮，地震，津波，噴火，地滑りその他の異常な自然現象又は大規模な火事若しくは爆発その他その及ぼす被害の程度においてこれらに類する政令で定める原因により生ずる被害」である。国際的な取り組みでは，国連は1990年代を「国際防災の10年」とし，世界で起こる防災や危機管理の課題に取り組んだ。

▌2. わが国の近年の災害と日本災害看護学会の発足

わが国の近年の災害としては，1995（平成7）年1月17日に阪神・淡路大震災を，その2か月後の3月には地下鉄サリン事件を経験し，国民は防災や危機管理の重要性を認識することとなった。その後も，2011（平成23）年3月11日には東北地方太平洋沖地震（東日本大震災），2016（平成28）年4月14日から16日にかけては熊本地震が発生した。ほかの自然災害としては，雲仙普賢岳火砕流（1991［平成3］年）や三宅島噴火（2000［平成12］年），台風や豪雪による被害なども起こっている。また，こうした災害は，わが国だけでなく地球上のあらゆる場所で発生している。なかでも，最近は地球温暖化に関連するとされる異常気象によるゲリラ豪雨や洪水，豪雪，山火事などの災害が世界各地に発生し，甚大な被害が相次いでいる。

こうした状況から災害看護に対するニーズは高まる一方であり，わが国では阪神・淡路大震災から3年後の1998（平成10）年，**日本災害看護学会**が発足した。本学会では，災害看護を「災害に関する看護独自の知識や技術を体系的にかつ柔軟に用いるとともに，他の専門分野と協力して，災害の及ぼす生命や健康生活への被害を極力少なくするための活動を展開すること」と定義している。

本学会は，21世紀のわが国の災害看護に関連した検討課題として下記の5点をあげている。

❶災害看護に関する知識体系を確立する。
❷災害看護に関する活動体制および方法を開発する。
❸災害看護学としての教育プログラム体系を確立する。
❹災害看護に関する国際的研究ネットワークを開発する。
❺その他災害看護にかかわる諸処の課題に取り組む。

さらに，日本災害看護学会は，2007（平成19）年5月，日本，中国，韓国，イギリスの参加による国際災害看護学会を創設するための委員会を立ち上げ，2008（平成20）年1月には**世界災害看護学会**（World Society of Disaster Nursing）が開催地の神戸で発足した。当初のメンバーは，中国，韓国，イギリス，タイ，インドネシア，アメリカ，日本の7か国40の組織で構成された。

本学会は，国際的ネットワークを強固なものとし，世界中の看護師が被災者に迅速かつ

正確にケアを提供し，国際的な学術交流や共同研究を推進し，災害分野における知識と訓練を体系化することを目指している。知識，情報に関する共有も含めて，研究成果を発表する機会となる国際学会を2年ごとに開催している。

B 災害支援ナースと災害看護専門看護師

1. 災害支援ナース

日本看護協会は多種多様な災害に対する重要な災害支援の担い手として活動するために，「看護職の倫理綱領」第16条に自然災害における看護職の行動指針を明示した。

また日本看護協会は，災害看護を「災害に関する看護独自の知識や技術を体系的に，かつ柔軟に用いるとともに，他の専門分野と協力して，災害の及ぼす生命や健康生活への被害を極力少なくするための活動を展開すること」と定義している。

災害支援ナースは看護職能団体の一員として，被災した看護職の心身の負担を軽減し支えるよう努めるとともに，被災者が健康レベルを維持できるように，被災地で適切な医療・看護を提供する役割を担う看護職として，都道府県看護協会に登録している。

大規模自然災害が発生した場合，「レベル1・2・3」に区分された災害レベルごとに定められた方法で，日本看護協会または災害が発生した都道府県看護協会が災害支援ナースの派遣調整を行っている（表10-3）。

2. 災害看護専門看護師

災害看護専門看護師は新しい分野の専門看護師であり，2017（平成29）年12月に誕生した。2022（令和4）年9月現在で4大学院がコースを開設している。

災害看護専門看護師は，被災時に様々な災害の特性を理解し，限られた人的・物的資源のなかで，被災者および救護者などのメンタルヘルスを含む看護ケアの提供とシステム作りを行い，また平常時から防災・減災に向けて，地域や行政を巻き込んで多職種と連携・

表10-3 災害時支援の対応区分

レベル1（単独支援対応）
　被災県看護協会のみで看護支援活動が可能な場合で，被災県看護協会が災害支援ナースを派遣する。
レベル2（近隣支援対応）
　被災県看護協会のみでは看護支援活動が困難または不十分であり，近隣県看護協会からの支援が必要な場合であり，日本看護協会が調整した上で，被災県看護協会および近隣県看護協会が災害支援ナースを派遣する。
レベル3（広域支援対応）
　被災県看護協会および近隣県看護協会のみでは看護支援活動が困難または不十分であり，活動の長期化が見込まれる場合で，日本看護協会が調整した上で，全国の都道府県看護協会が災害支援ナースを派遣する。

出典／日本看護協会：災害支援ナース派遣要領，2014，p.4，をもとに作成．

協働し，マニュアルやシステムを構築する役割を担っている。

C 仙台防災枠組2015-2030

　2015（平成27）年3月に宮城県仙台市で，国連会議として「第3回国連防災世界会議」が開催された。本会議は，今後15年間に及ぶ国際的な防災枠組を策定することを主たる目的に開催された。

　参加者は国連加盟国から185か国の代表，国際機関，研究者，NGOなどで，一般公開の関連イベントも含め15万人以上が参加した。本会議の成果文書は「仙台防災枠組2015-2030」として採択され，4つの優先行動（表10-4）および7つの具体的目標（表10-5）が合意された。本枠組が取り扱う災害リスクには，「自然災害，人為的要因による災害，および関連する環境的・技術的・生物学的災害とリスク」が明記された。

　本枠組は，2015年9月に国連総会で採択された「我々の世界を変革する：持続可能な開発のための2030アジェンダ」（SDGs）と並び，2030年までに世界が目指すべき方向を示した文書である。日本災害看護学会の国際交流委員会は，「仙台防災枠組」を踏まえ，仙台防災枠組ワーキンググループを立ち上げて活動している。

表10-4　4つの優先行動

> ❶災害のリスクを理解し共有すること
> ❷災害リスク管理を強化すること
> ❸防災，減災への投資を進め，レジリエンスを高めること
> ❹災害に十分に備え，復興時にはビルド・バック・ベター（より良い復興）を実現すること

資料／市民のための仙台防災枠組 2015-2030，2016，p.26-27，https://sendai-resilience.jp/media/pdf/sfdrr_2.pdf（最終アクセス日：2021/9/12）

表10-5　7つの具体的目標

> ❶2030年までに災害による死亡者数を大幅に減らし，「2020年から2030年」の10万人あたり死亡率を「2005年から2015年まで」に比べ下げる。
> ❷2030年までに災害による被災者を大幅に減らし，「2020年から2030年」の10万人あたり被災者数を「2005年から2015年まで」に比べ下げる。
> ❸2030年までに，災害による直接の経済的損失を国内総生産（GDP）との比較で減らす。
> ❹災害へのレジリエンスを高め，2030年までに，医療や教育などの重要なインフラへの損害や基本サービスの途絶を大幅に減らす
> ❺2020年までに，国や地方レベルの防災・減災戦略を有する国の数を大幅に増やす
> ❻2030年までに開発途上国への国際協力を大幅に強化し，この枠組を実行するための持続的な支援を行う
> ❼2030年までに，多くの人が複合災害に対応した早期警戒システムや災害リスク情報を利用できるようにする

資料／市民のための仙台防災枠組 2015-2030，2016，p.18-19，https://sendai-resilience.jp/media/pdf/sfdrr_2.pdf（最終アクセス日：2017/11/22）

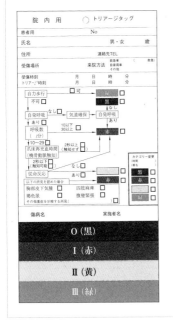

カテゴリー0（黒）死亡群

対象者は生命徴候がないあるいは死亡している状態で，直ちに処置を行ったとしても明らかに救命が不可能な人が対象である。

カテゴリーⅠ（赤）最優先治療群

生命の危険性が高く重篤な状態であるが，直ちに処置を行えば救命の可能性がある人を対象としている。

カテゴリーⅡ（黄）待機的治療群

早期的治療を要するものの，バイタルサインは基本的に比較的安定しており，緊急性がない人を対象としている。

カテゴリーⅢ（緑）保留群

対象者は，歩行が可能で直ちに処置や搬送したりする必要がない軽症者や治療の必要のない者が対象である。

図10-2　トリアージタッグ

Ⓓ 災害看護とトリアージ

　トリアージ（triage）とは，医療スタッフや医薬品といった医療資源が制約されるなかで，傷病者の緊急度に応じて搬送や治療の優先順位を決めることである。医療機関などでは，診療前にトリアージを行い，限られた医療資源のなかで最善の治療を行っている。

　通常，災害現場などにおけるトリアージをイメージしがちであるが，日常の救急外来や救急現場などの緊急時では幅広く使用されている概念である。わが国におけるトリアージタッグは，重症度から黒・赤・黄・緑の順に色分けされており，タッグ（識別票）は該当するカラーを先端に残すために不要な部分を取り外すことができるようになっている（図10-2）。

参考文献

・日本医療教育財団：シンボルマーク．http://www.jme.or.jp/jmip/（最終アクセス日：2017/9/15）
・日本政府観光局：訪日外客数．https://www.jnto.go.jp/jpn/statistics/tourists_2021df.pdf（最終アクセス日：2022/9/21）
・法務省：在留外国人数．https://www.moj.go.jp/isa/publications/press/13_00001.html（最終アクセス日：2022/9/21）
・マデリン・M・レイニンガー著，稲岡文昭監訳：レイニンガー看護論；文化ケアの多様性と普遍性，医学書院，1995．
・外務省：ミレニアム開発目標（MDGs）報告2015の概要（日本語プレゼンテーション資料）．https://www.mofa.go.jp/mofaj/gaiko/oda/files/000115356.pdf（最終アクセス日：2017/9/18）
・日本災害看護学会：https://www.jsdn.gr.jp（最終アクセス日：2021/9/12）
・日本看護協会：https://www.nurse.or.jp（最終アクセス日：2021/9/12）
・防災・減災日本CSOネットワーク（JCC-DRR）：市民のための仙台防災枠組2015-2030．https://jcc-drr.net/wpJD/wp-content/uploads/2017/05/SFDRR_2a_2018.pdf（最終アクセス日：2021/9/12）

巻末資料

前文

　　人々は，人間としての尊厳を保持し，健康で幸福であることを願っている。看護は，このような人間の普遍的なニーズに応え，人々の生涯にわたり健康な生活の実現に貢献することを使命としている。

　　看護は，あらゆる年代の個人，家族，集団，地域社会を対象としている。さらに，健康の保持増進，疾病の予防，健康の回復，苦痛の緩和を行い，生涯を通して最期まで，その人らしく人生を全うできるようその人のもつ力に働きかけながら支援することを目的としている。

　　看護職は，免許によって看護を実践する権限を与えられた者である。看護の実践にあたっては，人々の生きる権利，尊厳を保持される権利，敬意のこもった看護を受ける権利，平等な看護を受ける権利などの人権を尊重することが求められる。同時に，専門職としての誇りと自覚をもって看護を実践する。

　　日本看護協会の『看護職の倫理綱領』は，あらゆる場で実践を行う看護職を対象とした行動指針であり，自己の実践を振り返る際の基盤を提供するものである。また，看護の実践について専門職として引き受ける責任の範囲を，社会に対して明示するものである。

本文

1．看護職は，人間の生命，人間としての尊厳及び権利を尊重する。

　　すべての人々は，その国籍，人種，民族，宗教，信条，年齢，性別，性的指向，性自認，社会的地位，経済的状態，ライフスタイル，健康問題の性質によって制約を受けることなく，到達可能な最高水準の健康を享受するという権利[1]を有している。看護職は，あらゆる場において，人々の健康と生活を支援する専門職であり，常に高い倫理観をもって，人間の生命と尊厳及び権利を尊重し行動する。

　　看護職は，いかなる場でも人間の生命，人間としての尊厳及び権利を尊重し，常に温かな人間的配慮をもってその人らしい健康な生活の実現に貢献するよう努める。

2．看護職は，対象となる人々に平等に看護を提供する。

　　看護における平等とは，単に等しく同じ看護を提供することではなく，その人の個別的特性やニーズに応じた看護を提供することである。社会の変化とともに健康や生き方への意識も変化し，人々の看護へのニーズは多様化・複雑化している。人々の多様で複雑なニーズに対応するため，看護職は豊かな感性をもって健康問題の性質や人々を取り巻く環境等に応じた看護を提供し，人々の健康と幸福に寄与するよう努める。

　　また，看護職は，個人の習慣，態度，文化的背景，思想についてもこれを尊重し，受けとめる姿勢をもって対応する。

3．看護職は，対象となる人々との間に信頼関係を築き，その信頼関係に基づいて看護を提供する。

　　看護は，高度な知識や技術のみならず，対象となる人々との間に築かれる信頼関係を基盤として成立する。よりよい健康のために看護職が人々と協調すること，信頼に誠実に応えること，自らの実践について十分な説明を行い理解と同意を得ること，実施結果に責任をもつことを通して，信頼関係を築き発展させるよう努める。

　　また，看護職は自己の実施する看護が専門職としての支援であることを自覚し，支援上の関係を越えた個人的関係に発展するような行動はとらない。

　　さらに，看護職は対象となる人々に保健・医療・福祉が提供される過程においては，対象となる人々の考えや意向が反映されるように，積極的な参加を促す。また，人々の顕在的潜在的能力に着目し，その能力を最大限生かすことができるよう支援する。

4．看護職は，人々の権利を尊重し，人々が自らの意向や価値観にそった選択ができるよう支援する。

　　人々は，知る権利及び自己決定の権利を有している。看護職は，これらの権利を尊重し，十分な情報を提供した上で，保健・医療・福祉，生き方などに対する一人ひとりの価値観や意向を尊重した意思決定を支援する。意思決定支援においては，情報を提供・共有し，その人にとって最善の選択について合意形成するまでのプロセスをともに歩む姿勢で臨む。

　　保健・医療・福祉においては，十分な情報に基づいて自分自身で選択する場合だけでなく，知らないでいるという選択をする場合や，決定を他者に委ねるという選択をする場合もある。

　　また，自らの意思を適切に表明することが難しい場合には，対象となる人々に合わせて情報提供を行い，理解を得たうえで，本人の意向を汲み取り，その人にとって最善な合意形成となるよう関係者皆で協働する。さらに，看護職は，人々が自身の価値観や意向に沿った保健・医療・福祉を受け，その人の望む生活が実現できるよう，必要に応じて代弁者として機能するなど，人々の権利の擁護者として行動する。そして，個人の判断や選択が，そのとき，その人にとって最良のものとなるよう支援する。

5．看護職は，対象となる人々の秘密を保持し，取得した個人情報は適正に取り扱う。

　　看護職は，個別性のある適切な看護を実践するために，対象となる人々の秘密に触れる機会が多い。看護職は正当な理由なく，業務上知り得た秘密を口外してはならない。

　　また，対象となる人々の健康レベルの向上を図るためには個人情報が必要であり，さらに，多職種と緊密で正確な情報共有も必要である。個人情報には氏名や生年月日といった情報のみならず，画像や音声によるものや遺

伝情報も含まれる。看護職は，個人情報の取得・共有の際には，対象となる人々にその必要性を説明し同意を得るよう努めるなど適正に取り扱う。家族等との情報共有に際しても，本人の承諾を得るよう最大限の努力を払う。

また，今日のICT（Information and Communication Technology：情報通信技術）の発展に伴い，さまざまなソーシャルメディアが普及している。これらを看護に利用することは，看護職だけでなく，人々にとっても健康に関する有用な情報をもたらすなどの恩恵がある。看護職は，業務上の利用と私的な利用を区別し，その利用に伴う恩恵のみならず，リスクも認識する。また，情報の正確性の確認や対象となる人々と看護職自身のプライバシー権の保護など，細心の注意を払ったうえで情報を発信・共有する。

6. 看護職は，対象となる人々に不利益や危害が生じているときは，人々を保護し安全を確保する。

看護職は，常に，人々の健康と幸福の実現のために行動する。看護職は，人々の生命や人権を脅かす行動や不適切な行為を発見する立場にある。看護職がこれらの行為に気づいたときは，その事実に目を背けることなく，人々を保護し安全を確保するよう行動する。その際には，多職種で情報を共有し熟慮したうえで対応する。

また，保健・医療・福祉の提供においては，関係者による不適切な判断や行為がなされる可能性や，看護職の行為が対象となる人々を傷つける可能性があることを含めて，いかなる害の可能性にも注意を払い，人々の生命と人権をまもるために働きかける。非倫理的な実践や状況に気づいた場合には疑義を唱え，適切な保健・医療・福祉が提供されるよう働きかける。

7. 看護職は，自己の責任と能力を的確に把握し，実施した看護について個人としての責任をもつ。

看護職は，自己の責任と能力を常に的確に把握し，それらに応じた看護実践を行う。看護職は自己の実施する看護について，説明を行う責任と判断及び実施した行為とその結果についての責任を負う。

看護職の業務は保健師助産師看護師法に規定されている。看護職は関連する法令を遵守し，自己の責任と能力の範囲内で看護を実践する。また，自己の能力を超えた看護が求められる場合には，支援や指導を自ら得たり，業務の変更を求めたりして，安全で質の高い看護を提供するよう努める。さらに，他の看護職などに業務を委譲する場合は自己及び相手の能力を正しく判断し，対象となる人々を不利益とならないよう留意する。

8. 看護職は，常に，個人の責任として継続学習による能力の開発・維持・向上に努める。

看護職には，科学や医療の進歩ならびに社会的価値の変化にともない多様化する人々の健康上のニーズに対応していくために，高い教養とともに高度な専門的能力が求められる。高度な専門的能力をもち，より質の高い看護を提供するために，免許を受けた後も自ら進んでさまざまな機会を活用し，能力の開発・維持・向上に努めることは，看護職自らの責任ならびに責務である。

継続学習には，雑誌や図書などの情報や自施設の現任教育のプログラムの他に，学会・研修への参加など施設外の学習，eラーニング等さまざまな機会がある。看護職はあらゆる機会を積極的に活用し，専門職としての研鑽を重ねる。

また，自己の能力の開発・維持・向上のみならず，質の高い看護の提供を保障するために，後進の育成に努めることも看護職の責務である。

9. 看護職は，多職種で協働し，よりよい保健・医療・福祉を実現する。

看護職は，多職種で協働し，看護及び医療の受け手である人々に対して最善を尽くすことを共通の価値として行動する。

多職種での協働においては，看護職同士や保健・医療・福祉の関係者が相互理解を深めることを基盤とし，各々が能力を最大限に発揮しながら，より質の高い保健・医療・福祉の提供を目指す。

また，よりよい医療・看護の実現と健康増進のためには，その過程への人々の参画が不可欠である。看護職は，対象となる人々とパートナーシップ[2]を結び，対象となる人々の医療・看護への参画のみならず，研究や医療安全などでも協力を得て，ともにより質の高い保健・医療・福祉をつくりあげることを促進する。

10. 看護職は，より質の高い看護を行うために，自らの職務に関する行動基準を設定し，それに基づき行動する。

自らの職務に関する行動基準を設定し，それに基づき行動することを通して自主規制を行うことは，専門職としての必須の要件である。この行動基準は，各々の職務に求められる水準やその責務を規定したものであり，看護職の専門的価値を支持するものである。

このような基準の作成は組織的に行い，個人としてあるいは組織としてその基準を満たすよう努め，評価基準としても活用する。また，社会の変化や人々のニーズの変化に対応させて，適宜改訂する。

看護職は，看護職能団体が示す各種の基準や指針に則り活動する。また，各施設では，施設や看護の特徴に応じたより具体的・実践的な基準等を作成することにより，より質の高い看護を保障するように努める。

11. 看護職は，研究や実践を通して，専門的知識・技術の創造と開発に努め，看護学の発展に寄与する。

看護職は，常に，科学的知見並びに指針などを用いて看護を実践するとともに，新たな専門的知識・技術の開発に最善を尽くす。開発された専門的知識・技術は蓄積され，将来のより質の高い看護の提供に貢献する。すなわち，看護職は，研究や実践に基づき，看護の中核となる専門的知識・技術の創造と開発，看護政策の立案に努めることで看護学の発展及び人々の健康と福祉に寄与する責任を担っている。

また，看護職は，保健・医療・福祉のあらゆる研究参加に対する人々の意向を尊重し，いかなる場合でも人々の生命，健康，プライバシーをまもり，尊厳及び権利を尊重するとともに，適切な保健・医療・福祉の提供を保障する。

12. 看護職は，より質の高い看護を行うため，看護職自身のウェルビーイング[3]の向上に努める。

看護職がより質の高い看護を提供するためには，自らのウェルビーイングをまもることが不可欠である。看護職が健康で幸福であることが，よりよい看護の提供へとつながり，対象となる人々の健康と幸福にも良好な結果をもたらす。

看護職は，自身のウェルビーイングの向上のために，仕事と生活の調和（ワーク・ライフ・バランス）をとること

やメンタルヘルスケアに努める。

さらに，看護職の実践の場には，被曝，感染，ハラスメント，暴力などの危険が伴う。そのため，すべての看護職が健全で安全な環境で働くことができるよう，個人と組織の両方の側面から取り組む。

13. 看護職は，常に品位を保持し，看護職に対する社会の人々の信頼を高めるよう努める。

看護は，看護を必要とする人々からの信頼なくしては存在しない。常に，看護職は，この職業の社会的使命・社会的責任を自覚し，専門職としての誇りを持ち，品位を高く維持するように努める。

看護に対する信頼は，専門的な知識や技術のみならず，誠実さ，礼節，品性，清潔さ，謙虚さなどに支えられた行動によるところが大きい。また，社会からの信頼が不可欠であり，専門領域以外の教養を深めるにとどまらず，社会的常識などをも充分に培う必要がある。

さらに，看護職は，その立場を利用して看護職の信頼を損なうような行為及び不正行為はしない。

14. 看護職は，人々の生命と健康をまもるため，さまざまな問題について，社会正義の考え方をもって社会と責任を共有する。

看護職は，人々の生命，尊厳及び権利をまもり尊重する立場から，生命と健康に深く関わるあらゆる差別，貧困，さまざまな格差，気候変動，虐待，人身売買，紛争，暴力などについて，地球規模の観点から社会正義の考え方をもって社会と責任を共有する。常に，わが国や世界で起きているこれらの問題についての知識を更新し，意識を高め，それらについて社会に発信するよう努める。また，これらの問題の潜在的な状況から予防的に関わり，多職種や関係機関で連携し看護職として適切な対応をとる。

さらに，看護職は保健・医療・福祉活動による環境破壊を防止する責務を果たすとともに，清浄な空気と水・安全な食物の確保，騒音対策など，人々の健康を保持増進するための環境保護に積極的に取り組む。そして，人々の生命の安全と健康がまもられ平和で包摂的な社会の実現を目指す。

15. 看護職は，専門職組織に所属し，看護の質を高めるための活動に参画し，よりよい社会づくりに貢献する。

看護職は，いつの時代においても質の高い看護の提供を通して社会の福祉に貢献するために，専門職としての質の向上を図る使命を担っている。保健・医療・福祉及び看護にかかわる政策や制度が社会の変化と人々のニーズに沿ったものとなるよう，看護職は制度の改善や政策決定，新たな社会資源の創出に積極的に取り組む。

看護職は看護職能団体に所属し，これらの取り組みをはじめとする看護の質を高めるための活動に参加することを通してよりよい社会づくりに貢献する。

16. 看護職は，様々な災害支援の担い手と協働し，災害によって影響を受けたすべての人々の生命，健康，生活をまもることに最善を尽くす。

災害は，人々の生命，健康，生活の損失につながり，個人や地域社会，国，さらには地球環境に深刻な影響を及ぼす。看護職は，人々の生命，健康，生活をまもる専門職として災害に対する意識を高め，専門的知識と技術に基づき保健・医療・福祉を提供する。

看護職は，災害から人々の生命，健康，生活をまもるため，平常時から政策策定に関与し災害リスクの低減に努め，災害時は，災害の種類や規模，被災状況，初動から復旧・復興までの局面等に応じた支援を行う。また，災害時は，資源が乏しく，平常時とは異なる環境下で活動する。看護職は，自身の安全を確保するとともに刻々と変化する状況とニーズに応じた保健・医療・福祉を提供する。

さらに，多種多様な災害支援の担い手とともに各々の機能と能力を最大限に発揮するよう努める。

注1）WHO（World Health Organization：世界保健機関）は「世界保健機関憲章」前文において，「人種，宗教，政治信条や経済的・社会的条件によって差別されることなく，最高水準の健康に恵まれることは，あらゆる人々にとっての基本的人権のひとつ」（公益社団法人日本 WHO 協会仮訳）としている。これを参考に，本倫理綱領は，到達可能な最高水準の健康を享受することは人々の権利であるという考え方を基盤にしている。

注2）ここでいう，保健・医療・福祉におけるパートナーシップは，看護職と対象となる人々がよりよい健康や生活の実現に向かって対等な立場で協力しあう関係のことを示している。

注3）1948 年に出された「世界保健機関憲章」において "Health is a state of complete physical, mental and social well-being and not merely the absence of disease or infirmity." と述べられている。これを参考に，本倫理綱領においては，ウェルビーイングを身体的，精神的，社会的に良好な状態であることと意訳し，使用している。ウェルビーイングを一語の日本語に翻訳することが難しいこと，また，意味するところが曖昧であることから日常的に使用される言葉ではない。そのため，本倫理綱領では看護職のウェルビーイングへの親和性を高めるためカタカナ表記とした。

出典／日本看護協会：看護職の倫理綱領, 2021, https://www.nurse.or.jp/home/publication/pdf/rinri/code_of_ethics.pdf
（最終アクセス日：2021/9/12）

ジュネーブ宣言

1948 年 9 月	スイス，ジュネーブにおける第 2 回 WMA 総会で採択
1968 年 8 月	オーストラリア，シドニーにおける第 22 回 WMA 総会で修正
1983 年 10 月	イタリア，ベニスにおける第 35 回 WMA 総会で修正
1994 年 9 月	スウェーデン，ストックホルムにおける第 46 回 WMA 総会で修正
2005 年 5 月	ディボンヌ・レ・バンにおける第 170 回理事会で編集上修正
2006 年 5 月	ディボンヌ・レ・バンにおける第 173 回理事会で編集上修正
2017 年 10 月	アメリカ，シカゴにおける WMA 総会で改訂

医師の一人として，

- 私は，人類への奉仕に自分の人生を捧げることを厳粛に誓う。
- 私の患者の健康と安寧を私の第一の関心事とする。
- 私は，私の患者のオートノミーと尊厳を尊重する。
- 私は，人命を最大限に尊重し続ける。
- 私は，私の医師としての職責と患者との間に，年齢，疾病もしくは障害，信条，民族的起源，ジェンダー，国籍，所属政治団体，人種，性的志向，社会的地位あるいはその他いかなる要因でも，そのようなことに対する配慮が介在することを容認しない。
- 私は，私への信頼のゆえに知り得た患者の秘密を，たとえその死後においても尊重する。
- 私は，良心と尊厳をもって，そして good medical practice に従って，私の専門職を実践する。
- 私は，医師の名誉と高貴なる伝統を育む。
- 私は，私の教師，同僚，および学生に，当然受けるべきである尊敬と感謝の念を捧げる。
- 私は，患者の利益と医療の進歩のため私の医学的知識を共有する。
- 私は，最高水準の医療を提供するために，私自身の健康，安寧および能力に専心する。
- 私は，たとえ脅迫の下であっても，人権や国民の自由を犯すために，自分の医学的知識を利用することはしない。
- 私は，自由と名誉にかけてこれらのことを厳粛に誓う。

出典／日本医師会訳：ジュネーブ宣言, https://www.med.or.jp/doctor/international/wma/geneva.html（最終アクセス日：2021/9/12）

年	医療制度
1868（明治元）年	• 医学振興に関する太政官布告
1874（明治7）年	• 医制の制定：明治政府が，太政官通達により発布した医療に関する各種規制を定めた法令であり，医師法とともに医療制度の根源をなす
1906（明治39）年	• 医師法の制定
1916（大正5）年	• 日本医師会の創立
1918（大正7）年	• 大学令の公布
1919（大正8）年	• ベルサイユ条約によって ILO（国際労働機関）発足
1922（大正11）年	• 健康保険法の制定
1938（昭和13）年	• 厚生省の設立 • 社会事業法の制定 • 国民健康保険法の制定：不況の救済措置として制定
1943（昭和18）年	• 健康保険法の改正：診療報酬支払いを人頭払い方式から，点数単価方式（出来高払い）に変更
1948（昭和23）年	• 国民医療法，医師法，保健婦助産婦看護婦法などが施行 • GHQ による戦後医療改革：医療施設の基準を制定（病床数 20 床以上を病院，19 床以下を診療所），医療法人の規定（非営利，理事長は医師もしくは歯科医師）
1950（昭和25）年	• 薬価基準の制定 • 社会保障制度審議会「社会保障制度に関する勧告」：社会保障制度の体系化
1951（昭和26）年	• 医師法，歯科医師法及び薬事法の一部を改正する法律（医薬分業法）成立 • 社会福祉事業法の制定
1957（昭和32）年	• 健康保険法の改正：一部負担金増額，保険医療機関の機関指定制，保険医の登録制
1959（昭和34）年	• 国民健康保険法の改正：国民皆保険制度として改正
1962（昭和37）年	• 社会保険庁の発足
1963（昭和38）年	• 老人福祉法の制定
1973（昭和48）年	• 老人福祉法の改正：老人医療費公費負担（70 歳以上の老人医療費を無料化）
1974（昭和49）年	• 一県一医大構想（田中角栄内閣）
1978（昭和53）年	• ショートステイ制度化
1983（昭和58）年	• 老人保健法の施行 • 老人医療費公費負担制度の廃止
1985（昭和60）年	• 第1次医療法改正：1〜3次医療圏を制定し病床数を規制
1986（昭和61）年	• 老人保健施設の創設：病院と在宅との中間施設
1987（昭和62）年	• 老人福祉法の改正：一部負担の引き上げ
1989（昭和64・平成元）年	• 消費税法の施行（税率3%） • 高齢者保健福祉推進 10 カ年戦略（ゴールドプラン）の策定
1990（平成2）年	• 福祉関係8法の改正
1991（平成3）年	• 老人保健法の改正：老人訪問看護の創設
1992（平成4）年	• 第2次医療法改正：①医療提供の理念規定の整備，②医療施設機能の体系化，③医療に関する適切な情報の提供，④医療機関の業務委託の基準，⑤医療法人の業務規定 • 老人訪問看護ステーションの創設
1994（平成6）年	• 健康保険法等の改正：①付き添い看護・介護の療養費制度の廃止，②在宅医療の推進と訪問看護の拡大，③入院時食事療養費の支給，④差額ベッド要件の大幅緩和，⑤病院給食の自己負担化 • 新ゴールドプランの策定
1995（平成7）年	• 高齢社会対策基本法施行 • 育児・介護休業法成立
1997（平成9）年	• 第3次医療法改正：①有床診療所への療養型病床群の設置，②地域医療支援病院の制度化，③インフォームド・コンセントの努力義務化，④広告規制緩和 • 介護保険法の成立

年	医療制度
1999（平成11）年	• ゴールドプラン21の策定
2000（平成12）年	• 介護保険法の施行 • 健康日本21の通知 • **第4次医療法改正**：①療養病床と一般病床の区分，②カルテ開示の義務化，③広告規制の緩和，④医師・歯科医師の臨床研修の必修化
2001（平成13）年	• 健康保険法改正：①老人の一部負担に上限付き定率1割負担の導入，②高額療養費の自己負担限度額の見なおし
2002（平成14）年	• 健康保険法改正：70歳以上の高齢患者の窓口負担 • 混合医療の見なおし
2003（平成15）年	• 健康保険法改正：3歳〜70歳未満の患者の医療費給付率を7割に統一 • **健康増進法**施行 • 構造改革特区における「株式会社の医療への参入」を容認
2004（平成16）年	• 医師法改正施行：新医師臨床研修制度開始 • **第3次対がん10カ年総合戦略**：①がん研究の推進，②がん予防の推進，③がん医療の向上とそれを支える社会環境の整備
2007（平成19）年	• **第5次医療法改正**：①医療安全の確保，②患者への医療に関する情報提供の推進，③医療法人制度改革，④医療機能の分化・連携の推進，⑤医師不足への対応，⑥医療従事者の資質の向上 • がん対策基本法施行：①がん予防および早期発見の促進，②がん医療の均てん化の促進，③研究の推進
2008（平成20）年	• 「老人保健法」を**「高齢者の医療の確保に関する法律」**に改正
2014（平成26）年	• **第6次医療法改正**：①病床の機能分化・連携の推進，②在宅医療の推進，③特定機能病院の承認の更新制の導入，④医師・看護職員確保対策，⑤医療機関における勤務環境の改善，⑥チーム医療の推進，⑦医療事故に係る調査の仕組み等の整備，⑧臨床研究の推進など
2016（平成28）年	• **第7次医療法改正**：①地域連携推進法人制度の創設，②医療法人制度の見直し
2018（平成30）年	• **第8次医療法改正**：①医療に関する広告規制の強化，②持分なし医療法人の移行計画認定制度の要件緩和，③医療機関を開設する者に対する監督規定の整備と検体検査の品質制度管理の整備
2021（令和3）年	• 「良質かつ適切な医療を効率的に提供する体制の確保を推進するための医療法等の一部を改正する法律」 • **医療法改正**：医師の働き方改革，新興感染症への対応策 • 医師法などの各種関係法令の改正

年	看護	医療・保健・福祉ほか
1945（昭和20）年	• GHQ（連合国軍最高司令官総司令部）公衆衛生福祉局に看護課設置	• 財閥解体 • 婦人参政権が認められる
1946（昭和21）年	• GHQの看護課による看護師再教育開始 • 聖路加女子専門学校と日本赤十字女子専門学校の統合による東京看護教育模範学院の開設 • 日本産婆看護婦保健婦協会の結成	• 第1回医師国家試験の実施
1947（昭和22）年	• 養護訓導を養護教諭と改称 • **保健婦助産婦看護婦養成所指定規則**の公布	• **保健所法**の全面改正公布 • **日本医師会，日本歯科医師会**設立 • **児童福祉法**の公布 • 日本国憲法の施行 • **教育基本法，学校教育法**の公布 • **労働基準法**の公布
1948（昭和23）年	• **保健婦助産婦看護婦法**の公布（看護婦は甲乙2種） • 厚生省医務局に看護課設置	• **WHO**（世界保健機関）発足 • 社会保険診療報酬支払基金法公布 • **医療法・医師法・歯科医師法**公布 • 新制大学・高校発足 • 優生保護法の成立
1949（昭和24）年	• 保健婦助産婦看護婦学校養成所指定規則の制定 • ICNに再加盟（日本助産婦看護婦保健婦協会） • 雑誌「看護」の創刊 • 国立病院の看護組織設定，総看護婦長制の開始	• 身体障害者福祉法の公布
1950（昭和25）年	• **完全看護・完全給食制度**の実施	• 精神衛生法の公布 • **生活保護法**の公布
1951（昭和26）年	• 保健婦助産婦看護婦法の改正，看護婦の甲・乙種の別を廃止，准看護婦制度新設 • 日本助産婦看護婦保健婦協会を**日本看護協会**に改称 • 誤薬注射事件看護婦に有罪	• WHOに加盟 • **結核予防法**の公布 • ILO，ユネスコに加盟
1952（昭和27）年	• 4年制大学（高知女子大学家政学部衛生看護学科）発足	• 対日平和条約（サンフランシスコ講和条約）の発効 • 日米安保条約の発効
1953（昭和28）年	• 東京大学医学部に衛生看護学科が開設	• 国際連合の世界人権宣言
1955（昭和30）年	• **日本助産婦会**の設立	
1956（昭和31）年	• 厚生省の看護課廃止	• 医薬分業制度の実施 • 国際連合への日本の加盟
1957（昭和32）年	• **2年課程**の看護教育（**進学コース**）開設	
1958（昭和33）年	• 完全看護の廃止と**基準看護**の実施	• **学校保健法**の公布
1959（昭和34）年	• 日本看護協会公衆衛生看護学会の発足 • **日本看護連盟**の設立	• **改正国民健康保険法**（国民皆保険）の施行 • **国民年金法**の公布 • 伊勢湾台風
1960（昭和35）年	• 病院スト全国に波及	
1961（昭和36）年	• 看護婦等勤務時間週44時間（厚生省）	• 小児麻痺の流行 • 日本医師会の全国1日一斉休診
1962（昭和37）年	• 進学コース定時制発足 • 看護婦不足深刻化	
1963（昭和38）年	• 厚生省に看護課が復活 • 医療制度調査会答申（看護教育，准看護婦制度について提言）	• **老人福祉法**の公布 • 国際連合が人種差別撤廃宣言を採択

年	看護	医療・保健・福祉ほか
1964（昭和39）年	● 高等学校衛生看護科の開設 ● 日本看護協会助産婦研究会の発足	● **母子福祉法**公布 ● 厚生省社会局に老人福祉課を設置 ● オリンピック東京大会の開催 ● ヘルシンキ宣言の採択
1965（昭和40）年	● 国立養護教諭養成所設置法公布 ● 看護婦の夜勤月8日以内1人夜勤廃止の判定（人事院勧告）	● **母子保健法**の公布 ● **理学療法士及び作業療法士法**の制定
1966（昭和41）年	● 特別教科（看護）教員養成課程の開設（熊本大学教育学部）	
1967（昭和42）年	● 国立の医療技術短期大学部が発足（大阪大学） ● 潜在看護婦の講習会の実施 ● **日本看護学会**の設立	● **公害対策基本法**の公布・施行
1968（昭和43）年	● ニッパチ闘争起こる（看護婦の夜勤について，夜勤2人以上，月8日以内を要求） ● 看護学校養成所指定規則改正の実施	● 札幌医科大学附属病院で日本初の心臓移植手術 ● 水俣病を公害病と認定
1971（昭和46）年	● **保健婦助産婦看護婦学校養成所カリキュラム**改正実施	● 環境庁設置 ● 薬害訴訟が発生
1972（昭和47）年	● 医療費改定で特1類看護（3対1）新設 ● 日本看護協会看護研修学校開設	● **労働安全衛生法**の公布
1973（昭和48）年	● 採血ミス事件公判で看護婦に有罪判決 ● 看護制度改善についての提言	● 老人福祉法の改正（70歳以上医療無料化の実施）
1974（昭和49）年	● 特2類看護（2.5対1）の新設 ● 第一次看護婦需給5か年計画の策定 ● ナースバンク制度の設置	
1975（昭和50）年	● 千葉大学に国立大学初の看護学部開設 ● 3年課程（定時制）の発足 ● 日本精神科看護学会の設立	● 国際婦人年 ● 学校教育法一部改正，専修学校制度の新設
1976（昭和51）年	● 准看護婦制度廃止総決起大会 ● 専修学校の誕生	
1977（昭和52）年	● 厚生省看護研修研究センターの設置 ● 第16回ICN大会開催（東京）	
1978（昭和53）年	● 国保保健婦が市町村に移管	● 世界初の体外受精児がイギリスで誕生
1979（昭和54）年	● 千葉大学に初の大学院看護研究科修士課程開設 ● 第二次看護婦需給計画策定（厚生省）	
1980（昭和55）年		● WHOが天然痘絶滅を宣言 ● 国際連合の婦人差別撤廃条約に署名
1981（昭和56）年	● 重症者看護特別加算の新設 ● **日本看護科学学会**の設立 ● **日本看護研究学会**の設立	● 死因1位：悪性新生物 ● 聖隷浜松病院に最初のホスピス開設 ● 国際障害者年
1982（昭和57）年	● 保助看法の一部改正（業務届出2年に1回となる）	
1983（昭和58）年		● **老人保健法**の施行 ● 日本人の平均寿命男女ともに世界一
1984（昭和59）年	● 看護体制検討会が看護体制の改善に関する報告書を提出（厚生省）	● 厚生省組織改編 ● 改正健康保険法の施行
1985（昭和60）年	● 褥瘡の看護ミス訴訟が和解	● 死因の2位：心疾患 ● 「生命と倫理に関する懇談会」（厚生省）が報告書提出 ● 65歳以上老年人口10.3%
1986（昭和61）年	● 精神科訪問看護・指導料新設 ● 日本看護協会が准看護婦制度廃止を決議	● **男女雇用機会均等法**の施行 ● 新年金制度の発足 ● 老人保健法の改正

年	看護	医療・保健・福祉ほか
1987（昭和62）年	• 看護制度検討会が報告書を発表（厚生省） • 日本看護科学学会，日本学術会議の登録学術研究団体へ • 日本がん看護学会の設立	• **社会福祉士及び介護福祉士法**の成立 • 国家公務員週休2日制勧告（人事院）
1988（昭和63）年	• 特3類看護（2対1）新設 • 在宅患者訪問看護・指導料新設 • 看護学博士課程の設置（聖路加看護大学） • 看護婦等学校養成所指定規則の改正（厚生省）	• 改正労働基準法の施行 • 精神保健法の施行 • エイズ予防法の成立
1989（昭和64／平成元）年	• 保健婦，助産婦，看護婦，准看護婦の教育カリキュラム改正内容を発表（厚生省） • **「看護職需要見通し」**を発表（厚生省）	• 介護福祉士第1回国家試験の実施 • 輸入血液製剤によるエイズ感染者が国と製薬会社を提訴 • 日本初の生体部分肝移植手術成功 • 臨時脳死及び臓器移植調査会設置法案可決成立
1990（平成2）年	• 5月12日「看護の日」制定（厚生省）	• **高齢者保健福祉推進10カ年戦略（ゴールドプラン）**開始
1991（平成3）年	• 保健婦制度制定50周年記念式の挙行 • 看護教員通信教育講座の発足（日本看護協会） • 日本看護教育学会の設立 • 看護業務検討委員会の設置（厚生省）	• **救命救急法**の成立 • 老人保健法の改正 • 日本移植コーディネーター協議会の設立 • **育児休業法**の成立
1992（平成4）年	• 病院副院長に看護職者が就任（聖路加国際病院） • 診療報酬改定での看護料新体系の開始 • **老人訪問看護制度**の発足 • 看護婦等の人材確保の促進に関する法律成立・施行 • 日本リハビリテーション看護学会の設立	• 脳死臨調（臨時脳死及び臓器移植調査会）が「脳死を人の死」と認める最終答申 • 厚生省に老人保健福祉局の新設 • 骨髄バンク登録の開始 • 学校週5日制の開始
1993（平成5）年	• MRSA感染管理専門職看護婦をおく方針を決定（厚生省） • 看護に関する世論調査発表（総理府） • 看護系大学20校以上に • 保助看法改正案の可決で男性も保健婦資格取得可能に	• **老人福祉計画**の開始
1994（平成6）年	• 新看護体系の開始 • 日本家族看護学会の設立	• 診療報酬改定の実施 • 地域保健法の制定 • 高齢者保健福祉推進10カ年戦略の見なおし（新ゴールドプラン） • **今後の子育て支援のための施策の基本的方向について（エンゼルプラン）**策定 • 児童の権利に関する条約発効
1995（平成7）年	• 看護系大学40校以上に • **認定看護婦（士）制度**の報告 • **専門看護師**に関する規則，細則の検討のまとめ（日本看護協会） • 日本看護診断学会の設立	• **高齢社会対策基本法**の成立 • 育児・介護休業法の成立 • 阪神・淡路大震災 • 地下鉄サリン事件
1996（平成8）年	• 初の専門看護師6人誕生 • 日本看護管理学会の発足 • 国立病院2交替制の導入 • 日本看護協会創立50周年 • 准看護婦問題調査検討会報告書の提出（厚生省）	• らい予防法の廃止
1997（平成9）年	• 初の認定看護師誕生 • 看護教育カリキュラム改正 • 日本地域看護学会の設立	• **臓器移植法**の施行 • **介護保険法**の成立 • **精神保健福祉法**の成立 • **言語聴覚士法**の施行
1998（平成10）年	• 日本看護協会神戸研修センターの開所 • 日本災害看護学会の設立	• **精神保健福祉法**の施行 • **感染症予防法**の成立 • 第1回介護支援専門員実務研修受講試験

年	看護	医療・保健・福祉ほか
1999（平成11）年	• 日本母性看護学会の設立 • 准看護婦の移行教育に関する検討会報告書（厚生省） • ICN 創立 100 周年	• 初の脳死臓器移植
2000（平成12）年		• 介護保険法の施行
2001（平成13）年	• 中央省庁等改革基本法による省庁再編成	
2002（平成14）年	• 看護学教育の在り方に関する検討会報告 • 保健婦助産婦看護婦法一部改正（施行）：保健師・助産師・看護師に名称変更 • 看護師による静脈注射を認める医政局通知	
2003（平成15）年	• 看護基礎教育における技術教育のあり方に関する検討会報告 • 看護系大学数が 100 以上に • 看護師 5 年一貫教育開始 • 「**看護者の倫理綱領**」発表（日本看護協会）	
2004（平成16）年	• 看護学教育の在り方に関する第 2 回検討会報告 • 2 年課程（通信制）の設置 • 日本循環器看護学会の設立	
2006（平成18）年	• 診療報酬改定で入院基本料 7 対 1 の新設 • カリキュラム一部改正（単位数増加） • 日本慢性看護学会の設立	• **障害者自立支援法**の施行 • **改正介護保険法**の施行 • **高齢者虐待防止法**の施行
2007（平成19）年	• 看護基礎教育の充実に関する検討会報告書 • CNR・ICN 学術大会（横浜）開催	• 65 歳以上老年人口が 21% を超え，超高齢社会へ
2008（平成20）年	• 外国人看護師・介護福祉士候補者の受け入れ開始	• **高齢者の医療確保に関する法律**施行（**後期高齢者医療制度**）
2009（平成21）年	• カリキュラム改正（再編，統合分野の創設）	
2010（平成22）年	• 保助看法および看護師人材確保法の一部改正：新人看護職員研修の努力義務化，看護師国家試験受験資格者の筆頭に大学卒業者を明記	• **臓器移植法**の改正：15 歳未満の臓器移植提供可能に
2011（平成23）年	• 新人看護職員研修に関する検討会報告，新人看護職員研修ガイドラインの発表 • 看護教育の内容と方法に関する検討会報告 • 大学における看護系人材養成の在り方に関する検討会報告 • カリキュラム一部改正（保健師教育・助産師教育の改正） • 日本看護協会が社団法人から公益社団法人に移行 • 日本在宅看護学会の設立	• **障害者虐待防止法**の成立 • 東日本大震災
2014（平成26）年	• 新人看護職員研修ガイドライン（改訂版）公表（厚生労働省）	• **難病の患者に対する医療等に関する法律**の成立 • 医療・介護関連一括法案の成立 • **地域包括ケアシステム**構築を推進
2015（平成27）年	• 特定行為に係る看護師の研修制度の創設（日本看護協会）	
2017（平成29）年	• 看護学教育モデル・コア・カリキュラムの公表	
2019（平成31・令和元）年	• 看護基礎教育検討会が報告書を公表	
2021（令和3）年	• 「看護職の倫理綱領」発表（日本看護協会） • 看護系大学 290 校（日本看護系大学協議会）	
2022（令和4）年	• 保健師助産師看護師養成所改正カリキュラム実施	

巻末資料5	医療関係法規

医療法

1948（昭和23）年	医療法：医療を提供する体制の確保と，国民の健康を保持することを目的として，病院・診療所・助産所など，医療機関に関する法律であり，開設・管理・整備の方法などを定める。

医療・福祉関係者の資格に関する法規

1947（昭和22）年	あん摩マツサージ指圧師，はり師，きゆう師等に関する法律
1948（昭和23）年	保健婦助産婦看護婦法，医師法，歯科医師法，歯科衛生士法
1951（昭和26）年	診療放射線技師法
1958（昭和33）年	臨床検査技師等に関する法律
1960（昭和35）年	薬剤師法
1965（昭和40）年	理学療法士及び作業療法士法
1970（昭和45）年	柔道整復師法
1971（昭和46）年	視能訓練士法
1987（昭和62）年	社会福祉士及び介護福祉士法，臨床工学技士法
1991（平成 3 ）年	救命救急士法
1997（平成 9 ）年	言語聴覚士法，精神保健福祉士法

予防衛生に関する法制度

1948（昭和23）年	予防接種法
1950（昭和25）年	狂犬病予防法
1998（平成10）年	感染症の予防及び感染症の患者に対する医療に関する法律

保健衛生に関する法制度

1947（昭和22）年	地域保健法
1948（昭和23）年	母体保護法
1950（昭和25）年	精神保健及び精神障害者福祉に関する法律
1958（昭和33）年	学校保健安全法
1965（昭和40）年	母子保健法
2002（平成14）年	健康増進法
2003（平成15）年	心神喪失等の状態で重大な他害行為を行った者の医療及び観察等に関する法律
2006（平成18）年	がん対策基本法

薬事に関する法制度

1950（昭和25）年	毒物及び劇物取締法
1951（昭和26）年	覚醒剤取締法
1953（昭和28）年	麻薬及び向精神薬取締法
1956（昭和31）年	安全な血液製剤の安定供給の確保等に関する法律
1960（昭和35）年	薬事法
2014（平成26）年	医薬品，医療機器等の品質，有効性及び安全性の確保等に関する法律（1960［昭和35］年の薬事法より改正・名称変更）

医療・介護・労働等の社会保障に関する法制度

1922（大正11）年	健康保険法
1947（昭和22）年	労働者災害補償保険法
1950（昭和25）年	生活保護法
1954（昭和29）年	厚生年金保険法
1958（昭和33）年	国民健康保険法
1959（昭和34）年	国民年金法
1972（昭和47）年	労働安全衛生法
1997（平成 9 ）年	介護保険法

高齢者・障害者等の福祉に関する法制度	
1947（昭和22）年	児童福祉法
1949（昭和24）年	身体障害者福祉法
1951（昭和26）年	社会福祉法
1960（昭和35）年	知的障害者福祉法
1963（昭和38）年	老人福祉法
1970（昭和45）年	障害者基本法
2004（平成16）年	発達障害者支援法
2005（平成17）年	障害者自立支援法
2013（平成25）年	障害者の日常生活及び社会生活を総合的に支援するための法律（2005［平成17］年の障害者自立支援法より改正・名称変更）
環境衛生に関する法制度	
1947（昭和22）年	食品衛生法
1948（昭和23）年	墓地，埋葬等に関する法律
1957（昭和32）年	水道法
1958（昭和33）年	下水道法
1970（昭和45）年	廃棄物の処理及び清掃に関する法律（1954［昭和29］年の清掃法より改正・名称変更）
医事法にかかわる生命倫理分野と法制度	
1953（昭和28）年	らい予防法（1996［平成8］年，らい予防法の廃止に関する法律）
1997（平成 9 ）年	臓器の移植に関する法律
2003（平成15）年	性同一性障害者の性別の取扱いの特例に関する法律
医療にかかわるそのほかの法制度	
1992（平成 4 ）年	看護師等の人材確保の促進に関する法律
1994（平成 6 ）年	製造物責任法
2003（平成15）年	個人情報の保護に関する法律

ヘルシンキ宣言
（人間を対象とする医学研究の倫理的原則）

ヘルシンキ宣言改訂の経過

1964年 6 月	第 18 回 WMA 総会（ヘルシンキ，フィンランド）で採択
1975年10月	第 29 回 WMA 総会（東京，日本）で修正
1983年10月	第 35 回 WMA 総会（ベニス，イタリア）で修正
1989年 9 月	第 41 回 WMA 総会（九龍，香港）で修正
1996年10月	第 48 回 WMA 総会（サマーセットウェスト，南アフリカ）で修正
2000年10月	第 52 回 WMA 総会（エジンバラ，スコットランド）で修正
2002年10月	WMA ワシントン総会（米国）で修正（第 29 項目明確化のため注釈追加）
2004年10月	WMA 東京総会（日本）で修正（第 30 項目明確化のため注釈追加）
2008年10月	WMA ソウル総会（韓国）で修正
2013年10月	WMA フォルタレザ総会（ブラジル）で修正

WMA：World Medical Association，世界医師会.

序文

1. 世界医師会（WMA）は，特定できる人間由来の試料およびデータの研究を含む，人間を対象とする医学研究の倫理的原則の文書としてヘルシンキ宣言を改訂してきた。
   本宣言は全体として解釈されることを意図したものであり，各項目は他のすべての関連項目を考慮に入れて適用されるべきである。
2. WMA の使命の一環として，本宣言は主に医師に対して表明されたものである。WMA は人間を対象とする医学研究に関与する医師以外の人々に対してもこれらの諸原則の採用を推奨する。

一般原則

3. WMA ジュネーブ宣言は，「私の患者の健康を私の第一の関心事とする」ことを医師に義務づけ，また医の国際倫理綱領は，「医師は，医療の提供に際して，患者の最善の利益のために行動すべきである」と宣言している。
4. 医学研究の対象とされる人々を含め，患者の健康，福利，権利を向上させ守ることは医師の責務である。医師の知識と良心はこの責務達成のために捧げられる。
5. 医学の進歩は人間を対象とする諸試験を要する研究に根本的に基づくものである。
6. 人間を対象とする医学研究の第一の目的は，疾病の原因，発症および影響を理解し，予防，診断ならびに治療（手法，手順，処置）を改善することである。最善と証明された治療であっても，安全性，有効性，効率性，利用可能性および質に関する研究を通じて継続的に評価されなければならない。
7. 医学研究はすべての被験者に対する配慮を推進かつ保証し，その健康と権利を擁護するための倫理基準に従わなければならない。
8. 医学研究の主な目的は新しい知識を得ることであるが，この目標は個々の被験者の権利および利益に優先することがあってはならない。
9. 被験者の生命，健康，尊厳，全体性，自己決定権，プライバシーおよび個人情報の秘密を守ることは医学研究に関与する医師の責務である。被験者の保護責任は常に医師またはその他の医療専門職にあり，被験者が同意を与えた場合でも，決してその被験者に移ることはない。
10. 医師は，適用される国際的規範および基準はもとより人間を対象とする研究に関する自国の倫理，法律，規制上の規範ならびに基準を考慮しなければならない。国内的または国際的倫理，法律，規制上の要請がこの宣言に示されている被験者の保護を減じあるいは排除してはならない。
11. 医学研究は，環境に害を及ぼす可能性を最小限にするよう実施されなければならない。
12. 人間を対象とする医学研究は，適切な倫理的および科学的な教育と訓練を受けた有資格者によってのみ行われなければならない。患者あるいは健康なボランティアを対象とする研究は，能力と十分な資格を有する医師またはその他の医療専門職の監督を必要とする。
13. 医学研究から除外されたグループには研究参加への機会が適切に提供されるべきである。
14. 臨床研究を行う医師は，研究が予防，診断または治療する価値があるとして正当化できる範囲内にあり，かつその研究への参加が被験者としての患者の健康に悪影響を及ぼさないことを確信する十分な理由がある場合に限り，その患者を研究に参加させるべきである。

15. 研究参加の結果として損害を受けた被験者に対する適切な補償と治療が保証されなければならない。

リスク，負担，利益

16. 医療および医学研究においてはほとんどの治療にリスクと負担が伴う。
    人間を対象とする医学研究は，その目的の重要性が被験者のリスクおよび負担を上まわる場合に限り行うことができる。
17. 人間を対象とするすべての医学研究は，研究の対象となる個人とグループに対する予想し得るリスクおよび負担と被験者およびその研究によって影響を受けるその他の個人またはグループに対する予見可能な利益とを比較して，慎重な評価を先行させなければならない。
    リスクを最小化させるための措置が講じられなければならない。リスクは研究者によって継続的に監視，評価，文書化されるべきである。
18. リスクが適切に評価されかつそのリスクを十分に管理できるとの確信を持てない限り，医師は人間を対象とする研究に関与してはならない。
    潜在的な利益よりもリスクが高いと判断される場合または明確な成果の確証が得られた場合，医師は研究を継続，変更あるいは直ちに中止すべきかを判断しなければならない。

社会的弱者グループおよび個人

19. あるグループおよび個人は特に社会的な弱者であり不適切な扱いを受けたり副次的な被害を受けやすい。
    すべての社会的弱者グループおよび個人は個別の状況を考慮したうえで保護を受けるべきである。
20. 研究がそのグループの健康上の必要性または優先事項に応えるものであり，かつその研究が社会的弱者でないグループを対象として実施できない場合に限り，社会的弱者グループを対象とする医学研究は正当化される。さらに，そのグループは研究から得られた知識，実践または治療からの恩恵を受けるべきである。

科学的要件と研究計画書

21. 人間を対象とする医学研究は，科学的文献の十分な知識，その他関連する情報源および適切な研究室での実験ならびに必要に応じた動物実験に基づき，一般に認知された科学的諸原則に従わなければならない。研究に使用される動物の福祉は尊重されなければならない。
22. 人間を対象とする各研究の計画と実施内容は，研究計画書に明示され正当化されていなければならない。
    研究計画書には関連する倫理的配慮について明記され，また本宣言の原則がどのように取り入れられてきたかを示すべきである。計画書は，資金提供，スポンサー，研究組織との関わり，起こり得る利益相反，被験者に対する報奨ならびに研究参加の結果として損害を受けた被験者の治療および／または補償の条項に関する情報を含むべきである。
    臨床試験の場合，この計画書には研究終了後条項についての必要な取り決めも記載されなければならない。

研究倫理委員会

23. 研究計画書は，検討，意見，指導および承認を得るため研究開始前に関連する研究倫理委員会に提出されなければならない。この委員会は，その機能において透明性がなければならず，研究者，スポンサーおよびその他いかなる不適切な影響も受けず適切に運営されなければならない。委員会は，適用される国際的規範および基準はもとより，研究が実施される国または複数の国の法律と規制も考慮しなければならない。しかし，そのために本宣言が示す被験者に対する保護を減じあるいは排除することを許してはならない。研究倫理委員会は，進行中の研究をモニターする権利を持たなければならない。研究者は，委員会に対してモニタリング情報とくに重篤な有害事象に関する情報を提供しなければならない。委員会の審議と承認を得ずに計画書を修正してはならない。研究終了後，研究者は研究知見と結論の要約を含む最終報告書を委員会に提出しなければならない。

プライバシーと秘密保持

24. 被験者のプライバシーおよび個人情報の秘密保持を厳守するためあらゆる予防策を講じなければならない。

インフォームド・コンセント

25. 医学研究の被験者としてインフォームド・コンセントを与える能力がある個人の参加は自発的でなければならない。家族または地域社会のリーダーに助言を求めることが適切な場合もあるが，インフォームド・コン

セントを与える能力がある個人を本人の自主的な承諾なしに研究に参加させてはならない。

26. インフォームド・コンセントを与える能力がある人間を対象とする医学研究において，それぞれの被験者候補は，目的，方法，資金源，起こり得る利益相反，研究者の施設内での所属，研究から期待される利益と予測されるリスクならびに起こり得る不快感，研究終了後条項，その他研究に関するすべての面について十分に説明されなければならない。被験者候補は，いつでも不利益を受けることなしに研究参加を拒否する権利または参加の同意を撤回する権利があることを知らされなければならない。個々の被験者候補の具体的情報の必要性のみならずその情報の伝達方法についても特別な配慮をしなければならない。
　　被験者候補がその情報を理解したことを確認したうえで，医師またはその他ふさわしい有資格者は被験者候補の自主的なインフォームド・コンセントをできれば書面で求めなければならない。同意が書面で表明されない場合，その書面によらない同意は立会人のもとで正式に文書化されなければならない。
　　医学研究のすべての被験者は，研究の全体的成果について報告を受ける権利を与えられるべきである。

27. 研究参加へのインフォームド・コンセントを求める場合，医師は，被験者候補が医師に依存した関係にあるかまたは同意を強要されているおそれがあるかについて特別な注意を払わなければならない。そのような状況下では，インフォームド・コンセントはこうした関係とは完全に独立したふさわしい有資格者によって求められなければならない。

28. インフォームド・コンセントを与える能力がない被験者候補のために，医師は，法的代理人からインフォームド・コンセントを求めなければならない。これらの人々は，被験者候補に代表されるグループの健康増進を試みるための研究，インフォームド・コンセントを与える能力がある人々では代替して行うことができない研究，そして最小限のリスクと負担のみ伴う研究以外には，被験者候補の利益になる可能性のないような研究対象に含まれてはならない。

29. インフォームド・コンセントを与える能力がないと思われる被験者候補が研究参加についての決定に賛意を表することができる場合，医師は法的代理人からの同意に加えて本人の賛意を求めなければならない。被験者候補の不賛意は，尊重されるべきである。

30. 例えば，意識不明の患者のように，肉体的，精神的にインフォームド・コンセントを与える能力がない被験者を対象とした研究は，インフォームド・コンセントを与えることを妨げる肉体的・精神的状態がその研究対象グループに固有の症状となっている場合に限って行うことができる。このような状況では，医師は法的代理人からインフォームド・コンセントを求めなければならない。そのような代理人が得られず研究延期もできない場合，この研究はインフォームド・コンセントを与えられない状態にある被験者を対象とする特別な理由が研究計画書で述べられ，研究倫理委員会で承認されていることを条件として，インフォームド・コンセントなしに開始することができる。研究に引き続き留まる同意はできるかぎり早く被験者または法的代理人から取得しなければならない。

31. 医師は，治療のどの部分が研究に関連しているかを患者に十分に説明しなければならない。患者の研究への参加拒否または研究離脱の決定が患者・医師関係に決して悪影響を及ぼしてはならない。

32. バイオバンクまたは類似の貯蔵場所に保管されている試料やデータに関する研究など，個人の特定が可能な人間由来の試料またはデータを使用する医学研究のためには，医師は収集・保存および／または再利用に対するインフォームド・コンセントを求めなければならない。このような研究に関しては，同意を得ることが不可能か実行できない例外的な場合があり得る。このような状況では研究倫理委員会の審議と承認を得た後に限り研究が行われ得る。

プラセボの使用

33. 新しい治療の利益，リスク，負担および有効性は，以下の場合を除き，最善と証明されている治療と比較考量されなければならない：
　　証明された治療が存在しない場合，プラセボの使用または無治療が認められる；あるいは，
　　説得力があり科学的に健全な方法論的理由に基づき，最善と証明されたものより効果が劣る治療，プラセボの使用または無治療が，その治療の有効性あるいは安全性を決定するために必要な場合，
　　そして，最善と証明されたものより効果が劣る治療，プラセボの使用または無治療の患者が，最善と証明された治療を受けなかった結果として重篤または回復不能な損害の付加的リスクを被ることがないと予想される場合。
　　この選択肢の乱用を避けるため徹底した配慮がなされなければならない。

研究終了後条項

34. 臨床試験の前に，スポンサー，研究者および主催国政府は，試験の中で有益であると証明された治療を未だ必要とするあらゆる研究参加者のために試験終了後のアクセスに関する条項を策定すべきである。また，この情報はインフォームド・コンセントの手続きの間に研究参加者に開示されなければならない。

研究登録と結果の刊行および普及

35. 人間を対象とするすべての研究は，最初の被験者を募集する前に一般的にアクセス可能なデータベースに登録されなければならない。

36. すべての研究者，著者，スポンサー，編集者および発行者は，研究結果の刊行と普及に倫理的責務を負っている。研究者は，人間を対象とする研究の結果を一般的に公表する義務を有し報告書の完全性と正確性に説明責任を負う。すべての当事者は，倫理的報告に関する容認されたガイドラインを遵守すべきである。否定的結果および結論に達しない結果も肯定的結果と同様に，刊行または他の方法で公表されなければならない。資金源，組織との関わりおよび利益相反が，刊行物の中には明示されなければならない。この宣言の原則に反する研究報告は，刊行のために受理されるべきではない。

臨床における未実証の治療

37. 個々の患者の処置において証明された治療が存在しないかまたはその他の既知の治療が有効でなかった場合，患者または法的代理人からのインフォームド・コンセントがあり，専門家の助言を求めたうえ，医師の判断において，その治療で生命を救う，健康を回復するまたは苦痛を緩和する望みがあるのであれば，証明されていない治療を実施することができる。この治療は，引き続き安全性と有効性を評価するために計画された研究の対象とされるべきである。すべての事例において新しい情報は記録され，適切な場合には公表されなければならない。

出典／日本医師会訳：ヘルシンキ宣言，2013，https://www.med.or.jp/doctor/international/wma/helsinki.html（最終アクセス日：2021/9/12）

患者の権利に関するリスボン宣言

1981 年 9 月 /10 月，ポルトガル，リスボンにおける第 34 回 WMA 総会で採択
1995 年 9 月，インドネシア，バリ島における第 47 回 WMA 総会で修正
2005 年 10 月，チリ，サンティアゴにおける第 171 回 WMA 理事会で編集上修正
2015 年 4 月，ノルウェー，オスローにおける第 200 回 WMA 理事会で再確認

序文
医師，患者およびより広い意味での社会との関係は，近年著しく変化してきた。医師は，常に自らの良心に従い，また常に患者の最善の利益のために行動すべきであると同時に，それと同等の努力を患者の自律性と正義を保証するために払われねばならない。以下に掲げる宣言は，医師が是認し推進する患者の主要な権利のいくつかを述べたものである。医師および医療従事者，または医療組織は，この権利を認識し，擁護していくうえで共同の責任を担っている。法律，政府の措置，あるいは他のいかなる行政や慣例であろうとも，患者の権利を否定する場合には，医師はこの権利を保障ないし回復させる適切な手段を講じるべきである。

原則
1. 良質の医療を受ける権利
a. すべての人は，差別なしに適切な医療を受ける権利を有する。
b. すべての患者は，いかなる外部干渉も受けずに自由に臨床上および倫理上の判断を行うことを認識している医師から治療を受ける権利を有する。
c. 患者は，常にその最善の利益に即して治療を受けるものとする。患者が受ける治療は，一般的に受け入れられた医学的原則に沿って行われるものとする。
d. 質の保証は，常に医療のひとつの要素でなければならない。特に医師は，医療の質の擁護者たる責任を担うべきである。
e. 供給を限られた特定の治療に関して，それを必要とする患者間で選定を行わなければならない場合は，そのような患者はすべて治療を受けるための公平な選択手続きを受ける権利がある。その選択は，医学的基準に基づき，かつ差別なく行われなければならない。
f. 患者は，医療を継続して受ける権利を有する。医師は，医学的に必要とされる治療を行うにあたり，同じ患者の治療にあたっている他の医療提供者と協力する責務を有する。医師は，現在と異なる治療を行うために患者に対して適切な援助と十分な機会を与えることができないならば，今までの治療が医学的に引き続き必要とされる限り，患者の治療を中断してはならない。
2. 選択の自由の権利
a. 患者は，民間，公的部門を問わず，担当の医師，病院，あるいは保健サービス機関を自由に選択し，また変更する権利を有する。
b. 患者はいかなる治療段階においても，他の医師の意見を求める権利を有する。
3. 自己決定の権利
a. 患者は，自分自身に関わる自由な決定を行うための自己決定の権利を有する。医師は，患者に対してその決定のもたらす結果を知らせるものとする。
b. 精神的に判断能力のある成人患者は，いかなる診断上の手続きないし治療に対しても，同意を与えるかまたは差し控える権利を有する。患者は自分自身の決定を行ううえで必要とされる情報を得る権利を有する。患者は，検査ないし治療の目的，その結果が意味すること，そして同意を差し控えることの意味について明確に理解するべきである。
c. 患者は医学研究あるいは医学教育に参加することを拒絶する権利を有する。
4. 意識のない患者
a. 患者が意識不明かその他の理由で意思を表明できない場合は，法律上の権限を有する代理人から，可能な限りインフォームド・コンセントを得なければならない。
b. 法律上の権限を有する代理人がおらず，患者に対する医学的侵襲が緊急に必要とされる場合は，患者の同意があるものと推定する。ただし，その患者の事前の確固たる意思表示あるいは信念に基づいて，その状況における医学的侵襲に対し同意を拒絶することが明白かつ疑いのない場合を除く。
c. しかしながら，医師は自殺企図により意識を失っている患者の生命を救うよう常に努力すべきである。
5. 法的無能力の患者
a. 患者が未成年者あるいは法的無能力者の場合，法域によっては，法律上の権限を有する代理人の同意が必要とされる。それでもなお，患者の能力が許す限り，患者は意思決定に関与しなければならない。
b. 法的無能力の患者が合理的な判断をしうる場合，その意思決定は尊重されねばならず，かつ患者は法律上の権限を有する代理人に対する情報の開示を禁止する権利を有する。
c. 患者の代理人で法律上の権限を有する者，あるいは患者から権限を与えられた者が，医師の立場から見て，患者の最善の利益となる治療を禁止する場合，医師はその決定に対して，関係する法的あるいはその他慣例に基づき，異議を申し立てるべきである。救急を要する場合，医師は患者の最善の利益に即して行動することを要する。
6. 患者の意思に反する処置
患者の意思に反する診断上の処置あるいは治療は，特別に法律が認めるか医の倫理の諸原則に合致する場合には，例外

的な事例としてのみ行うことができる。

7. 情報に対する権利

a. 患者は，いかなる医療上の記録であろうと，そこに記載されている自己の情報を受ける権利を有し，また症状についての医学的事実を含む健康状態に関して十分な説明を受ける権利を有する。しかしながら，患者の記録に含まれる第三者についての機密情報は，その者の同意なくしては患者に与えてはならない。

b. 例外的に，情報が患者自身の生命あるいは健康に著しい危険をもたらす恐れがあると信ずるべき十分な理由がある場合は，その情報を患者に対して与えなくともよい。

c. 情報は，その患者の文化に適した方法で，かつ患者が理解できる方法で与えられなければならない。

d. 患者は，他人の生命の保護に必要とされていない場合に限り，その明確な要求に基づき情報を知らされない権利を有する。

e. 患者は，必要があれば自分に代わって情報を受ける人を選択する権利を有する。

8. 守秘義務に対する権利

a. 患者の健康状態，症状，診断，予後および治療について個人を特定しうるあらゆる情報，ならびにその他個人のすべての情報は，患者の死後も秘密が守られなければならない。ただし，患者の子孫には，自らの健康上のリスクに関わる情報を得る権利もありうる。

b. 秘密情報は，患者が明確な同意を与えるか，あるいは法律に明確に規定されている場合に限り開示することができる。情報は，患者が明らかに同意を与えていない場合は，厳密に「知る必要性」に基づいてのみ，他の医療提供者に開示することができる。

c. 個人を特定しうるあらゆる患者のデータは保護されねばならない。データの保護のために，その保管形態は適切になされなければならない。個人を特定しうるデータが導き出せるようなその人の人体を形成する物質も同様に保護されねばならない。

9. 健康教育を受ける権利

すべての人は，個人の健康と保健サービスの利用について，情報を与えられたうえでの選択が可能となるような健康教育を受ける権利がある。この教育には，健康的なライフスタイルや，疾病の予防および早期発見についての手法に関する情報が含まれていなければならない。健康に対するすべての人の自己責任が強調されるべきである。医師は教育的努力に積極的に関わっていく義務がある。

10. 尊厳に対する権利

a. 患者は，その文化および価値観を尊重されるように，その尊厳とプライバシーを守る権利は，医療と医学教育の場において常に尊重されるものとする。

b. 患者は，最新の医学知識に基づき苦痛を緩和される権利を有する。

c. 患者は，人間的な終末期ケアを受ける権利を有し，またできる限り尊厳を保ち，かつ安楽に死を迎えるためのあらゆる可能な助力を与えられる権利を有する。

11. 宗教的支援に対する権利

患者は，信仰する宗教の聖職者による支援を含む，精神的，道徳的慰問を受けるか受けないかを決める権利を有する。

出典 / 日本医師会訳：患者の権利に関する WMA リスボン宣言，2015, https://www.med.or.jp/doctor/international/wma/lisbon.html（最終アクセス日：2021/9/2）

主な看護理論家と理論の特徴

理論家	理論家の背景	理論の特徴
Nightingale, Florence フローレンス・ナイチンゲール （1820～1910）	• イギリスの裕福な貴族階級に生まれた。 • 学問は男性のためのものとされていた時代に，父はナイチンゲールに贅沢で特別な教育を授け，彼女の才能を伸ばした。 • 初めて「看護とは何か」を明示し，近代看護の祖といわれる。 • 看護理論の強力な源泉となったのは宗教的所属と信条であった。 • 看護師のほか，教育，統計，建築，管理などの分野で多彩な能力を発揮した。	ナイチンゲールの理論の焦点は，環境であり，患者と環境の相互作用を説明することで看護理論に貢献した。看護であるもの，看護でないものをはっきりさせた。 【人間】生命力，自然治癒力をもっており，回復過程がある。 【環境】新鮮な空気，水，清潔，陽光，暖かさ，静かさ，適切な食事などが人間の生命や発達に影響を及ぼす。 【健康】回復過程に焦点が置かれ，自然が最も働きやすいような状態に患者をおくことである。 【看護】自然が患者に最も働きかけやすい状態になるよう環境を整え，生命力の消耗が最小限になるようにし，健康の回復を助ける。
Peplau, Hildegard E. ヒルデガード・E・ペプロウ （1909～1999）	• アメリカ，ペンシルバニア州出身。9人きょうだいの次女。3度来日。 • 生涯，看護の専門性の確立に尽力した。「能力は使わなければ退化するだけ」という言葉を残している。 • ペンシルバニア病院附属看護学校卒業，ベニントン大学学士号（心理学），コロンビア大学ティーチャーズ・カレッジ修士号（精神看護学）・博士号（教育学）を取得した。 • 1943-1945年，アメリカ看護師部隊に従軍し，その後イギリス軍事神経精神医学学校に勤務した。 • ANAの会長，ICNの理事などを歴任し，看護界に貢献している。	ペプロウ理論の主要概念は，「看護師－患者の相互作用」である。その理論は精神看護を基盤として開発されており，「精神看護学の母」とよばれた。患者だけでなく看護師のパーソナリティにも焦点を当て，看護師が専門職として成長することが，患者の回復に影響を及ぼすとして，「看護師－患者関係は治療過程」であると論じた。 【人間】不安定な平衡状態のなかで生きており，ニードにより生じる緊張を緩和するよう，努力している有機体である。 【環境】有機体の外部にあるもので，慣習，信念などが獲得される文化と関連性をもち，そこには対人間関係が必ず存在する。 【健康】パーソナリティの前進を引き出す人間的プロセス，および創造的，建設的，生産的，個人的，地域社会的生活に向けての現在進行中の人間的プロセスをさす。 【看護】「目標に向かって方向づけられる1つのプロセス」であり，「有意義で治療的，対人的なプロセス」である。望ましい患者－看護師関係は，①方向づけ，②同一化，③開拓作用，④問題解決の4つの段階を経る。
Abdellah, Faye G. フェイ・G・アブデラ （1919～2017）	• アメリカ，ニューヨーク州出身。 • ニュージャージー州の看護学校卒業。コロンビア大学ティーチャーズ・カレッジで学士号（理学），修士号（文学），博士号（教育学）取得。 • ヘンダーソン，マズロー，エリクソンの考え方の影響を受けた。 • アメリカ公衆衛生局に40年間勤務した。 • 医師の支配から脱却し，看護師から専門職看護師へ転換するために患者中心のケアを追究し「21の看護問題」を抽出した。	アブデラの理論の中心は，看護実践であり機能的看護から患者中心の包括的看護への業務実践の変革を目指した実践的提言である。 【人間】顕在あるいは潜在する身体的・情緒的・社会的ニードをもつ存在。 【健康】個人がニードを満たし，そして予測できないあるいは実在の障害をもたない状態である。 【看護】個人と家族に対するサービスであり，ひいては社会に対するサービスである。看護とは個々の看護師の態度や知的能力，看護技術にもとづき，病気の有無を問わず人々が自己の健康上のニーズに対処できるよう，援助したいと願う気持ちと，援助に必要な能力を形成するというアートとサイエンスのうえに築かれるものである。
Orland, Ida J. アイダ・J・オーランド （1926～2007）	• アメリカ，ニュージャージー州出身。 • ニューヨーク医科大学看護学校卒業。セント・ジョンズ大学で学士号（公衆衛生看護），コロンビア大	オーランドの理論は，患者と看護師との相互作用に注目した理論である。患者と看護師は互いの言動によって直接影響しあう。オーランドは，その場を「看護状況」と名付けた。「すべての不適切な看護ケアの原因は，看護師の応答能力の不十さ

理論家	理論家の背景	理論の特徴
	学ティーチャーズ・カレッジで修士号（精神保健コンサルテーション）取得。 ・看護師‐患者状況の観察から理論をつくり出した最初の看護師（2000例のデータに基づいた理論構築）。	にある」という確信をもち，教育訓練の必要性を訴えた。 【人間】言語的・非言語的に行動するユニークな個人であり，援助を要するニードがあるとき自分自身で充足できることもあるが，できないときもある。 【看護】患者の行動，看護師の反応，および計画された看護行動を明らかにすることによって，患者のそのとき，その場のニードを充足するために患者相互作用をもつことである。
Wiedenbach, Ernestine アーネスティン・ウィーデンバック （1900～1996）	・ドイツ出身，幼少の頃にアメリカへ移住。祖母のケアにあたっていた付添い看護師とのかかわりから，看護の役割に魅せられた。 ・ウェルズリー大学教養学部卒業，ジョンズ・ホプキンズ病院付属看護学校卒業。コロンビア大学修士号（教育学），公衆衛生看護師資格を取得。 ・ニューヨーク・マタニティ協会の看護師‐助産師学校（助産師）資格を取得。臨床経験豊富な理論家。 ・看護師の存在理由は，「看護師が看護師であるゆえんは，そもそも看護師の援助を必要としている患者の存在がある」からである。	ウィーデンバックの理論開発過程では，オーランドの理論から刺激を受けた。看護の中心は「患者援助」であり，個々の援助へのニードを満たすという「看護の目的」すなわち，哲学に支えられたものである。 【人間】保健医療専門職あるいは保健領域の従事者から，援助（ケア・指導・助言）を受けている人。健康・快適で能力を発揮できる状態を望んでおり，また自分自身の努力でそのような状態を達成しようとする。 【看護】ヘルスケアニードの充足を妨げる障害を克服できるように個人を援助すること。臨床看護の実践は，患者の援助へのニードを満たそうとする看護師の訓練された思考と感情によって方向付けられ，それは患者中心の「熟慮した行為」である。看護技術は，患者と看護師が1対1の関係のなかで，看護師によって行われる。
Henderson, Virginia ヴァージニア・ヘンダーソン （1897～1996）	・アメリカ，ミズーリ州出身。8人きょうだいの5番目。 ・第一次世界大戦時の17歳で入学した陸軍看護学校でアニー・グッドリッチと出会い，看護の考え方に強い影響を受けた。 ・コロンビア大学ティーチャーズ・カレッジで学士・修士号取得。 ・著書「看護の基本となるもの」（1960年）は，多くの職種が誕生するなか，看護とは何かをわかりやすく記し，世界中に大きな影響を与えた。	ヘンダーソンの理論の焦点は，人間の基本的ニードとその充足に向けた生活行動である。個人のニードの満たし方は多様であることを理解したうえで，その人が自立できるように，欠けているところだけを援助する，それが看護独自の機能である。 【人間】健康および自立あるいは平和な死を獲得するために支援を必要とする個人。心とからだは切り離せないものである。 【環境】生命と発達に影響する物理的，生物的，社会的，文化的で周囲にあるもの。 【健康】単に疾病がない状態ではなく，個々のニードを自立して満たすことができるということと深く結びついている。 【看護】病人であれ，健康人であれ各人が健康あるいは健康の回復に資するような行動を援助することである。その人が必要なだけの体力と意志力と知識をもっていれば，それらの行動は他者の援助を得なくても可能であり，援助はその人ができるだけ早く自立できるように仕向けることである。
Rogers, Martha E. マーサ・E・ロジャーズ （1914～1994）	・アメリカ，テキサス州出身。4人きょうだいの長女。 ・ナイチンゲールと同じ誕生日など，共通点が多い。 ・子どもの頃から宇宙に興味をもち，テネシー大学で科学を学ぶ。 ・ジョージ・ピバティ大学にて公衆衛生看護学で学士号取得。コロンビア大学ティーチャーズ・カレッジで公衆衛生看護学の修士号，ジョンズ・ホプキンズ大学で公衆衛	ロジャーズの理論は，いわゆる看護理論ではなく，看護科学について論じている。看護科学は，人間とその環境との相互作用を対象としている。 【人間】人間は，部分の知識では予測できない特性をもつ還元不可能な総次元性の場であり，部分の総和以上のものである。人間の変化を良い，悪いという価値では判断しない。 【環境】人間と環境は，物質とエネルギーを相互に交換している。パターンによって認識できる還元不可能なエネルギーの場である。 【健康】人間と環境との相互作用から出現するも

理論家	理論家の背景	理論の特徴
	生看護学の修士号，同大学で理学博士号取得。 • 地域公衆衛生看護師の経験から，病院にいる患者だけでなく地域で暮らす人々の健康に関心をもった。	のであり，文化や個人によって定義づけられる価値である。 【看護】看護とは抽象的な知識体系であり，人間とその世界に関する科学であり，アートである。看護の目的は人間の健康増進・安寧であり，人々が最高の健康あるいは安寧を保つことができるように援助する。看護師は，人間と環境との相互作用に参加する。
Orem, Dorothea E. ドロセア・E・オレム （1914～2007）	• アメリカ，メリーランド州出身。 • プロヴァンス病院付属看護学校卒業。 • アメリカのカトリック大学で看護教育学士号・修士号取得。スタッフナース，看護教育，看護管理（カリキュラムコンサルタント事務所の設立）と多くの経験を通じて看護の意味を探求し，理論化を行った。 • オレムの理論は30年間で第6版まで出版された。	オレムの理論は，セルフケアという概念を用いて看護とは何かを説明しており，オレムが一般理論とよぶ「セルフケア不足看護理論」がある。これは，セルフケアとは何かを記述した「セルフケアに関する理論」，看護援助を必要とするのはどのようなときかを説明した「セルフケア不足に関する理論」，患者と看護師がどのように相互にかかわり合うのかを説明した「看護システムに関する理論」から成る。 【人間】セルフケア能力を有する生物的・心理的・社会的存在であり，普遍的セルフケア要件，発達的セルフケア要件，健康逸脱に対するセルフケア要件を充足する力をもつ。 【環境】外的・内的刺激があり，セルフケアに対する要件は，人間と環境のなかにその源が存在する。 【健康】身体的，精神的，社会的安寧を含みつつ，人間が構造的にも機能的にも健全かつ統合された状態である。 【看護】看護を必要とする人が，セルフケアを獲得できるようにケアを提供し，支援することである。他者を援助するための人間の創造的努力であり，全代償的・一部代償的・支持教育的な3つの看護システムから成っている。
King, Imogene M. アイモジン・M・キング （1923～2007）	• アメリカ，アイオア州出身。 • セントジョン病院附属看護学校卒業。セントルイス大学卒業，同大学で修士課程修了，コロンビア大学ティーチャーズ・カレッジ大学院で博士号（教育学）取得。 • 看護実践，看護学教育，看護行政など多様な組織における多様な役割を果たしている（国防省の女性兵士に関する諮問委員会，市議会議員など）。	キングの理論は，目標達成理論である。中範囲理論である目標達成理論の焦点は，看護の目標達成，看護師とクライアントの相互行為である。 【人間】社会的存在，感情をもつ存在，理性をもつ存在，対応する存在，知覚する存在，自律的存在，目的をもった存在，行為志向的な存在，時間志向的な存在として仮定している。 【環境】変化に適応できるように持続的に相互作用する内的・外的環境。生活と健康への調整は個人の環境との相互行為により影響を受けている。 【健康】健康はライフサイクルにおける力動的な状態であり，病気は妨害であるとみなしている。その人がもてるものを最適条件で活用し，内的・外的環境のストレスに継続的に適応すること。 【看護】看護は，看護師とクライアントの相互浸透行為の対人関係のプロセスであり，看護状況に陥った個人とともに知覚し，考え，関係し合い，判断し，そして行動することである。すなわち，患者やクライアントが積極的に適応するよう援助するためにコミュニケーションを用い，目標達成に導く看護師—患者間の相互行為である。
Levine, Myra E. マイラ・E・レヴィン （1920～1996）	• アメリカ，シカゴ出身。 • 父親は入院生活が続いていたが，母親の存在により愛と温かさに満ちた家庭環境で育った。病気の父親のケアに専心する姿を知ってい	レヴィンは「保存モデル」を開発したが，その中心概念は「適応」であり，看護を必要する人間の全体性，独自性に価値をおいている。看護は部分の総和以上の存在である人間に対する全体的アプローチである。

理論家	理論家の背景	理論の特徴
	た母親は，レヴィンが看護師になることに非常に協力的であった。 • クックカウンティ看護学校を卒業，シカゴ大学で学士号，ウェイン州立大学で修士号取得。 • ナイチンゲール，同時代を生きたロジャーズから影響を受けている。	【人間】全体性をもつ個人または開放系システムである。 【環境】人間が持続的，能動的にかかわる場であり，内部環境と外部環境がある。 【健康】適応あるいは変化の1つのパターンとしてとらえている。健康それ自体が存在しているのではなく，その個人が属している集団の特性や信念によって決定される。 【看護】看護は人間の相互作用をとおして，保存の原理を用いて患者と看護師が共に，患者ケアに参加することである。看護ケアは科学的知識と看護技能および4つの保存原理に基づいている。
Travelbee, Joyce ジョイス・トラベルビー **（1926～1973）**	• アメリカ出身。 • チャリティ病院の看護学校を卒業，ルイジアナ大学で看護学学士号，イエール大学で修士号取得。 • フロリダで博士課程の途中，47歳で逝去した。 • ペプロウの看護師と患者の対人関係理論，オーランドの看護師-患者関係の考え方や看護の目的に影響を受けている。 • 「病気や苦難の体験のなかに意味を見いだすよう援助する」という実存哲学的な考え方は，フランクルの影響を受けている。	トラベルビーの理論は，対人関係に焦点を当てた中範囲理論である。看護を対人関係のプロセスとしてとらえ，この関係は看護師という人間と患者という人間との間における体験であり，この人間対人間の関係を確立することをとおして看護の目標は達成される。 【人間】常に生成・深化・変化という継続した過程のなかにある，独特なかけがえのない個人である。 【環境】苦難・希望・痛み・病気など，あらゆる人が遭遇する状態および人生経験である。 【健康】主体的基準と客観的基準があり，主観的健康は個々人が安寧と定めた状態と，身体的・情緒的・精神的に自己評価した状態が一致したもの。客観的健康とは客観的手順などで病気・身体障害・欠陥がないことを鑑別したものである。 【看護】個人・家族・地域社会が病気や苦難を体験しないように予防あるいは，それらに対処できるように援助し，また必要に応じてそれらの体験のなかに意味を見いだせるように支援する対人関係のプロセスである。
Roy, Callista カリスタ・ロイ **（1939～）**	• アメリカ，カリフォルニア州出身，14人きょうだいの長女。 • 10代後半からカトリックの教育活動や看護活動に携わる。 • マウント・セント・メアリー・カレッジで看護学と社会学の学士号，UCLAで小児母性看護学と社会学の修士号，同大学で社会学博士号を取得。 • ナイチンゲール，ペプロウ，ロジャーズらの影響を受けている。 • 1964年から適応モデルに取り組み，1997年に適応を再定義しているが，50年以上をかけて発展的に変化している。	ロイの理論は，ヘルソンの適応レベル理論とベルタランフィの一般システム理論を前提とし，人間を適応システムととらえるシステムモデルである。 【人間】対処過程を備えた個人・集団の全体的適応システムとしてとらえている。人間は4つの適応様式（生理的ニード，自己概念，役割機能，相互依存）と適応を維持するように働く内的過程（認知器と調節器）をもつ。 【環境】人間を取り囲み，その発達や行動に影響を及ぼす，すべての条件，状況，影響力。人に影響を及ぼす環境要因は，焦点刺激，関連刺激，残存刺激に分類される。 【健康】統合された全体的存在として存在する状態および過程。 【看護】適応システムである人間の生存，成長，生殖，成熟の維持と人間と環境の変容に向けての統合を促進する。個・集団の生命・生活過程の適応レベルをアセスメントし，4つの適応様式の適応を促進する。
Johnson, Dorothy E. ドロシー・E・ジョンソン **（1919～1999）**	• アメリカ，ジョージア州出身。アームストロング短期大学で準学士，ヴァンデヴィルト大学で看護学士，ハーバード大学で公衆衛生学修士を取得。	ジョンソンの理論の焦点は，システムであり，人間を多数の行動の集合体ととらえている。 【人間】人間を行動システムとみなし，それはパターン化された反復的で目的的な行動様式をもっているが，その様式が環境へと結びつけている。

理論家	理論家の背景	理論の特徴
	・ロイや B. ニューマンなどを門下生にもつ。 ・留学生への配慮が熱く，多くの留学生の救いとなり，教育者として厳格な反面，謙虚で学生の意思を尊重し自由を与え，包容力豊かな人物として知られる。 ・ナイチンゲールの「看護覚え書」に傾倒していた。	【環境】個人の行動システムに含まれないすべての要素であり，行動システムに影響を及ぼす。環境は，保護，養育，刺激という機能的維持要件の資源であり，健康の維持に必要となる。 【健康】健康とは生物学的，心理学的，社会的要因によって影響を受けるダイナミックで不安定な状態である。 【看護】人間の行動システムのバランスと安定を維持・回復を目指すものであり，ストレス下にある患者に対して調節機構を付与したり資源を与えたりして，患者の行動の組織を維持しようとする外的な力である。
Parse, Rosemarie R. ローズマリー・R・パースィ （1938〜）	・アメリカ，ペンシルバニア州出身。3 人きょうだいの次女。 ・現象学で著名なデュケイン大学卒業，ピッツバーグ州立大学で修士・博士号取得。 ・ロジャーズの看護科学，ヨーロッパの実存的現象学に源流をみることができる。 ・ディスカバリーインターナショナル社を創設し，国際看護理論家会議（わが国でも 2 回開催）など，様々な講演やワークショップを実施している。 ・1988 年，理論，研究，実践を統合する学術誌「Nursing Science Quarterly」を創刊し，現在も継続して活動している。 ・1992 年には，「人間生成研究所」を立ち上げ，ワークショップなどを開催している。 ・「人間生成理論」は，看護師だけでなくすべての領域の専門家に向けてのものである。2014 年に最新書を出版している。	パースィの理論は，「人間生成理論」であり，個人，家族，地域におけるその人たちからの見方に焦点を当てている。看護の中核を「真に共にあること」ととらえ，患者の視点から QOL を考え，尊厳を守りその力を信じるもので，結果として看護師に看護することの喜びと誇りを与えてくれる。 【人間】人間存在とは，環境とともに相互的・同時的に変化している部分の総和とは異なり，それ以上の存在である。人間は，看護の存立にとって主要な根拠の一つである。 【環境】人間と環境は分離できない。エネルギーを相互交換し，さらなる複雑さと多様さに向かってともに進み，互いに関係づくりのリズミカルなパターンに影響を与える。すなわち，人間と環境は，世界のなかにある何かを創造するためにエネルギーを交換し，しかも自分の創造した状況に与えられた意味を人間が選択する。 【健康】存在し，生成するプロセスであり，人間—環境の相互関係をリズミカルに構成していくもの。 【看護】生きている統一体としての人間，および人間の健康体験への質的な関与に焦点をあてている。看護実践は，ともに創造された関係づくりのパターンのなかで，言語化される健康とその可能性に与えられた意味に照らしたものであり，家族の相互関係を明らかにし動員する方向に向けられるものである。
Watson, Jean ジーン・ワトソン （1940〜）	・アメリカ，ウェストバージニア州出身。8 人きょうだいの末っ子。 ・ルイス・ゲール看護学校卒業，コロラド大学で看護学士号，心理学・精神保健看護学修士号，教育心理学およびカウンセリング領域の博士号取得。 ・看護の専門分化が進むなかで，看護の本質を模索する意味からヒューマン・ケアリング・サイエンスを提唱し，世界各地で活動している。 ・1997 年，左目の視力を失うほどの事故に遭い，その後その闘病生活を献身的に支えた夫を失った。この間のケアリングの実践，体験がワトソンの思想をより内面の霊的な癒やしへと導いた。	ワトソンの理論は，看護科学論であり，「看護とは何か」という問いに対し，看護の世界観，価値観，特徴について論じている。 看護におけるヒューマンケアリングは，人間の尊厳を守り，高め，維持することを目的とした道徳的次元の理念である。 【人間】人格を備えた存在，かけがえのない人間，心，からだ，魂を宿した存在であり，各部分の総和とは異なる存在である。人のライフは，時間的にも空間的にも継続する，霊的・精神的・情緒的・生理的な世界内存在である。 【環境】世界とも表され，この世界は宇宙におけるあらゆる力で人に影響を与える環境や状況である。 【健康】身体的・精神的・社会的安寧。心とからだと魂における統一と調和と解釈されている。 【看護】不健康や心の悩み，痛み，実存の意味を見いだせるように支援することで，人間性を守り，高め，維持しようとすることである。

理論家	理論家の背景	理論の特徴
Leininger, Madeleine M. マドレニン・M・レイニンガー （1925〜2012）	• アメリカ，ネブラスカ州出身。4人きょうだい。 • 聖アンソニー病院看護学校卒業，ベネディクティン大学生物学学士号，アメリカ・カトリック大学で精神看護学修士号，ワシントン大学文化人類学で博士号取得。 • 小児精神科病棟で様々な国籍の子どもたちの行動がそれぞれの「文化」に組み立てられ，精神の健康に影響を与えていることに気づいた。 • 1975 年，「Transcultural Nursing Society」を立ち上げ，人類学に基づく「民族看護学」の研究方法を開発した。 • 看護の中心は，ケアリングであるとし，1978 年には「国際ヒューマンケアリング学会」を創設した。	レイニンガーの理論は，「文化ケア」に焦点を当て，ケアとケアリングという視点に立って，文化を超えた看護について系統的に論じた文化ケア理論である。これは，人々から学ぶ，教えてもらうという姿勢から始まっている。 【人間】定義されていないが，文化こそが人間を概念化し，理解し，有効に働きかける方法として最も包括的・全体論的であると述べている。 【環境】政治的・宗教的・経済的・血縁的・文化的な価値観および環境的な文脈は，人間のケアに多大な影響を与え，また個人・家族・集団の安寧状態の予測を可能にする。 【健康】安寧な状態。 【看護】身体的・心理文化的・社会的な意義や意味のある健康行動や疾病からの回復を促進したり維持したりすることを目指す個別的なケアの行動・機能・プロセスに焦点をあてたヒューマニスティックなアートにして科学であり，学習によって習得できるものである。人々の文化に特有な知識を得るためには，文化的な見方（イーミック）と専門的な見方（エティック）の両方が必要である。
Newman, Margaret A. マーガレット・A・ニューマン （1933〜2018）	• アメリカ，テネシー州出身。2人きょうだい。 • 哲学書を好み，「こころも物質も同じ」と話す父との対話を楽しんでいたが，大学時代，その父の死に遭遇した。 • 大学卒業後は，ALS の母親のケアに時間のほとんどを費やしたが，5 年の経験をとおして，母親を障害という視点からではなく，全体的な人間として存在していることに気づき，深く理解できるようになった。 • 看護研究は看護実践であり，看護実践は看護研究であり，観察できる事実を超える知識を求める時期が来ているとしている。	ニューマンの理論は，伝統的な意味での科学に関するものではなく，全体論に基づいた生命や健康の意味，およびヘルスケアの専門家が行い得ることの意味についての変容的パラダイムである。理論の中心は，すべての現象は，分割することのできない全体論としての健康の概念にあり，看護学の焦点は，人間の健康体験におけるケアリングの探求であるとした。 【人間】拡張する意識の過程であり，意識とはシステムの情報交換能力であり，環境との相互作用の量と質としてとらえられる。 【健康】健康は，全体性という進化する統一体としてのパターンであり，意識の拡張そのものである。疾病は，その人全体のパターンの開示であり，健康と疾病は対立概念ではなく，疾病を包み込み，それを超えて進化していく統一体としての過程である。生きることの意味に焦点があてられる。 【看護】人々を健康な状態にしたり，病気になることを防いだりすることではなく，より高いレベルの意識へと進化していくように，人々が自分の内部の力を使うように支援することである。看護介入は，看護師とクライアントとのパートナーシップの過程を意味する。
Benner, Patricia パトリシア・ベナー （1942〜）	• アメリカ，バージニア州出身。 • パサデナ・カレッジで人文・社会科学系学士，カリフォルニア大学サンフランシスコ校で看護学修士，カリフォルニア大学バークレー校で博士号を取得。急性期，集中治療，訪問看護など幅広い臨床経験をもつ。 • 看護師の仕事の意味や価値を高く評価し，専門看護師ではない普通の仕事をしている看護師たちの卓越性を明示することで，実践者である看護師を応援し続けている。	ベナーの理論は，看護学の解釈的理論であり，ナラティブな方法を用いて臨床の知恵や熟練した技能，現象学的な病とその対処についての見方，看護教育のあり方など，多彩なテーマについて説明している。理論を構成しているのは，ナラティブとその解釈であり，概念や命題はない。 【人間】現象学的人間観に基づいている。人間は常に時間制のなかを推移している自己解釈的な存在である。 【環境】環境ではなく状況として表現。「being situated（状況的依存）」「situated meaning（状況的意味）」などの言葉を用い，人びとの状況と相互作用（社会的かかわり）をもっていることを示している。

理論家	理論家の背景	理論の特徴
		【健康】健康は単に疾患や自覚としての病気がないということではなく、人は疾患をもっていても自分自身を病気であると体験していないことがある。 【看護】看護はケアリングの実践であり、その科学は道徳的な技と倫理および責任感によって導かれている。また、看護師には関心による気遣いは不可欠であり、患者は、これがなければ治癒も安らぎもないと述べている。
Kolcaba, Katharine キャサリン・コルカバ （1944〜）	• アメリカ、オハイオ州出身。 • 聖ルカ病院付属看護学校を卒業、ケース・ウェスタン・リザーブ大学で修士・博士号取得。 • 主任看護師としての臨床経験や大学院の研究で看護実践におけるコンフォートの課題を明確にしていった過程を具体的にしている。 • 認知病棟の主任看護師として実践にかかわりつつ、大学院修士課程で、「コンフォート」の概念に出会う。その後、大学で教員を続けながら博士課程に進み、学位取得後もコンフォート理論の構築と発展に尽力した。	コルカバの理論は、コンフォートの概念に焦点を当てている。コンフォート（安楽）が人間にもたらす影響について探究した看護実践に適用可能な中範囲理論である。 【環境】ケアの受け手は、ヘルスケアのニードがある個人、家族、施設、あるいはコミュニティである。 【健康】患者・家族・コミュニティを取り巻く側面であり、コンフォートを増進させるため操作できるもの。 【看護】コンフォートは、わが国で用いられている安楽よりも広い概念であり、緩和、安心、超越に対するニードが、経験の4つのコンテクスト（身体的、サイコスピリット的、社会的、環境的）において満たされることにより、自分が強化されているという即時的な経験である。コンフォートは、個人の主観的評価であり、その感じ方には個別性があり、同じ人であっても状況によって変化することを理解したうえで援助を行う。
Boykin, Anne アン・ボイキン （1944〜）	• アメリカ、ウイスコン州出身。6人きょうだいの2番目 • アルバーノ大学で学士号を、エモリー大学で修士号を取得後、複数の大学で看護教育に携わった。そのなかで教育内容は看護独自のものなのかという疑問をもちケアリング環境を創ることに焦点を当てた教育・研究を始めた。2011年フロリダ、アトランティック大学を退職するまで「ケアリングを生きる」ことを探究した。 • 1981年にヴァンダービル大学で博士号を取得した。	ボイキンは、シェーンホファー（Schoenhofer, S. O.）とともに、看護に関する伝統的な考えから脱却して、ケアリングは看護の意図であり目標であるという考え方を明らかにした。ボイキンの「ケアリングとしての看護」理論は、看護師－患者によって創りだされるケアリング関係を記述する看護場面に焦点を当てた大理論である。 【人間】人々は、人としての徳性によってケアリングを行っている。人々は、その瞬間、瞬間にケアリングを生きている。 【健康】人間性（その人らしさ）は、ケアリングを根底に生きる人生そのものである。 【環境】人間性（その人らしさ）は、主体的に他者とケアリング関係を築こうとすることによって磨かれる。 【看護】看護は、1つの学問領域であり、1つの専門職である。

参考文献

・筒井真優美編：看護理論家の業績とその評価、医学書院、2015.
・アン・M・トメイ，マーサ・L・アリグッド編著，都留伸子監訳：看護理論家とその業績，第3版，医学書院，2004.
・キャサリン・コルカバ著，太田喜久子監訳：コルカバ　コンフォート理論；理論の開発過程と実践への適用，医学書院，2008.

1 1948 年に，看護教育の現状等に関する大規模な調査報告書「これからの看護
（Nursing for the future）」を著した人物はどれか。 （107 回 PM38）

1. リチャーズ，L.
   Richards L
2. ブラウン，E. L.
   Brown E L
3. レイニンガー，M. M.
   Leininger M M
4. ゴールドマーク，J. C.
   Goldmark J C

2 マズロー，A.H. の基本的欲求の階層で，食事・排泄・睡眠の欲求はどれか。
   Maslow A H
（108 回 PM6）

1. 安全の欲求
2. 自己実現の欲求
3. 承認の欲求
4. 生理的欲求

3 世界保健機関（WHO）が定義する健康について正しいのはどれか。 （107 回 PM1）

1. 単に病気や虚弱のない状態である。
2. 国家に頼らず個人の努力で獲得するものである。
3. 肉体的，精神的及び社会的に満たされた状態である。
4. 経済的もしくは社会的な条件で差別が生じるものである。

4 良質の医療を受ける権利を宣言しているのはどれか。 （107 回 AM32）

1. リスボン宣言
2. ヘルシンキ宣言
3. ジュネーブ宣言
4. ニュルンベルク綱領

5 倫理原則の「善行」はどれか。 （102 回 PM4）

1. 患者に身体的損傷を与えない。
2. 患者に利益をもたらす医療を提供する。
3. すべての人々に平等に医療を提供する。
4. 患者が自己決定し選択した内容を尊重する。

6 理論家とその考え方との組合せで正しいのはどれか。 (91回AM42)

1. V. ヘンダーソン―――患者–看護者関係は発展していくプロセスである。
2. D. オレム――――――セルフケアは目的をもった自己コントロールのプロセスである。
3. M. ロジャース―――人間が生きていく上で充足されなくてはならない基本的ニードがある。
4. J. トラベルビー―――人間は環境と相互行為を営む開かれたシステムである。

7 ヒューマンエラーを起こす人間の特性で認知的特性はどれか。 (110回PM35)

1. 同僚への依存
2. 睡眠不足による疲労
3. 同じ作業の連続による注意力低下
4. パワーハラスメントによる心理的圧迫

8 患者を支えるための望ましい家族関係はどれか。 (94回AM9, 103回追PM9)

1. 従属
2. 協力
3. 依存
4. 干渉

9 患者と看護師との協働について適切なのはどれか。 (105回PM35)

1. 患者が目標達成できるよう支援する。
2. 治療に関する情報は看護師が占有する。
3. 看護計画は看護師の視点を中心に立案する。
4. ケアは看護師の業務予定に基づき実施する。

1
解答 **2**

×**1**：リチャーズ，L. はアメリカの看護教育における先駆者である。

○**2**：ブラウン，E. L. は社会学者である。第二次世界大戦後，「これからの看護」ブラウンレポートを発表した。

×**3**：レイニンガー，M. M. は看護理論家である

×**4**：ゴールドマーク，J. C. は，調査結果としてゴールドマークレポートを公表した。

2
解答 **4**

×**1，2，3**

○**4**：生理的欲求は人間が生きていくうえで最も基本的なニードである。マズローの階層論では，第 1 段階である。

3
解答 **3**

×**1**：単に疾病または病弱の存在しないことだけではない。

×**2**：健康は，個人の努力だけでは獲得できず，地域や文化的背景の影響を受ける。

○**3**：WHO の健康の定義では，「身体的，精神的（霊的），社会的に完全に良好な状態であり，単に疾病または病弱の存在しないことではない」としている。

×**4**：到達しうる最高基準の健康を享有することは，「人種，宗教，政治的信念または経済的もしくは社会的条件の差別なしに万人の有する基本的権利の一つである」としている。

4
解答 **1**

○**1**：患者の権利宣言ともいう。

×**2**：1964 年に採択された，人を対象とする医学的研究の倫理的原則である。

×**3**：1948 年の第 2 回世界医師会総会で規定された医の倫理に関する規定である。

×**4**：1947 年，ニュルンベルク継続裁判（医者裁判）の結果として提示された，研究目的の医療行為を行うにあたり厳守すべき 10 項目の基本原則である。

5
解答 **2**

×**1**：無危害の原則に当たる。

○**2**：善行とは，患者にとって有益となるよう援助するということである。この原則は「無危害の原則」を同時に満たす必要がある。

×**3**：正義・公正の原則に当たる。

×**4**：自律尊重の原則に当たる。

6
解答 **2**

×**1**：この考えを提唱したのは，ペプロウである。ヘンダーソンは，看護の構成要素として 14 項目をあげ，人間が生きていくうえでの基本的ニードとした。

○**2**：オレムは，セルフケアの概念から看護を体系化した。①セルフケア理論，②セルフケア不足理論，③看護システム理論，の 3 つの理論で構成した。

×**3**：この考え方はヘンダーソンの理論である。ロジャースは，人間を環境に統合された統一的存在とし，人間は環境と相互作用をもつシステムとした。

×**4**：この考えはロジャースの理論である。トラベルビーは，患者－看護者以前に人間対人間の関係を確立することが重要であるとした。

7
解答 **3**

ヒューマンエラーとは意図しない結果を生じる人間の行為である。

×**1，4**：同僚への依存やパワーハラスメントによる心理的圧迫は，集団的特性である。

×**2**：睡眠不足による疲労は生理的身体的特性である。

○**3**：単調な作業の繰り返しには思い込みが入りやすいという人間の認知的特性である。

8
解答 **2**

×**1**：従属は公平・平等な関係ではない。

○2：家族が協力し合うことは，患者を支える
うえで不可欠な要素であり，非常に重要であ
る。
×3：依存は患者の自立を阻むことになり，患
者がもっている力を引き出せなくなる。
×4：干渉は患者の自立の芽を摘み取ることに
つながり，患者の主体性を奪ってしまうことに
なる。

9	解答 1

○1
×2，3，4

協働とは，同じ目的のために，対等の立場で協
力して共に働くことである。看護師が情報の占
有や看護師の視点で計画を立案する，といった
看護師の都合に従ってケアを実施することは適
切でない。

索引

新体系看護学全書

基礎看護学❶

看護学概論

2003年 3 月14日	第 1 版第1刷発行	定価(本体3,000円+税)
2006年12月15日	第 2 版第1刷発行	
2013年 1 月11日	第 3 版第1刷発行	
2017年12月15日	第 4 版第1刷発行	
2021年12月20日	第 5 版第1刷発行	
2024年 1 月31日	第 5 版第3刷発行	

編　集 ｜ 宮脇　美保子 ⓒ　　　　　　　　　　　　　　　　〈検印省略〉

発行者 ｜ 亀井　淳

発行所 ｜ **株式会社 メヂカルフレンド社**

https://www.medical-friend.jp
〒102-0073　東京都千代田区九段北3丁目2番4号　麹町郵便局私書箱48号
電話 ｜ (03) 3264-6611　振替 ｜ 00100-0-114708

Printed in Japan　落丁・乱丁本はお取り替えいたします
ブックデザイン ｜ 松田行正 (株式会社マツダオフィス)
印刷 ｜ 大盛印刷 (株)　製本 ｜ (有) 井上製本所
ISBN 978-4-8392-3380-8　C3347　　　　　　　　　　000610-009